for Dental Hygienist
歯科衛生士講座

高齢者歯科学

第4版

監修
森戸光彦

編集主幹
羽村　章

編集委員
上田貴之
菊谷　武
菅野亜紀
髙橋一也
平野浩彦
古屋純一

JN200723

永末書店

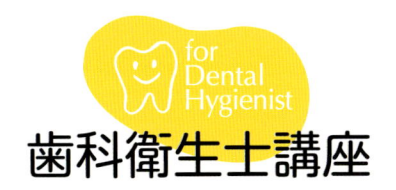

著者一覧

相澤　直依	日本歯科大学東京短期大学 歯科衛生学科 助教
會田　英紀	北海道医療大学歯学部 生体機能・病態学系 高齢者・有病者歯科学分野 教授
阿部　仁子	日本大学歯学部 摂食機能療法学講座 准教授
飯干　由茉	東京歯科大学 水道橋病院 歯科衛生士部
伊藤加代子	新潟大学医歯学総合病院 口腔リハビリテーション科 病院講師
糸田　昌隆	大阪歯科大学医療保健学部 口腔保健学科 教授
伊原　良明	昭和大学歯学部 口腔健康管理学講座 口腔機能リハビリテーション医学部門 准教授
上田　貴之	東京歯科大学 老年歯科補綴学講座 教授
大野　友久	医療法人永寿会 陵北病院 歯科診療部長
小倉　千幸	日本歯科大学東京短期大学 歯科衛生学科 講師
尾関麻衣子	日本歯科大学 口腔リハビリテーション多摩クリニック
小原　由紀	宮城高等歯科衛生士学院 教務主任
柏﨑　晴彦	九州大学大学院歯学研究院 口腔顎顔面病態学講座 高齢者歯科学・全身管理歯科学分野 教授
菊谷　　武	日本歯科大学 口腔リハビリテーション多摩クリニック 院長
畔柳知恵子	一般社団法人 尼崎市歯科医師会 尼崎口腔衛生センター
佐藤　路子	日本歯科大学 口腔リハビリテーション多摩クリニック 准教授
佐藤　陽子	仙台青葉学院短期大学 歯科衛生学科 教授
三分一恵里	明海大学保健医療学部 口腔保健学科 准教授
白部　麻樹	東京都健康長寿医療センター研究所 研究員
菅野　亜紀	東京歯科大学短期大学 歯科衛生学科 教授
鈴木　啓之	昭和大学歯学部 口腔健康管理学講座 口腔機能管理学部門 講師
関口　洋子	日本歯科大学東京短期大学 歯科衛生学科 准教授
髙橋　一也	大阪歯科大学歯学部 高齢者歯科学講座 教授
高橋　賢晃	日本歯科大学 口腔リハビリテーション多摩クリニック 准教授
田中　祐子	日本歯科大学 口腔リハビリテーション多摩クリニック
田村　暢章	明海大学歯学部 病態診断治療学講座 高齢者歯科学分野 教授
内藤　　徹	福岡歯科大学 総合歯科学講座 高齢者歯科学分野 教授
西村　　望	にしむら歯科 院長（尼崎市）、兵庫県歯科医師会 地域保健常任委員会 委員長
野末　真司	昭和大学歯学部 口腔健康管理学講座 口腔機能リハビリテーション医学部門 講師
畑中　幸子	昭和大学歯学部 口腔健康管理学講座 口腔機能管理学部門 助教
波多野朱里	日本歯科大学 口腔リハビリテーション多摩クリニック
羽村　　章	日本歯科大学生命歯学部 特任教授
日髙　玲奈	東京科学大学大学院 生命理工医療科学専攻 地域・福祉口腔機能学分野 講師
平野　浩彦	東京都健康長寿医療センター 歯科口腔外科 部長
藤井　　航	九州歯科大学歯学部 口腔保健学科 多職種連携推進ユニット 教授
古屋　純一	昭和大学歯学部 口腔健康管理学講座 口腔機能管理学部門 教授
松原ちあき	静岡県立大学短期大学部 歯科衛生学科 講師
水上　美樹	日本歯科大学 口腔リハビリテーション多摩クリニック
御園　　瞳	東京歯科大学 水道橋病院 歯科衛生士部
三好　早苗	一般社団法人 広島県歯科衛生士会 会長
向井　友子	昭和大学歯学部 口腔健康管理学講座 口腔機能管理学部門 助教
森下　志穂	明海大学保健医療学部 口腔保健学科 准教授
森戸　光彦	鶴見大学 名誉教授
山根　邦仁	昭和大学歯学部 口腔健康管理学講座 口腔機能管理学部門 助教
吉見佳那子	東京科学大学大学院 医歯学総合研究科 摂食嚥下リハビリテーション学分野 助教
竜　　正大	東京歯科大学 老年歯科補綴学講座 准教授
若杉　葉子	医療法人社団悠翔会 悠翔会在宅クリニック歯科診療部 歯科部長
渡邉　理沙	桶狭間病院藤田こころケアセンター

（五十音順）

序文

2012年3月に本書の初版を発行して以来、早くも13年が経過した。この期間に、歯科衛生士教育も大きな変化を経験した。まず、2012年に教育年限が2年制から3年制に移行し、2013年には、すべての学校の教育年限が3年以上となった。また、歯科衛生士の資格試験は、都道府県から全国統一となり国家試験として確立された。その国家試験問題の出題基準も3度の改正が行われ、現在に至っている。

この教科書は、まさにその社会的変化に沿うように登場し、学生教育はもちろん、現場で頑張っている歯科衛生士の皆さんの研鑽の書としても役立てていただいている。老年歯科医学は、1973年にA.S.T.Franksら、1981年に渡辺郁馬先生、1986年と1996年にP.Holm-Pedersenらが教科書を出版し、その後2015年に老年歯科医学会監修で歯科医学のひとつとしての教科書が発行された。本書は、それらの流れをしっかりと汲んだ本格的な教科書であり、歯科衛生士に必要な高齢者歯科診療に関する知識を包含している。

社会の変化に応じて、社会的要請は少しずつ変化している。わが国の総人口は減少に転じ、人口のマジョリティーは「団塊の世代（現在75～76歳）」から「団塊の世代2世（現在53歳前後）」となり、出生数も70万人／年に、死亡者数は120万人／年になっている。「老年人口割合30%時代」が目の前に迫り、後期高齢者のほうが前期高齢者よりも多くなるという大変化に遭遇している。そういった時代における「高齢者医療」は、社会的ニーズの最上位にあることは間違いない。

そのなかで「高齢者歯科医療＝老年歯科医学」は、生命の根幹である栄養摂取のスタート地点である「口腔機能」を維持・向上させる重要な役割を担う「総合歯科医療」である。高齢者の多くは、全身的疾患（systemic disease）に罹患しており、複数の薬を処方されている。欠損歯が増えると、食べることのできる食形態も変わってくる。自分で調理をすることがなくなった高齢者の食環境への取り組みも、栄養摂取の立場から私たちの仕事のひとつとなっている。さらに、命あるものとして避けて通れない「人生の最後」まで、その人らしく生きていただくための、口腔の健康・機能を支える職種として歯科衛生士は必要とされている。

これらの幅広い、人生を支える大切な医療の担い手としての自負をもって歩を進めていただくために、本書を十分に活用してもらいたい。

2025年3月

執筆者一同

目次

第１章

高齢社会

1　高齢社会における歯科衛生士の役割
2　口腔健康管理
3　社会環境
4　高齢者のための社会保障制度
5　地域包括ケアシステム

1

おぼえよう

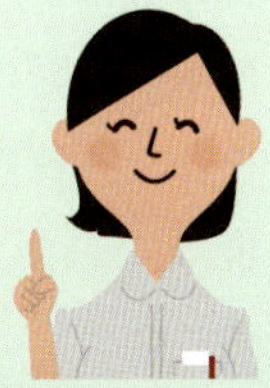

❶ 日本の超高齢化社会では健康寿命の延伸が課題となっている。

❷ 地域包括ケアシステムではチーム医療が推進されている。

❸ 口腔衛生管理と口腔機能管理の２つをあわせて、「口腔健康管理」と定義される。

❹ 65歳以上を高齢者、そのなかでも65～74歳を前期高齢者、75～84歳を後期高齢者、85歳以上を超高齢者と定義する。

❺ 15歳未満を年少人口、15～64歳を生産年齢人口、65歳以上を老年人口と分類する。

❻ 65歳以上の高齢者が、人口に占める割合を「老年人口割合」という。

❼ 日本人の死因の第５位は肺炎である（令和４年）。

❽ 高齢者の肺炎のうち７割以上が誤嚥性肺炎である。

❾ ノーマライゼーションとは、すべての人が日常生活をできる限り普通の状態で営むことを目指すことである。

❿ バリアフリーとは、障害者や高齢者などが生活するにあたりバリアを取り除くという考え方である。

⓫ ユニバーサルデザインとは、誰もが快適に利用できるようにするためのアプローチである。

⓬ 社会保障制度は、社会保険、社会福祉、公的扶助、保健医療・公衆衛生の４部門から成り立っている。

⓭ 後期高齢者医療制度の運営は、各都道府県が設置した後期高齢者広域連合である。

⓮ 介護度の認定は、主治医意見書などとともに介護認定審査会で審議される。

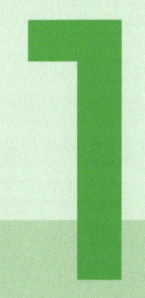

1　高齢社会における歯科衛生士の役割

1 超高齢社会での歯科の役割の変遷

1）超高齢社会における課題と目標

日本は急速に高齢化が進み、2023年現在、65歳以上の人口は3,623万となり、総人口に占める割合（高齢化率）は29.1％になっている。超高齢化によって、社会保障費や現役世代への負担増加、医療や介護サービスを担う人材不足などが問題となっている。国民一人ひとりが健康でいきいきと暮らせる社会の実現と社会保障制度を持続可能にするために、要介護予防への対応が急務である。

世界保健統計2023年版（WHO）によれば、日本における平均寿命と健康寿命の差は男性で8.9年、女性で11.4年となっている（図１）。この年数は、日常生活に何らかの制限が生じている期間であり、医療費負担の増加や介護や入院による個人の生活の質の低下が生じることから、健康寿命の延伸が日本の喫緊の課題となっている。2019年に策定された「健康寿命延伸プラン」においては、2040年までに男女ともに75歳以上とすることが目標となっている。

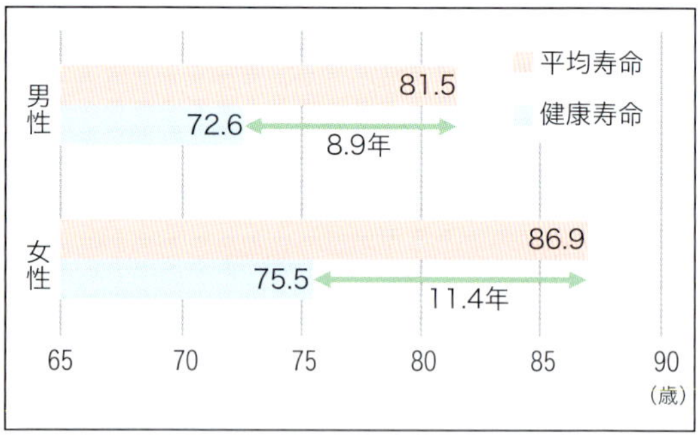

図１　日本人の健康寿命と平均寿命の差
（World Health statisics2023 より作成）

2）歯科の役割

このような状況から要介護の要因であるフレイルが注目され、オーラルフレイルの概念が生まれ、さらに2018年より「口腔機能低下症」が保険適用の歯科疾患となった。保険導入時は対象を65歳以上としていたが、2022年4月からは50歳以上に拡大され、現在は7つの検査項目から診断される。

歯科は、う蝕、歯周病の予防および治療のみならず、フレイル予防の3つの柱（図２）にある「栄養」において、口腔機能の維持、向上を中心に関与し対応することが求められている。

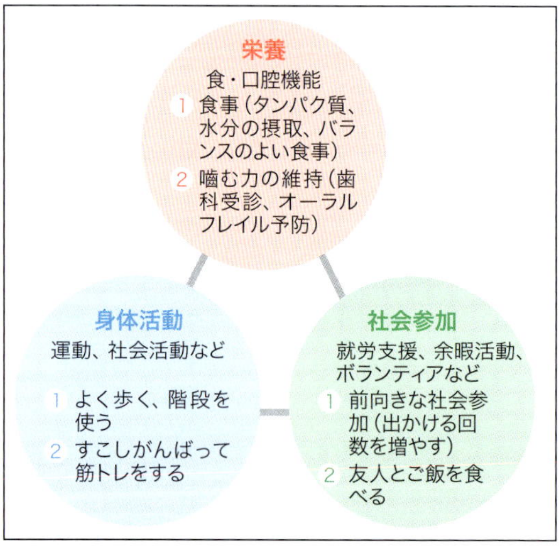

図２　予防の３つの柱

さらに、要介護状態になったとしても、住み慣れた地域で自分らしい暮らしを人生の最後まで続けることができるよう、住まい・医療・介護・

予防・生活支援が一体的に提供する「**地域包括ケアシステム**」（図3）においては、口腔健康管理を通じて国民一人ひとりの生活を支えることが歯科の役割として期待されている。

地域包括ケアシステム

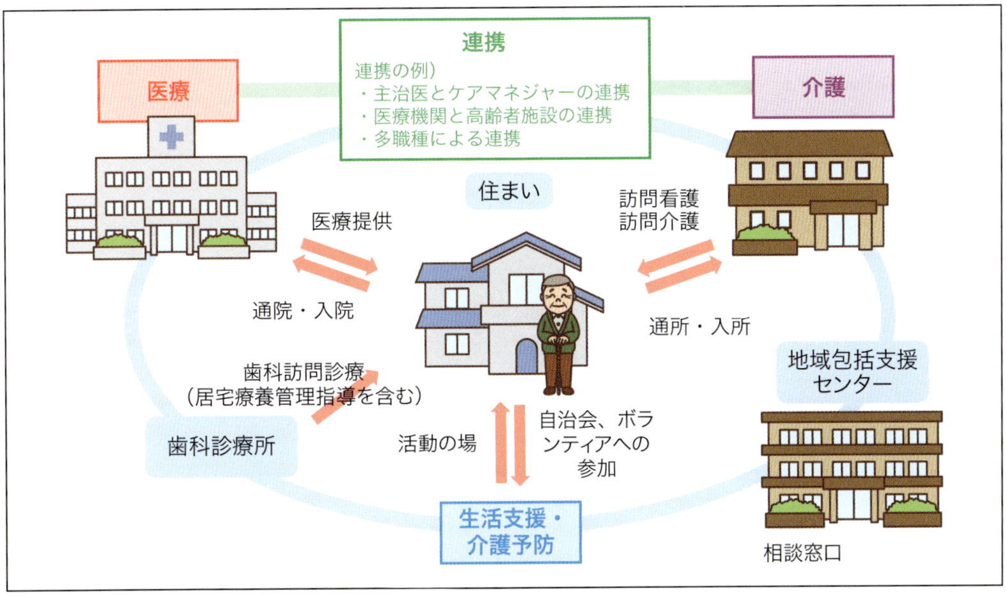

図3　地域包括ケアシステムのイメージ

2 歯科衛生士に求められること

地域包括ケアシステムにおいては「**チーム医療**」が推進されている。専門職が各自の立場で目的と情報を共有し、業務を分担するとともに、お互いに連携・補完し合うことによって、患者の状況に的確に対応した医療を提供するものである。要介護者を対象とした場合には「チームケア」と呼び、質の高い治療やケアを提供するために、異なった専門的背景をもつ専門職が、共有した目標に向けて協働する「**多職種連携**（IPW：interprofessional work）」が重要といわれている。したがって、歯科衛生士は口腔健康管理の実践のみならず、チーム医療において専門的立場から発言し、多職種からの口腔領域の相談に対して助言できるスキルを身につける必要がある。

チーム医療

多職種連携

さらに、高齢者が最後まで本人らしく生きることができるよう支援し、それに応じた医療、ケアを提供することが求められている。それらは一方的でなく、人生の最終段階まで一人ひとりが尊重しながら医療やケアの意思決定を支援することが必要である。その支援の具体的なプロセスとなる「**アドバンス・ケアプランニング**（ACP：advance care planning）」が注目されている。これは本人が人生の最終段階に至り意思決定が困難となった場合も、本人の意向に沿った、本人らしい人生の最終段階における医療・ケアを実現し、本人が最期まで尊厳をもって人生をまっとうすることができるよう支援することを目標として

アドバンス・ケアプランニング

いる。歯科衛生士が人生の最終段階となる患者と向き合うことが増えている昨今、常に患者本人の意思を尊重する姿勢を忘れてはならない。

MEMO

アドバンス・ケア・プランニング（ACP：advance care planning）

「将来の医療・ケアについて、本人を人として尊重した意思決定の実現を支援するプロセス」と定義される。人生会議ともいわれ、将来どのように生活をして、どのような医療や介護を受けて最期を迎えるか、自身の考えを家族や近しい人、医療やケアの担当者とあらかじめ提示しておく取り組みである。これは、意識が障害される前にあらかじめ本人の意向を文書で残すリビングウィル（living will）が始まりといわれている。

2　口腔健康管理

1　口腔健康管理とは

歯科医師、歯科衛生士は、口腔の健康の維持、増進のために、口腔清掃を含む口腔環境の改善、口腔衛生にかかわる行為である「**口腔衛生管理**」と、咀嚼や嚥下などの口腔機能の維持、増進にかかわる行為である「**口腔機能管理**」の

口腔衛生管理
口腔機能管理

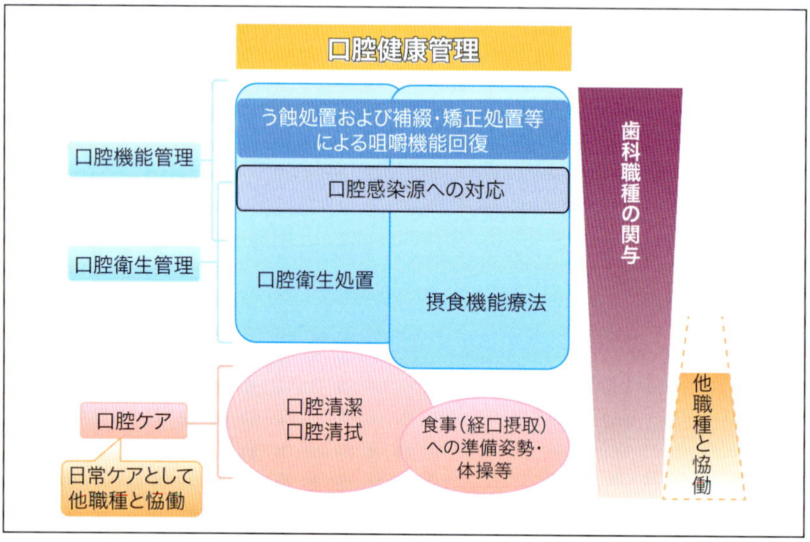

図４　多職種連携による口腔健康管理

2つの業務を、他職種の行う「**口腔ケア**」と連携して、「**口腔健康管理**」として実践する役割がある（図4）。

口腔ケア

口腔健康管理

口腔は、「食べる」「話す」「笑う」「呼吸する」など、私たちが生きるうえで重要な器官であり、人と人とがコミュニケーションを図るうえでも大切な役割がある。口腔機能の向上・維持を図るためには、う蝕や歯周疾患を防いで歯を残すだけでなく、義歯の管理、摂食嚥下機能などへも目を向けて介入する必要がある。

噛めない食品が増え軟らかい食品ばかりを選んで食べていると噛む機能はさらに低下し、口腔機能の低下を招くこととなる。食べにくい、口が乾く、むせやすくなったなどの口に関するささいな衰えを放置したり、適切な対応を行わないままにしたりすると、口腔機能が低下して食べる機能が障害され、さらに心身機能の低下につながる悪循環を生じることになる（図5）。さらにこの悪循環により低栄養が続くと、全身の筋肉量が減少するサルコペニアにつながり、全身の衰弱（フレイル）によって要介護状態を進行させることにつながる。自立した日常生活を維持・改善や、健康寿命の延伸に貢献していくために、口腔健康管理によって、栄養の入り口となる口腔の健康を守ることが重要である。

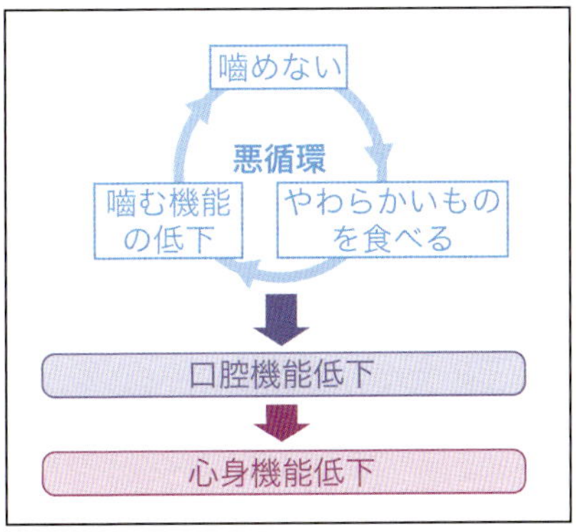

図5　口腔機能低下への悪循環

フレイル・サルコペニア

→4章-3「6 フレイル、サルコペニア」参照。

（菅野亜紀）

文献

1）内閣府：令和6年版高齢社会白書（全体版）．〈https://www8.cao.go.jp/kourei/whitepaper/w-2024/zenbun/06pdf_index.html〉
2）菅野亜紀：日本の老年歯科における歯科衛生士の役割．老年歯科医学 38（3）：68-71，2023.
3）World Health organization:World Health statisics2023.〈https://www.who.int/publications/i/item/9789240074323〉
4）日本歯科医師会：2040年を見据えた歯科ビジョン－令和における歯科医療の姿．〈https://www.jda.or.jp/dentist/vision/〉
5）厚生労働省：e-ヘルスネット．健康寿命「健康寿命の基礎知識」；平均寿命と健康寿命．〈https://www.e-healthnet.mhlw.go.jp/information/hale/h-01-002.html〉
6）S, Minakuchi et al. Oral hypofunction in the older population: Position paper of the Japanese Society of Gerodontology in 2016. Gerodontology. 35: 317–324. 2018.〈https://www.e-healthnet.mhlw.go.jp/information/hale/h-01-004.html〉
7）厚生労働省：地域包括ケアシステム．〈https://www.mhlw.go.jp/stf/seisakunitsuite/bunya/hukushi_kaigo/kaigo_koureisha/chiiki-houkatsu/〉
8）チーム医療推進協議会：チーム医療を詳しく知る．〈https://www.team-med.jp/specialists/〉
9）日本老年医学会：「ACP推進に関する提言」．〈https://www.jpn-geriat-soc.or.jp/press_seminar/pdf/ACP_proposal.pdf〉
10）櫻井 薫：「口腔ケア」に関する検討会の進捗と今後の展開．日歯医師会誌 69（4）：16-17，2016.

3　社会環境

1　人口減少と少子高齢化の加速

日本の人口は、2008（平成 20）年をピークに 2011（平成 23）年以降は減少の一途を辿っており、2070 年には総人口が 9,000 万人を割り込み、**高齢化率**は 39％の水準になると推計されている。2024（令和 6）年 1 月時点の総人口は 1 億 2,414 万人で、前年同月と比較すると 60 万 9 千人減少している。65 歳以上の高齢者人口は、1950（昭和 25）年以降、一貫して増加していたが、2023（令和 5）年 9 月 15 日現在の推計では初めて減少となった。その一方で、**高齢者**（65 歳以上）の総人口に占める割合は増加傾向にあり、その割合は 29.1％となり過去最高を更新した。

高齢化率

高齢者

65 歳以上の高齢者が総人口を占める割合を「**老年人口割合**」と呼び、この人口割合が 7％を超えると「高齢化社会」という。また、14％以上に達すると「高齢社会」、さらに、21％を超えると「**超高齢社会**」という。日本では、1970（昭和 45）年に高齢化率が 7.1％となり高齢化社会に突入した。その後、1994（平成 6）年には同比率が 14％を超え、さらに 2007（平成 19）年には 21.5％に上昇して超高齢社会となった。そして、2023（令和 5）年には 29.1％と過去最高となり、高齢化は 2050 年以降も続くと推測されている。そして、現在日本は緩やかに人口減少社会へと進みはじめたが、今後は加速的な人口減少と世界に類をみない高齢化という事態に直面することが予測される。

老年人口割合

超高齢社会

2　人口構成

1）年齢区分別人口の推移

図６に 1960 年から 2070 年までの日本の**人口推移**を示す。少子高齢化にともない、0 ～ 14 歳人口、15 ～ 64 歳人口、65 歳以上人口、70 歳以上人口について年齢区分別人口が推移が予測されている。

人口推移

a．0 ～ 14 歳人口の推移

日本人の出生数は 1975（昭和 50）年の 209 万人から 2020（令和 2）年の 81 万人まで減少してきた。その結果、0 ～ 14 歳人口も 1980 年代初めの 2,700 万人規模から 2020 年には 1,503 万人まで減少した。今後も減少が続き、出生中位推計によると、2053 年には 1,000 万人を割り、2070 年には 797 万人の規模になるものと推測される。0 ～ 14 歳人口は、出生高位推計および出生低位推移のいずれも減少することが推測される。この 0 ～ 14 歳人口の減

少を総人口に占める割合と出生中位推計でみると、2020 年の 11.9%から減少を続け、2026 年に 10.9%、2034 年に 10.0%となった後、2027 年には 9.2%となると推測されている。

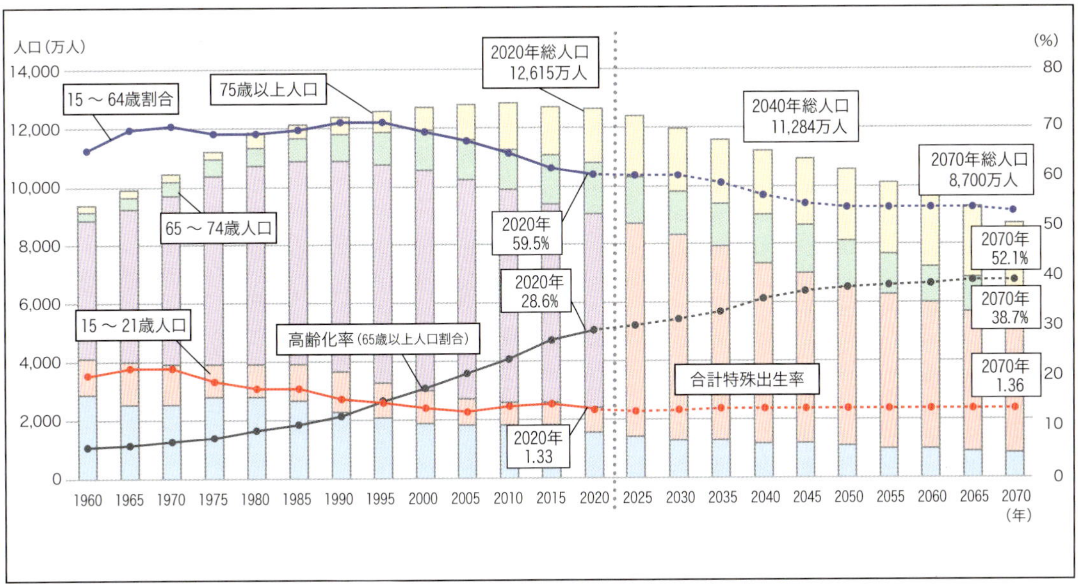

図6　日本の人口の推移
（文献１より引用）

b．15 ～ 64 歳人口の推移

生産年齢人口とも称される 15 ～ 64 歳人口は戦後増加し続け、1995（平成7）年の国勢調査では 8,726 万人でピークに達したが、その後減少して 2020 年には 7,509 万人となっている。今後の 15 ～ 64 歳人口は、出生中位推計によると、2032 年に 7,000 万人、2043 年に 6,000 万人、2062 年に 5,000 万人を割り、2070 年には 4,535 万人まで減少する。この 15 ～ 64 歳人口の総人口に占める割合（15 ～ 64 歳人口割合）は、出生中位推計では 2020 年の 59.5%から減少を続け、2041 年には 55%を割り、2070 年には 52.1%となる。

生産年齢人口

c．65 歳以上人口の推移

65 歳以上人口は 2020 年の 3,603 万人から 2032 年には 3,704 万人へと増加する。その後さらに増加の速度が上がり、第二次ベビーブーム世代（1971 ～ 1974 年生まれ）が 65 歳以上人口に入った後の 2043 年に 3,953 万人でピークを迎えた後は減少に転じ、2070 年には 3,367 万人となる。65 歳以上人口の総人口に占める割合（65 歳以上人口割合）は、2020 年の 28.6%（3.5 人に 1 人が 65 歳以上）から、出生中位推計では、2038 年に 33.9%（3 人に 1 人が 65 歳以上）の水準に達し、2070 年には 38.7%（2.6 人に 1 人が 65 歳以上）となる。

d．70 歳以上人口の推移

2023（令和 5）年 9 月 15 日時点で、70 歳以上人口は 2,889 万人で、前年に比べて 20 万人増、75 歳以上人口は 2,005 万人で、前年に比べて 72 万人増、80 歳人口は 1,259 万人で、前年に比べ 27 万人増となっており、65 歳以上人口以外の区分では増加傾向となっている。これらの総人口に占める割合の詳細は、70 歳以上人口は 23.2%、75 歳以上人口は 16.1%、80 歳以上人口は 10.1%であり、特に 80 歳以上人口は総人口に占める割合が初めて 10%を超えたことで、10 人に 1 人が 80 歳以上となった。

総人口に占める高齢者人口の割合の推移をみると、2023 年に 29.1%と過去最高を更新している。国立社会保障・人口問題研究所の推計によると、この割合は今後も上昇を続け、第二次ベビーブーム期に生まれた世代が 65 歳以上となる 2040 年には、高齢者人口は 34.8%、2045 年には 36.3%になることが見込まれている。

1950 ～ 2045 年の 65 歳以上人口および割合の推移は、2023 年まで右方上がりに上昇し、その後も増加し続けると予測されている（図 7）。

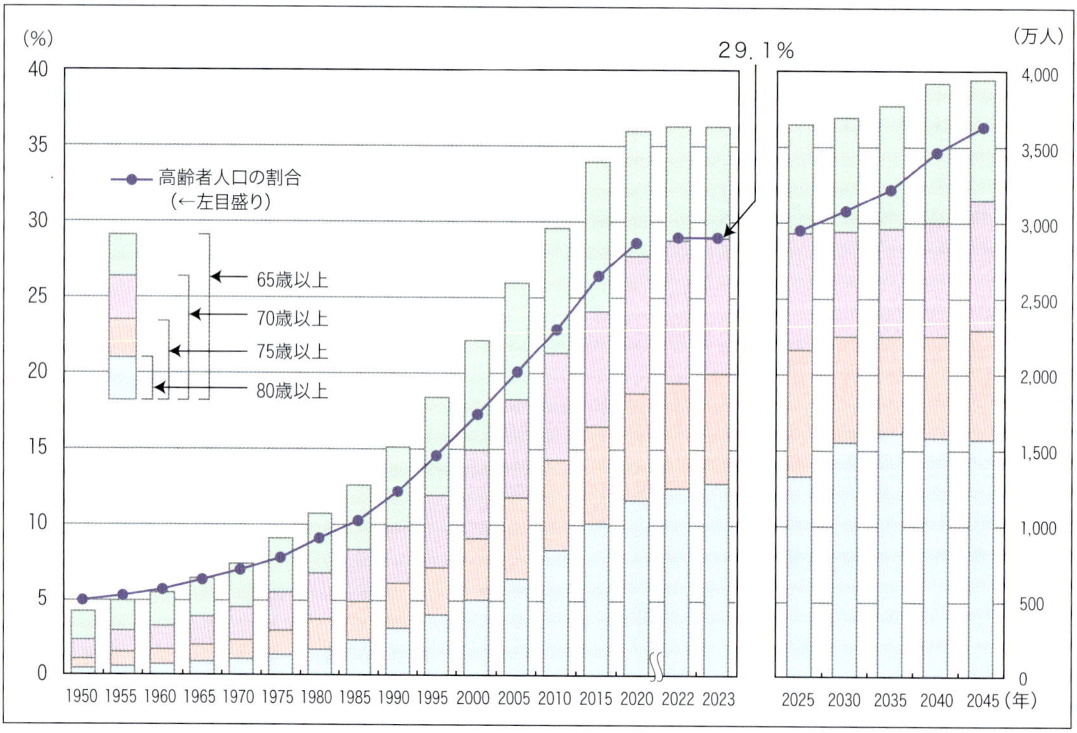

図 7　高齢者人口および割合の推移（1950 ～ 2045 年）
（文献 2 より引用）

2）少子化の推移

超高齢社会における日本において、高齢人口の増加が大きな問題となる一方で、少子化の現状について理解を深めておくことも重要である。

2023年の出生数は72万7,277人、合計特殊出生率は1.20で過去最小となり、1983年の約150万人から半減した。新型コロナウイルス感染拡大で2020～2021年の婚姻数が戦後最少を更新したことなども影響し、少子化が加速傾向にあることが明らかとなった。これは、高齢者が増加するにもかかわらず、将来高齢者を支える若者が減少していくことを示しており、介護にかかわる人材確保が課題となっている今、今後はさらに大きな社会問題となることが危惧される。

3 死亡原因

死亡原因

日本での20世紀100年間の**死亡原因**の推移は、肺炎・気管支炎・結核・胃腸炎などの感染症主体の時代から、悪性新生物（腫瘍）、心疾患、脳血管疾患といった生活習慣病の時代に移行した。これらのいわゆる「三大疾患」は、順位は入れ替わりながらも1990年代まで日本人の「三大死因」となり続けた。抗菌薬の開発や公衆衛生環境の改善、食塩摂取量の抑制による高血圧対策などの生活習慣の見直し、さらに死亡診断書の記載要領や死亡分類の変更等により、死因の順位は時代に合わせて変動してきたが、悪性新生物は戦後も一貫して増加傾向が続き、その傾向は現在も継続している（図8）。

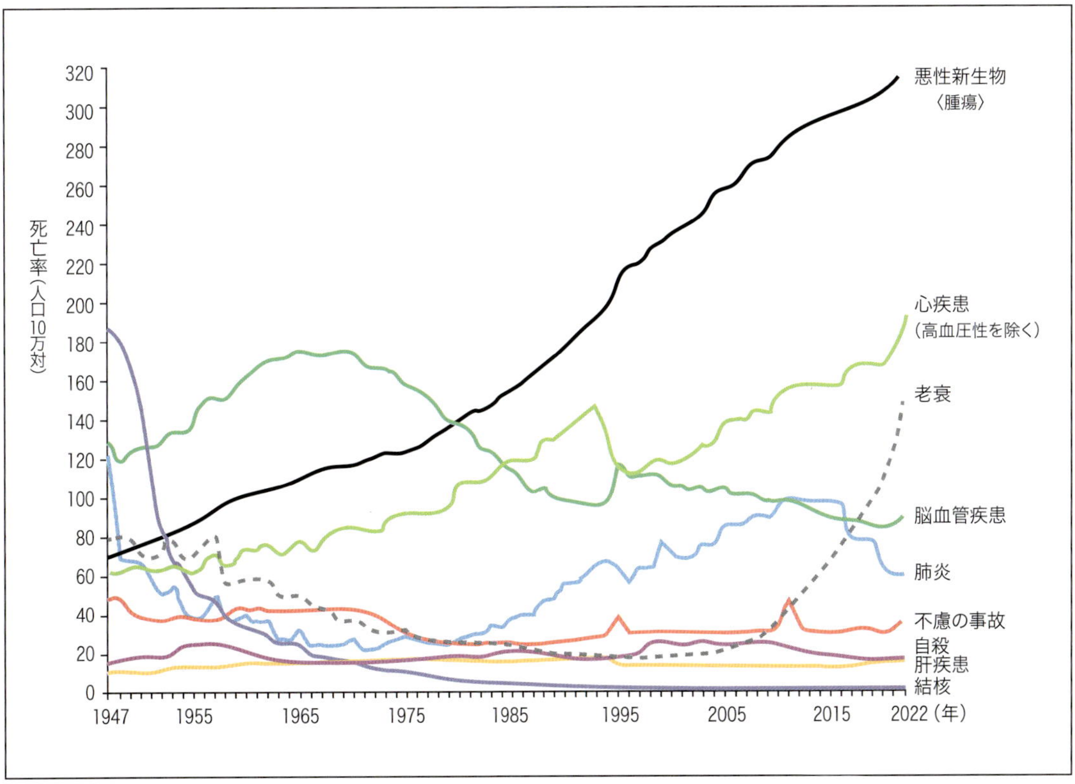

図8　主な死因別にみた死亡率
（文献3より引用）

これは、悪性新生物が高齢者で死亡率が高くなるため、人口の高齢化の影響を受けている[4]。一方で、戦後減少し続けていた肺炎は、1980（昭和55）年ごろから増加に転じ、2015（平成27）年ごろから減少しているものの2022年では死因の第５位となっている。

また、肺炎患者の約７割が75歳以上の高齢者であり、高齢者の肺炎のうち７割以上が**誤嚥性肺炎**であると報告されている。誤嚥性肺炎を引き起こす摂食嚥下障害の原因疾患の６割を占めるのが脳血管疾患のうちの脳梗塞であり、脳血管疾患の後遺症が誤嚥性肺炎の発症に大きく関与している（図９）。

誤嚥性肺炎

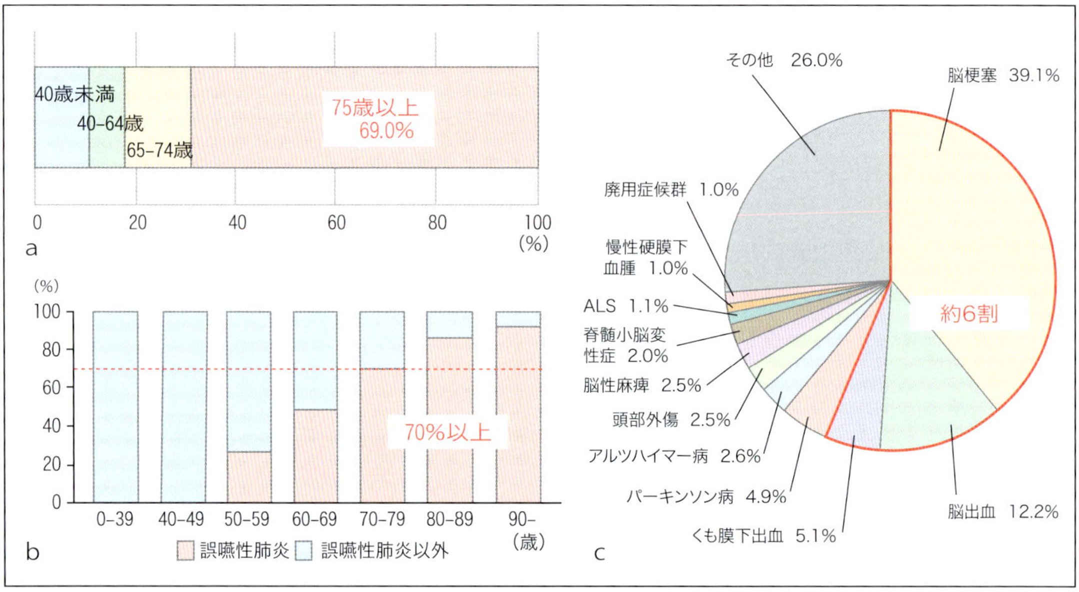

図９　肺炎についての患者調査
a：肺炎患者の年齢構成　b：入院肺炎症例における誤嚥性肺炎の割合　c：嚥下障害の原因疾患の割合
（文献５より改変引用）

また、2018（平成30）年の消費者庁による「人口動態調査」調査票情報および「救急搬送データ」分析による高齢者の事故の状況についてのまとめによると、毎年約3,000人の高齢者が不慮の事故で死亡している。そのうち最も多いのが「誤嚥等の不慮の窒息」であり、交通事故より死亡者数が多くなっている（図10）。今後75歳以上の後期高齢者人口の増加にともない、高齢者の窒息事故も増加する可能性が高い。

このように**誤嚥性肺炎**や**窒息**による死亡率が高齢者で高くなる要因に、高齢者の口腔機能・摂食嚥下機能の低下があり、摂食機能障害への対応が大きな課題となっている。

（阿部仁子）

誤嚥性肺炎・窒息
→６章「２リスク管理」参照

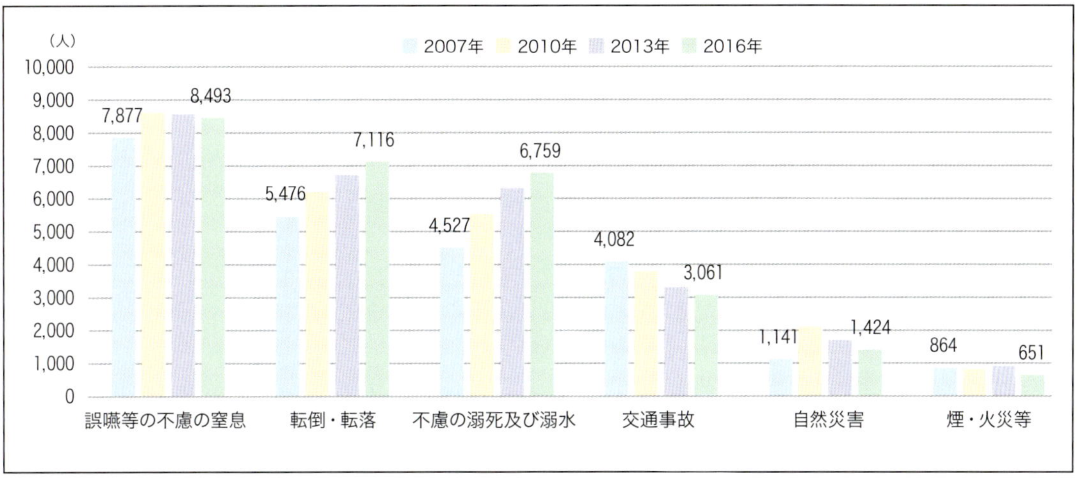

図 10 高齢者の不慮の事故による死亡者数（年次別・主な死因別・3年ごと）
（文献6より改変引用）

文献

1）厚生労働省：令和5年版厚生労働白書－つながり・支え合いのある地域共生社会－，3-4，2023.〈https://www.mhlw.go.jp/wp/hakusyo/kousei/22/dl/zentai.pdf〉
2）総務省：統計トピックス No.138 統計からみた我が国の高齢者（報道資料），4，2023.〈https://www.stat.go.jp/data/topics/pdf/topics138.pdf〉
3）厚生労働省：令和4年（2022）人口動態統計月報年計（概数）の概況，4,11，2022.〈https://www.mhlw.go.jp/toukei/saikin/hw/jinkou/geppo/nengai22/dl/gaikyouR4.pdf〉
4）山口直人：死亡原因からみた疾病の変遷．日本内科学会雑誌創立 100 周年記念号，91（1），2002.
5）厚生労働省：第2回医療計画の見直し等に関する検討会 資料2，12，2016.〈https://www.mhlw.go.jp/file/05-Shingikai-10801000-Iseikyoku-Soumuka/0000127304.pdf〉
6）消費者庁：高齢者の事故の状況について -「人口動態調査」調査表情報及び「救急搬送データ」分析 - 別紙，3，2018.〈https://www.caa.go.jp/policies/policy/consumer_safety/caution/caution_009/pdf/caution_009_180912_0002.pdf〉

4 ノーマライゼーション

ノーマライゼーション（normalization）とは、障害者や高齢者など社会的な弱者を含むすべての人が、日常生活をできる限り普通の状態で営むことを目指す、障害者福祉の基本理念である。ノーマライゼーションの歴史は、1959 年にデンマークの**N.E. バンク－ミケルセン**が「どのような障害があろうと、一般の市民と同等の生活と権利が保障されなければならない」と提唱し、知的障害者福祉法が制定されたのがはじまりとされている[1]。

日本においても**障害者基本法**が 1970 年に制定され、ノーマライゼーションにおける重要な法的基盤となっている。障害者基本法に基づき、ノーマライゼーションの基本理念に則った政策が策定され、1997 ～ 2003 年には「**ノーマライゼーション7か年戦略**」が掲げられ[2]、具体的な数値目標をもとにさまざまな取り組みが行われるようになっている。

ノーマライゼーション

N.E. バンク－ミケルセン

障害者基本法

ノーマライゼーション7か年戦略

MEMO

ノーマライゼーションの８つの原理

スウェーデンの**ベンクト・ニィリエ**は、ノーマライゼーションの理念を整理し、障害者であっても、住居や教育、労働環境、余暇の過ごし方など、日常生活の条件をできる限り障害のない人と同じような条件にすることを目的とした次の８つの原理を掲げており、すべてが達成されたときに、障害者は一般社会において健常者と同様の生活が送れていると定義している[1]。

ベンクト・ニィリエ

1．１日のノーマルなリズム
2．１週間のノーマルなリズム
3．１年間のノーマルなリズム
4．ライフサイクルにおけるノーマルな発達的経験
5．ノーマルな個人の尊厳と自己決定権
6．その文化におけるノーマルな両性の形態すなわちセクシャリティと結婚の保障
7．その社会におけるノーマルな経済的水準とそれを得る権利
8．その地域におけるノーマルな環境水準

1）バリアフリーとユニバーサルデザイン

（1）バリアフリー

バリアフリー（barrier-free）は、障害者や高齢者などが生活するにあたって、立ちはだかるバリア（障壁）を取り除くという考え方である（図 11）。ノーマライゼーションを実現するための手法のひとつであり、大きく４つに分類されている[3]（表１）。高齢者は、加齢にともなって身体機能や認知機能が低下することが多く、日常生活でさまざまな困難に直面することがあるため、バリアフリーな環境は QOL を向上させ、健康を維持し、社会参加を促進するうえで非常に重要である。

バリアフリー

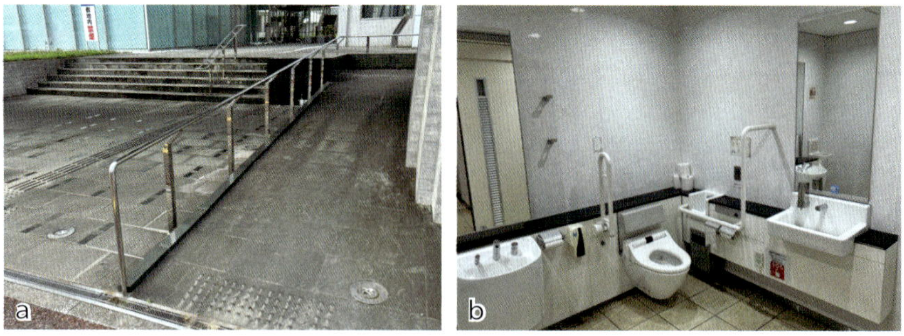

図 11　バリアフリーの一例
a：階段とスロープ　b：バリアフリートイレ

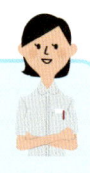

表1 4つのバリア

バリア	概念	例
物理的なバリア	公共交通機関、道路、建物などにおいて、利用者に移動面で困難をもたらす物理的なバリア	狭い通路、急勾配の通路、ホームと電車の隙間、歩道の段差、座ったままでは届かない位置にあるものなど
制度的なバリア	社会のルール、制度によって、障害のある人が能力以前の段階で機会の均等を奪われているバリア	学校の入試、就職や資格試験などで、障害があることを理由に受験や免許などの付与を制限するなど
文化・情報面でのバリア	情報の伝え方が不十分なために、必要な情報が平等に得られないバリア	視覚に頼った操作盤、音声のみによるアナウンス、わかりにくい案内や難しい言葉など
意識上のバリア	周囲からの心ない言葉、偏見や差別、無関心など、障害のある人を受け入れないバリア	障害がある人に対する無理解、奇異な目で見たり、かわいそうだと決めつけたりすることなど

4つのバリア

(2) ユニバーサルデザイン

ユニバーサルデザイン

ユニバーサルデザイン（universal design）とは、年齢や性別、身体能力にかかわらず、すべての人が使いやすい製品や環境を設計することを目的としたデザインの考え方である（図12）。高齢者だけでなく、障害者、乳幼児や小児、外国人など、誰もが快適に利用できるようにするためのアプローチである。

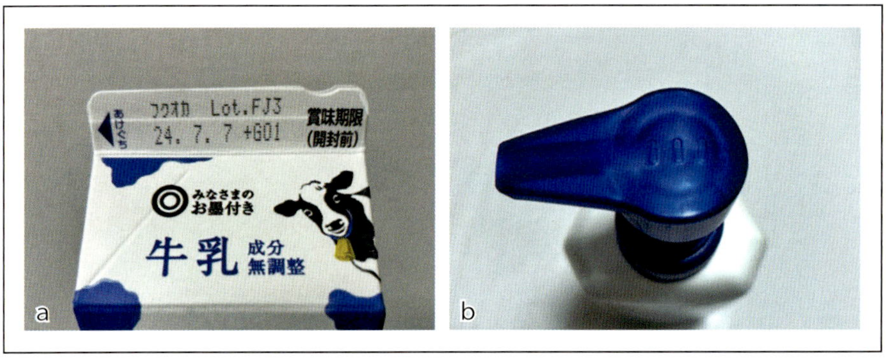

図12 ユニバーサルデザインの一例
a：牛乳パックの切欠け b：ボトルのキザミ

高齢者にとってのユニバーサルデザインは、QOLを向上させ、自立した生活を支援するために不可欠である。建築物や家庭内設備、製品、公共施設など、さまざまな分野でユニバーサルデザインが取り入れられることで、高齢者を含むすべての人々が快適に生活できる社会を実現することが期待されている。ユニバーサルデザインは、次の7つの原則に基づいている[4)]。

1. 公平な利用：さまざまな能力をもつ人々が公平に利用できること。
2. 使用の柔軟性：利用者の好みや能力に応じて、使い方が選べること。
3. シンプルで直感的な使用：使い方が直感的で、理解しやすいこと。
4. 認知しやすい情報：必要な情報が簡単に理解できること。
5. 失敗に対する許容性：間違った操作をしても大きな問題にならないこと。

6．少ない身体的努力：力をあまり使わずに利用できること。
7．アクセス可能なサイズと空間：どんな体格や姿勢の人でも使えること。

今日では、**ユニバーサルデザインフード**や**ユニバーサルデザインフォント**、**カラーユニバーサルデザイン**などが広く使用されている。

> **ユニバーサルデザインフード**
> 普段の食事から介護食まで、できるだけ多くの人が利用できるように考えられた食品。→ 5 章 -2「3 口腔機能障害と食形態」参照

ユニバーサルデザインフォント

カラーユニバーサルデザイン

MEMO

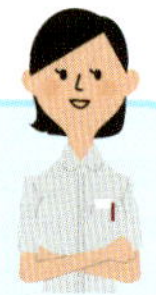

バリアフリーとユニバーサルデザインの違い

バリアフリーとユニバーサルデザインは、どちらも多様な人々が利用しやすい環境をつくるための概念であるが、アプローチには相違点がある。バリアフリーは、特定の障害や問題に対応するために主として既存のバリアの改修を中心としたアプローチである。一方、ユニバーサルデザインは、初めから誰にでも使いやすい普遍的なデザインを目指すアプローチである。両者は異なるアプローチをとりながらも、最終的には誰もが快適に利用できる環境をつくることを目指している。

5 高齢者のクオリティ・オブ・ライフ（QOL：quality of life）

クオリティ・オブ・ライフ

QOL（生活の質）とは、人々がどれだけ健康で快適かつ満足のいく生活を送っているかを示す概念であり、多岐にわたる要素から成り立っている。WHO は、QOL を「個人が生活する文化や価値観のなかで、目標や期待、基準、関心に関連した自分自身の人生の状況に対する認識」と定義し、6 つに分類している（表 2）。この定義は、QOL が主観的なものであり、個々の価値観や文化的背景に依存することを強調している。

表2　QOL の概念（WHO、1997）

領域	具体的側面
1. 身体面	体力と疲労、痛みと不快感、睡眠と休息
2. 心理面	身体的イメージと外観、否定的な感情、肯定的な感情、自尊心、思考、学習、記憶力と集中力
3. 自立の程度	可動性、日常生活動作（ADL）、薬物依存と医療補助、作業能力
4. 社会的関係	個人的な関係、社会的サポート、性的活動
5. 環境	財源、自由と身体の安全と安心、保健と社会福祉：到達度と質、家庭環境、新しい情報と技術を取得する機会、リクリエーション・レジャーへ参加する機会、身体的環境（大気汚染 / 騒音 / 交通 / 気候）、移動
6. 精神 / 宗教 / 個人の信条	信仰、心の安らぎ、生き方の選択

高齢者において「長生き」をすれば良いということではなく、安心して暮らし、生きがいをもって豊かな生活を送ることができる社会の実現が、QOL を維持・向上させるために重要である。

1）生活面での QOL

高齢者では、QOL はより密接に関連している。身体活動量・運動量の低下、フレイル、低栄養・食生活の乱れ、疲労やストレス、加齢や慢性疾患にともなう慢性的な疼痛（とうつう）、貧困などの理由から QOL は低下しやすい。高齢者自身が生活に生きがいを見出すためにも、生活環境の整備や社会的つながりの強化、健康促進プログラムの提供、医療・介護サービスや精神的サポートの充実、経済的支援の拡充など多角的な取り組みを進める必要がある。

また、将来的に自己の意思を表明できない状態になった場合に備えて、**リビングウィル**（living will：事前指示）や**アドバンス・ケア・プランニング**（ACP：advance care planning）を行っておくことは、高齢者の QOL を維持・向上するためにも重要である。

2）医療面での QOL

医療の現場では、QOL の概念は深く浸透している。単に病気を治すことだけでなく、患者がどれだけ良い治療を送れるかを考慮することで、より包括的な医療を提供することが可能となる。患者やその家族に十分な説明を行い、同意を得る**インフォームド・コンセント**や**インフォームド・アセント**は、日常的に行われている。

また、栄養管理を通じて治療と回復を支援することで、総合的な医療の質を向上させる **NST**（nutrition support team：栄養サポートチーム）も、病院や在宅で活動が広く行われている。

歯科においても手術や化学療法、放射線療法の周術期、**人生の最終段階**（**緩和ケア**）、**回復期**などで行う**周術期等口腔機能管理**や、**「8020 運動」**、**オーラルフレイル**や**口腔機能低下症**への対応を行うことで、QOL の維持・向上に貢献することが期待されている。

（藤井　航）

リビングウィル
あらかじめ医療やケアに関する希望を文書にして残しておくこと。

アドバンス・ケア・プランニング
将来の医療やケアに関する希望や価値観を明確にし、家族や医療提供者と事前に話し合って共有すること。
→1章「1 高齢社会における歯科衛生士の役割」参照

インフォームド・コンセント
医療者が患者に対して病名や病状、その治療方法と帰結などについて十分に説明し、同意を得ること。

インフォームド・アセント
未成年者や認知の低下している患者に対して、患者が理解できる範囲で情報を提供し、患者の同意は確認するが、最終的な同意は保護者や代理人が行うこと。

NST
人生の最終段階
緩和ケア
回復期
周術期等口腔機能管理
8020 運動
オーラルフレイル
口腔機能低下症

文献

1）河東田博：ノーマライゼーションを具現化するとは．社会福祉学評論，8：29-35，2008.
2）内閣府：障害者プラン～ノーマライゼーション７か年戦略～（概要）．〈https://www8.cao.go.jp/shougai/honbu/kaigi001/sanko2.html〉
3）政府広報オンライン：知っていますか？ 街の中のバリアフリーと「心のバリアフリー」〈https://www.gov-online.go.jp/useful/article/201812/1.html〉
4）Mace R: Universal design. Barrier free environments for everyone, Designers West, 33: 147-152, 1985.

4　高齢者のための社会保障制度

1 社会保障とは

社会保障
憲法第25条

すべての国民は、日本国**憲法第25条**に規定される「健康で文化的な最低限度の生活を営む権利（表3）」を有するが、生活の安定が損なわれた場合に個人の努力による自助や相互に連携して支え合う共助では対応できないことがある。社会保障とは「広く国民に健やかで安心できる生活を保障することを目的として、国が公的責任で国民の生活を支える給付を行うもの（公助）」である。

表3　憲法第25条　国民の生存権と国の義務について

（第１項）
すべて国民は、健康で文化的な最低限度の生活を営む権利を有する。
（第２項）
国は、すべての生活部面において、社会福祉、社会保障及び公衆衛生の向上及び増進に努めなければならない。

2 わが国の社会保障制度

1）社会保障制度の基本

社会保障制度
社会保険
社会福祉
公的扶助
保健医療・公衆衛生

社会保障制度は、国民の「安心」や生活の「安定」を支えるセーフティネットであり、**社会保険**、**社会福祉**、**公的扶助**、**保健医療・公衆衛生**からなり、人々の生活を生涯にわたって支えるものである（表4）。

表4　社会保障制度の４つの柱（文献１より作成）

1　社会保険 （年金・医療・介護）	国民が病気、けが、出産、死亡、老齢、障害、失業など生活の困難をもたらすさまざまな事故（保険事故）に遭遇した場合に一定の給付を行い、その生活の安定を図ることを目的とした強制加入の保険制度 ・病気やけがをした際の医療保険 ・所得の減少を補填し、高齢者、障害者、遺族の生活を保障する年金制度 ・加齢等により要介護状態となった者を社会全体で支える介護保険　など
2　社会福祉	障害者、母子家庭などハンディキャップを負っている国民が、安心して社会生活を営めるよう、公的支援を行う制度 ・高齢者、障害者等が円滑に社会生活を営むことができるよう、在宅サービス、施設サービスを提供する社会福祉 ・児童の健全育成や子育てを支援する児童福祉　など
3　公的扶助	生活に困窮する国民の最低限度の生活を保障し、自立を助けようとする制度 ・健康で文化的な最低限度の生活を保障する生活保護制度
4　保健医療・公衆衛生	国民の健康的な生活のための予防、衛生の制度 ・医療従事者や病院などが提供する医療サービス ・疾病予防、健康づくりなどの保健事業 ・心身ともに健全な児童の出生と育成のための母子保健 ・食品や医薬品の安全性を確保する公衆衛生　など

特に高齢者は有病率が高く、就労による経済的自立が困難であることが多いため、これらを組み合わせることによって生活を支える必要がある。

前述の日本国憲法第25条に加えて、社会保障制度審議会から出された社会保障制度に関する勧告（表5）は、日本の社会保障の基本となっている。

表5　社会保障制度に関する勧告（1950、62、95年社会保障制度審議会）

〈1950年勧告〉
いわゆる社会保障制度とは、疾病、負傷、分娩、廃疾、死亡、老齢、失業、多子その他困窮の原因に対し、保険的方法または直接公の負担において経済的保障の途を講じ、生活困窮に陥った者に対しては国家扶助によって最低限度の生活を保障するとともに、公衆衛生及び社会福祉の向上を図り、もってすべての国民が文化的社会の成員たるに値する生活を営むことができるようにすることをいう。

〈1962年勧告の要点〉
国民を貧困階層、低所得階層、一般所得階層に分類し、主として各階層に対する救貧または防貧という観点から社会保障制度の体系化が構想された。また、社会保障に関する施策を「貧困階層に対する施策（生活保護制度）」「低所得階層に対する施策（社会福祉制度）」「一般所得階層に対する施策（社会保険制度）」に区分して考察を試みた。

〈1995年勧告の要点〉
1950年の勧告では、社会保障の理念は最低限度の生活の保障であったが、「広く国民に健やかで安心できる生活を保障すること」が社会保障の基本的な理念であるとし、国民の自立と社会連帯の考えが社会保障制度を支える基盤となることを強調している。また、公的介護保険制度の創設の必要性などが提言された。

2）社会保障制度の特徴

社会保障制度の4つの柱のうち、公衆衛生は国民全体を対象にする施策であるのに対して、それ以外のものは、個人や世帯を対象に給付するものである。特に、社会保険は日本の社会保障制度で特徴的なものである。すなわち、社会保障給付で大きな比重をもつ医療や年金、介護は、すべての国民が受給できる環境にあり、その運営方式は社会保険方式をとりながら、公費が投入されているという特徴をもっている。

3　社会保障制度の概要

社会保障制度について以下に述べるが、特に高齢者に関係する医療保険、年金保険、介護保険の3制度については、別に項を設けて詳しく説明する。

1）社会保険

社会保険とは、全国民が強制的に加入する保険制度であり、けが、病気、障害、老齢、失業などの生活の困窮を救済するために、政府などが一定の基準による給付を行うための公的な保険である。社会保険には、医療保険、年金保険、介護保険、雇用保険、労働者災害補償保険（労災保険）がある（表6）。

表6　社会保険の種類

種類	被保険者	保険者	保険給付窓口
医療保険	全国民	＊	各保険者
年金保険	20 歳以上 60 歳未満の者	国	年金事務所
介護保険	第１号（65 歳以上の者）	市町村	市町村
	第２号（40 歳以上 65 歳未満の者）		
雇用保険	労働者	国	公共職業安定所
労働者災害補償保険（労災保険）	労働者	国	労働基準監督署

＊保険者は医療保険の種類によって異なる

（1）医療保険

医療保険とは医療保障を扱う社会保険の総称で、疾病や負傷などにより生じた医療や医療費の一部もしくは全部を給付する保険である。わが国での公的医療保険は、受けた医療にかかった費用を被保険者に給付する「現金給付」の方式ではなく、一部負担金を支払うのみで医療を受けられる「現物給付」の方式をとっている。一部負担金を差し引いた医療費はあとから保険者が医療機関に支払う。広義の医療保険には、公的医療保険のほかに民間医療保険があるが、ここでは公的医療保険についてのみ説明する。

医療保険は、職域や年齢などにより**被用者保険**、**国民健康保険**、**後期高齢者医療制度**の３制度に大別される（表７）。

医療保険

被用者保険
国民健康保険

後期高齢者医療制度
高齢者に特化した医療保険→１章-4「4 高齢者に関係する社会保障制度」参照

表７　医療保険の種類と対象

制度			被保険者	保険者	法規
被用者保険	健康保険	全国健康保険協会管掌健康保険（協会けんぽ）	主として中小企業に勤めている人たちとその家族	全国健康保険協会	健康保険法
		組合健康保険（組合けんぽ）	主として大企業に勤めている人たちとその家族	健康保険組合	
	共済保険		公務員や私立学校に勤務する人やその家族	各共済組合	各共済組合法
	船員保険		船員とその家族	全国健康保険協会	船員保険法
国民健康保険			特定業種（医師、歯科医師、薬剤師など）	国民健康保険組合	国民健康保険法
			上記以外の者（農業従事者、自営業者、無職の人たちなど）	都道府県、市区町村、特別区	
後期高齢者医療制度			75 歳以上および 65 〜 74 歳で一定の障害のある者	後期高齢者医療広域連合	高齢者医療保険法

（2）年金保険

年金保険は、毎年一定額を定期的に給付する制度である。社会保険の一種で、拠出制の公的年金制度を意味するほかに、生命保険のなかで保険金が一定期間にわたって給付される制度もいう。本章では**公的年金制度**について述べる。

（3）介護保険

認知症や寝たきりなど、加齢により介護が必要になった場合に、介護の負担を金銭またはサービスの給付により保障することを目的とした保障が**介護保険**である。介護保険はもともと民間保険から始まっているが、現在では「介護保険」といえば公的な介護保険を意味するようになっている。

（4）雇用保険

労働者が失業した場合、失業給付を行うものを雇用保険という。雇用保険制度は政府管掌の保険制度で、失業者へは基本手当のほかに、技術習得手当、寄宿手当、傷病手当などが給付される。

（5）労働者災害補償保険（労災保険）

一般には、労働者災害補償保険は労災保険と呼ばれている。労災保険は、労働者が業務中もしくは通勤途中の災害で負傷・発病・死亡した場合の補償であり、使用者（会社など）が保険料を支払い、労働者もしくはその家族が給付を得る。

2）社会福祉

貧困者、障がい児・者、母子家庭などの、日常生活や社会生活でさまざまな不利な状況をもつ人たちに対し、公的な支援により安心して生活できるようにする制度である。障害者福祉法や障害者自立支援法などにより運用されているが、障害をもつ高齢者で介護が必要な場合には、介護保険が適用される。

3）公的扶助

生活が困窮している人に対して、最低限の生活を保障し自立を助ける制度。生活保護法により運用されている。

4）保健医療・公衆衛生

国民の健康を保持増進するために、疾病の予防などを組織的に行う衛生活動をいう。具体的には、医療従事者や医療機関が提供する医療サービス、疾病予防・健康づくりなどの保健事業、母子保健、食品や医薬品の安全性を確保する公衆衛生などが挙げられる。

（會田英紀）

公的年金制度
高齢者に関係する社会保障制度のひとつ。→1章-4-4「2）年金制度」参照

介護保険
高齢者に特化した保険制度。→1章-4「5 介護保険制度」参照

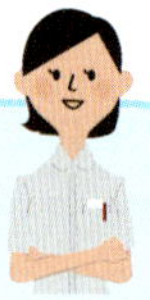

MEMO

歯科口腔保健法

正式には、「歯科口腔保健の推進に関する法律」といい、2011（平成23）年8月10日に公布・施行された。この法律は、理念法という位置付けで、厚生労働大臣が定める「基本的事項」を基に、行政（国および地方公共団体）だけでなく、歯科関係者（歯科医師、歯科衛生士、歯科技工士など）、国民の健康の保持増進のために必要な事業を行う者（医療関係者や介護関係者など）、および国民の４者がそれぞれの立場で責務を果たすことが求められている。

歯科口腔保健法

４ 高齢者に関係する社会保障制度

高齢者の医療の確保に関する法律、年金制度、介護保険は、特に高齢者にかかわる社会保障制度である。

１）高齢者の医療の確保に関する法律（高齢者医療確保法）

高齢者医療確保法と略される「高齢者の医療の確保に関する法律」は、高齢者の医療費の進展を抑制し適正化するために施行され、医療費適正化の推進、特定健康診査の指針、前期高齢者にかかわる保険者間の費用負担の調整、そして後期高齢者医療制度の設置が定められている。

（1）医療費適正化の推進

高齢者は複数の疾患（特に生活習慣病）に罹患しやすく、治療が長期にわたることから、若年者と比較して高齢者の医療費は増大しやすい。高齢者医療費の進展が医療保険制度の持続的な運営に悪影響を及ぼさないように、国と都道府県が保険者・医療関係者などと協力して、国民の健康増進や医療費の適正化を進めるために、国は６年を１期として医療費適正化基本方針を定めることと、都道府県は医療費適正化計画を定めて高齢者医療費の適正化を進めることとしている。

（2）特定健康診査の指針（特定健診・特定保健指導）

生活習慣病を予防することは寿命を延ばすだけでなく、高齢期における医療費の抑制につながる。そのために特定健康診査（特定健診）により生活習慣病のリスクを早期に発見して、特定保健指導により運動や食習慣そして喫煙などの生活習慣を見直し、生活習慣病の予防・改善を図っている。対象は40～74歳までの医療保険加入者と扶養者が対象である。特定健康診査は内臓脂肪型肥満の確認のための腹囲測定があるため、「メタボ健診」ともいわれている。

(3)前期高齢者にかかわる保険者間の費用負担の調整(前期高齢者医療制度)

企業に勤めている人たちや公務員などが定年退職すると、それまでの被用者保険から国民健康保険に変更加入することになる。定年退職後の年代ではそれ以前よりも医療費がかかることが多いため、被用者保険と国民健康保険の間での医療費負担を調整するための、前期高齢者医療制度が定められている。この制度は、前期高齢者の加入人数の多い国民健康保険の財政支援を、若年者の加入の多い健康保険組合等から、「前期高齢者納付金」という名で負担するもので、独立した制度ではなく、あくまで「制度間の医療費負担の不均衡の調整」を行うための枠組みで設けられたものである。

(4)後期高齢者医療制度の設置(長寿医療制度)(表8)

後期高齢者と前期高齢者で障害をもつ人たちに対する医療は、後期高齢者医療制度が適用される。長寿医療制度とも呼ばれるこの制度は、適用年齢になると自動的に加入され、それまでに加入していた国民健康保険などの医療保険は脱退させられる。保険者は都道府県が設置した後期高齢者広域連合で、保険証の引き渡しや保険料の徴収などの事務処理は市区町村が行う。

後期高齢者の3つの心身特性として、複数の疾患に罹患しやすく治療が長期に及ぶものの治癒に導けないことが多い、重症度に限らず認知症が高頻度に出現する、そして病気の進行(転帰)が死となる可能性が高いことが挙げられるため、生活を重視し人の尊厳に配慮した医療制度として後期高齢者医療制度が創設された。なお、認知症などで医療行為よりも生活介護が必要とされる場合には介護保険が適用される。

表8　後期高齢者医療制度

根拠法	高齢者の医療確保に関する法律
対象者	75歳以上(65歳以上で一定以上の障害をもつものを含む)
財源構成	・公費5割(国4:都道府県1:市町村1) ・国民健康保険・社会保険等からの拠出金4割 ・保険料1割
患者負担	1割(現役並み所得者は2〜3割)
運営主体	広域連合(都道府県単位で全市町村が加入)

2)年金制度

高齢期や不測の事態において不安のない自立した生活を送れるようにするための社会の仕組みで、生活の基本収入を支えるものであり、年金保険加入期間に応じて、一定額のお金(年金)を受け取ることができる。基本体系(図13)は国民年金と厚生年金であり、10年以上保険料を支払っていると年金受給の資格を得る。原則65歳以上もしくは病気や障害、一家の働き手が亡くなったときなどに、年金を受け取ることができる。

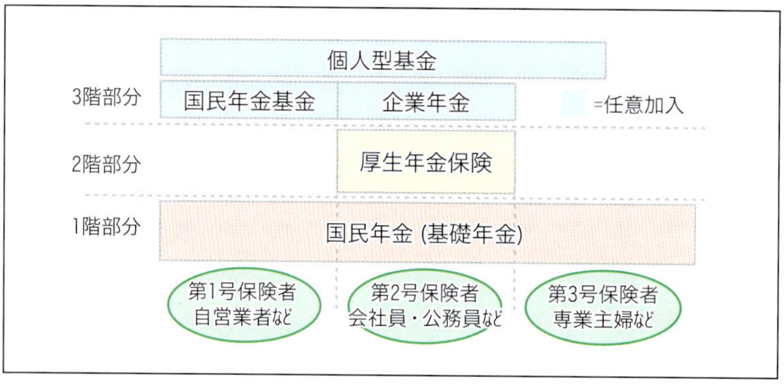

図13　年金制度の体系

（1）国民年金（基礎年金）

20歳以上60歳未満のすべての日本国在住者が加入し、保険料の納付が義務づけられている（図13の1階部分）。ただし、第2号保険者の配偶者に扶養されている者は、原則的に保険料の納付は不要である。受け取る年金は「基礎年金」と呼ばれる。高齢期の基礎年金は「老齢基礎年金」、障害を受けた際の年金は「障害基礎年金」、年金加入者が死亡し遺族が受け取る年金は「遺族基礎年金」と呼ばれる。

（2）厚生年金

厚生年金に加入している企業などに勤める70歳未満の会社員や公務員などを対象とし、国民年金に加えて必ず入らなければならない（図13の2階部分）。すなわち、会社員や公務員などは、厚生年金と国民年金の2つの年金制度に加入し、基礎年金に加えて厚生年金を受給できる。厚生年金の保険料は給料額に応じて決められており、雇用主と年金保険料を折半して負担する。高齢期の厚生年金は「老齢厚生年金」、障害を受けた際の年金は「障害厚生年金」、厚生年金加入者が死亡し遺族が受け取る年金は「遺族厚生年金」と呼ばれる。

（3）上乗せ年金

受給される年金額を増すために、任意に加入する国民年金基金や企業年金がある（図13の3階部分）。さらに増額を望む場合には民間年金保険である個人型年金に加入できる

（羽村　章）

5　介護保険制度

介護保険制度

2000年度に運用が始まった在宅および施設の要介護者（主に高齢者）を対象とした保健・医療・福祉の総合的なサービス制度である。2006年度より介護予防サービスも本制度に組み込まれた。

1）介護保険制度の目的

身体機能の衰えや認知症などにより介護が必要な要介護者と家族を地域で支えるために、徴収された保険料を用いて保健・医療・福祉にわたる各サービスを総合的に提供することである。

2）介護保険制度の仕組み

介護保険制度の保険者（運営主体）は、市区町村および特別区である。加入者である被保険者の区分と受給条件は以下のとおりである。

①第 1 号被保険者（65 歳以上の者）：後述の要支援・**要介護認定**を受けることで介護サービスを利用することができる。非該当者は介護予防・生活支援サービスなどが受けられる。

要介護認定

②第 2 号被保険者（40 ～ 64 歳までの者）：加齢にともなう疾病など（表９）を原因として要支援・要介護認定を受けた場合に限り介護サービスを利用できる。

表９　第２号被保険者で要支援・要介護認定の対象となる疾病（特定疾病）

①がん（末期）　②関節リウマチ　③筋萎縮性側索硬化症
④後縦靱帯骨化症　⑤骨折をともなう骨粗鬆症　⑥初老期における認知症
⑦進行性核上性麻痺、大脳皮質基底核変性症およびパーキンソン病
⑧脊髄小脳変性症　⑨脊柱管狭窄症　⑩早老症　⑪多系統萎縮症
⑫糖尿病性神経障害、糖尿病性腎症および糖尿病性網膜症　⑬脳血管疾患
⑭閉塞性動脈硬化症　⑮慢性閉塞性肺疾患
⑯両側の膝関節または股関節に著しい変形をともなう変形性関節症

介護保険の財源は、被保険者（40 歳以上の国民）から徴収される保険料が 50%、残りの 50%が国や地方自治体の公費で賄われている。その内訳は以下のとおりである。なお、施設サービスの場合は負担割合が異なり、都道府県が 17.5%、国が 20% となる（図 14）。

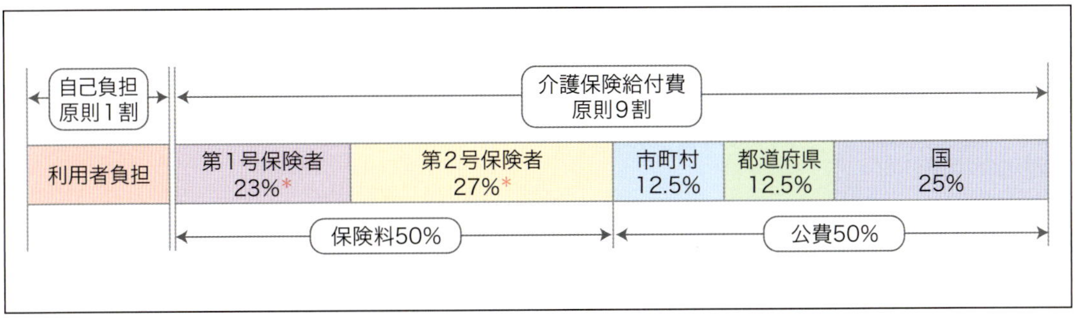

図 14　介護保険の財源（2024 ～ 2026 年度）
（図中＊：３年ごとに見直される）（文献３より改変引用）

被保険者の保険料は区分ごとに異なり、以下のように定められている。

①第 1 号被保険者：所得段階別の定額保険料であり、保険者（市区町村）ごとに決定される。保険料徴収については、一定額以上の年金受給者は、年

金から天引き（特別徴収）されるが、それ以外の高齢者は個別に徴収される。

②第２号被保険者：保険料は医療保険ごとに異なり、各医療保険料と合わせて徴収され、医療保険者から介護保険の保険者（市区町村）に支払われる。

3）介護サービス利用の手続き

介護サービス利用の手続き

医療保険では被保険者は無条件で保険給付を受給できるのとは異なり、介護保険では保険給付を受けるためには、要介護・要支援の認定が必要となる。そのための手続きは図 15 に示すとおりである。

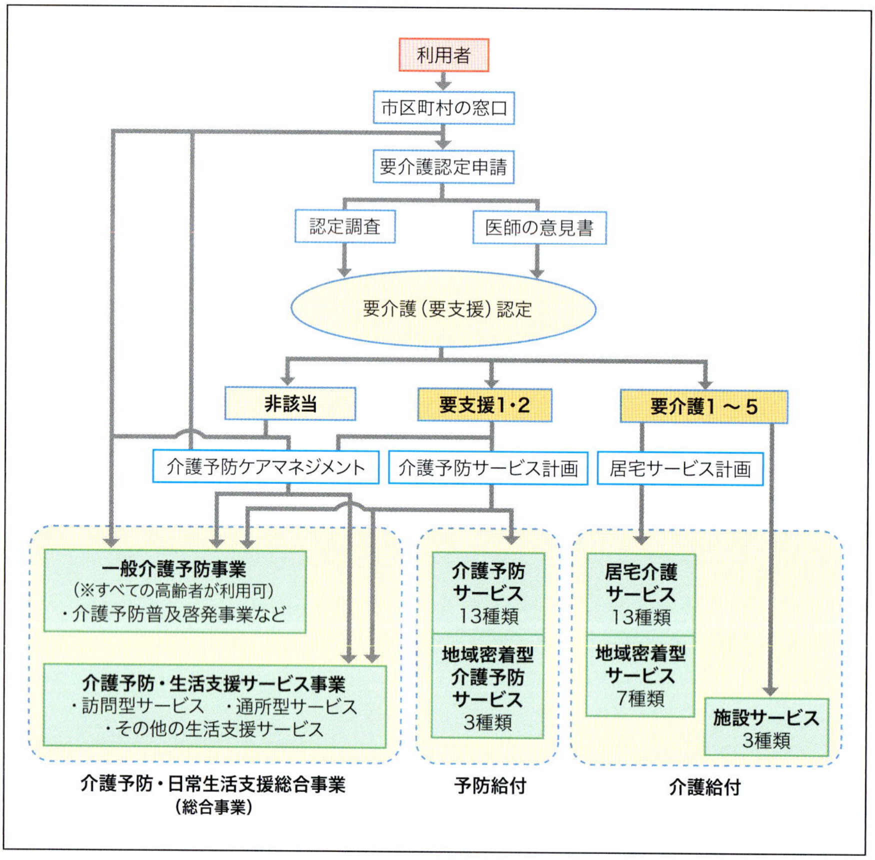

図 15　介護保険制度のサービス利用の手続き
（文献３より改変引用）

まず利用者が保険者である各市区町村に要介護認定を申請する。申請後に訪問調査員が申請者の居住する家庭などを訪問し、心身の状態や日常生活の状況などについて聞き取り調査を行う。調査結果および主治医意見書に基づくコンピュータ判定を行う（一次判定）。この一次判定結果に基づき主治医意見書などとともに介護認定審査会（医師、歯科医師、看護職員、福祉関係者などにより構成される専門的な第三者機関）で審議され、最終判定を行う（二次判定）。二次判定の結果に基づき、市区町村が要介護認定の区分を**要支援１**

要支援

および2（要介護状態となるおそれがあり、日常生活に支援が必要）、**要介護**1～5（介護サービスが必要）の7段階および非該当（**自立**）のいずれかに決定し、申請から原則30日以内に申請者に通知する。利用できるサービスは、介護サービス、介護予防サービス、そして介護予防・生活支援総合事業に分けられ、要介護認定の程度に応じて、受けられるサービスが異なる。

要介護
自立

認定区分と利用できるサービスは以下のとおりである（詳細は後述）。

①非該当：要介護認定の申請をしていないものや自立高齢者も含め、地域で行う介護予防・生活支援事業を利用できる。

②要支援1・2：常時介護の必要はないが身支度などの日常生活に支援が必要とされるため、生活機能を維持・向上させ、要介護状態になることを防ぐための介護予防サービスが受けられる。サービスはケアプランに基づき利用するが、ケアプラン作成は**地域包括支援センター**の**介護支援専門員（ケアマネジャー）**に依頼する。なお、要支援者でも非該当者同様に、総合事業と呼ばれる市町村が行う一般介護予防事業および介護予防・生活支援サービス事業を利用できる。

地域包括支援センター
介護支援専門員（ケアマネジャー）

③要介護1～5：認知症や寝たきりなどで常に介護を必要とするため、ケアプランに基づき介護サービスが利用できる。ケアプラン作成は居宅支援事業所の介護支援専門員（ケアマネジャー）に依頼する。

4）保険給付と利用者負担

保険給付
利用者負担

介護保険サービスを利用した場合、費用の1割（一定以上の収入がある者は2割）の負担が原則であり、このほかに施設サービス利用の場合は居住費・食費・日常生活費が自己負担となる。認定された要介護度に応じて支給限度額が定められているが、支給限度額を超えてサービスを利用することも可能であり、超えた部分は原則全額自己負担となる。

なお、定率1割負担については負担額が月に一定額を超えた場合に、超えた分が介護保険から償還される仕組み（高額介護サービス費、高額医療・高額介護合算療養費など）が設けられている。

5）利用できるサービス（図16）

A. 非該当者が利用できるサービス

a. 一般介護予防事業

すべての高齢者を対象とした介護予防普及啓発事業などで、介護予防教室や地域の自主的な集まりに専門職が伺い、介護予防に関する取り組みへ助言することなどが挙げられる。

b. 介護予防・生活支援サービス事業

要支援や要介護になる可能性のある高齢者と要支援認定者が利用できる。

介護・生活支援などを行う訪問型サービス、介護予防などを行う通所型サービスならびに家事援助などを行う生活支援サービスなどがある。非該当者がこれらを利用した際の費用は自己負担となる。

B. 要支援・要介護認定者が受けられるサービス

要支援1･2では、非該当者が受けられる介護予防・生活支援事業に加えて、介護予防サービス計画（介護予防支援）に則り行われる介護予防サービス（10種類）と地域密着型介護予防サービス（3種類）の予防給付サービスが利用できる。

要介護1～5では、居宅サービス計画（居宅介護支援）に則り行われる居宅介護サービス（12種類）と地域密着型介護サービス（9種類）、もしくは施設に入居する施設サービス（3種類）の介護給付サービスが利用できる。このうちの施設サービスについては要支援では利用できないのが大きな違いである。

介護給付サービスの内容は以下のとおりである。なお、【　】には介護給付サービスの名称に接頭辞として「介護予防」をつけた予防給付サービス名を併記している。

	都道府県・政令市・中核市が指定・監督を行うサービス	市町村が指定・監督を行うサービス
介護給付を行うサービス	◎居宅介護サービス 【訪問サービス】 ○訪問介護 （ホームヘルプサービス） ○訪問入浴介護 ○訪問看護 ○訪問リハビテーション ○居宅療養管理指導 【通所サービス】 ○通所介護（デイサービス） ○通所リハビテーション 【短期入所サービス】 ○短期入所生活介護 （ショートステイ） ○短期入所療養介護 ○特定施設入居者生活介護 ○福祉用具貸与 ○特定福祉用具販売 ◎施設サービス ○介護老人福祉施設 ○介護老人保健施設 ○介護医療院	◎地域密着型介護サービス ○定期巡回･随時対応型訪問介護看護 ○夜間対応型訪問介護 ○地域密着型通所介護 ○認知症対応型通所介護 ○小規模多機能型居宅介護 ○認知症対応型共同生活介護 （グループホーム） ○地域密着型特定施設入居者生活介護 ○地域密着型介護老人福祉施設 入所者生活介護 ○複合型サービス （看護小規模多機能居宅介護） ◎居宅介護支援
予防給付を行うサービス	◎介護予防サービス 【訪問サービス】 ○介護予防訪問入浴介護 ○介護予防訪問看護 ○介護予防訪問リハビテーション ○介護予防居宅療養管理指導 【通所サービス】 ○介護予防通所リハビテーション 【短期入所サービス】 ○介護予防短期入所生活介護 （ショートステイ） ○介護予防短期入所療養介護 ○介護予防特定施設入居者 生活介護 ○介護予防福祉用具貸与 ○特定介護予防福祉用具販売	◎地域密着型介護予防サービス ○介護予防認知症対応型通所介護 ○介護予防小規模多機能型居宅介護 ○介護予防認知症対応型共同生活介護 （グループホーム） ◎介護予防支援

このほか、居宅介護（介護予防）住宅改修、介護予防･日常生活支援総合事業がある。

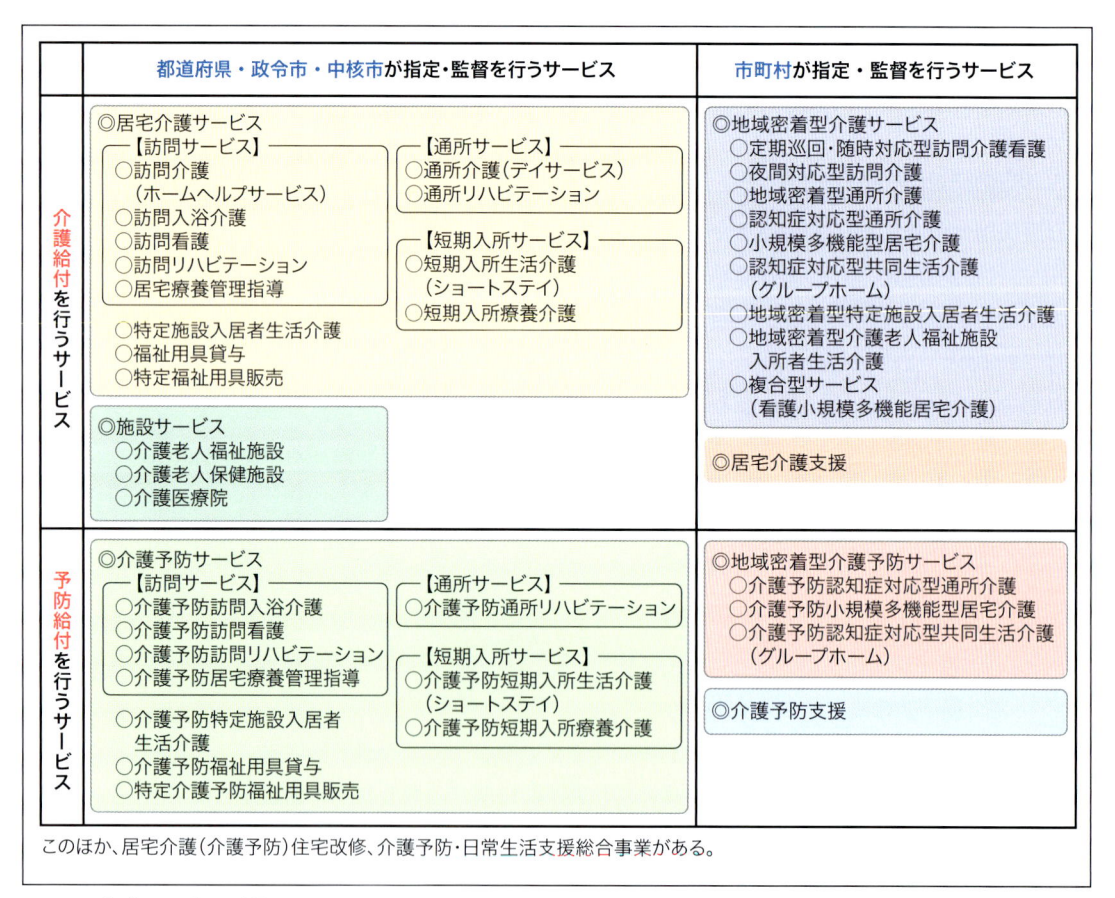

図16　介護サービスの種類
（文献4より引用）

a．居宅介護サービス【介護予防サービス】

ア．訪問サービス

1．訪問介護（ホームヘルプ）：**ホームヘルパー**が家庭を訪問し、利用者と協働して家事の援助などを行う。

ホームヘルパー

2．訪問入浴介護【介護予防訪問入浴介護】：入浴車で家庭を訪問し、入浴の介護を行う。

3．訪問看護【介護予防訪問看護】：主治医の指示のもと看護師などが家庭を訪問し、療養上の看護などを行う。

4．訪問リハビリテーション【介護予防訪問リハビリテーション】：理学療法士、作業療法士、言語聴覚士が家庭を訪問し、リハビリテーションを行う。

5．**居宅療養管理指導**【介護予防居宅療養管理指導】：医師、歯科医師、薬剤師、管理栄養士、歯科衛生士等が家庭を訪問し療養上の指導･助言などを行う。

居宅療養管理指導

イ．通所サービス

6．通所介護（**デイサービス**）：日帰り介護施設において入浴、食事などの介護や簡単な機能訓練などを行う。

デイサービス

7．通所リハビリテーション（**デイケア**）【介護予防通所リハビリテーション】：老人保健施設、病院、診療所などにおいて、運動器の機能向上・栄養改善・口腔機能の向上などに必要なリハビリテーションを受ける。

デイケア

ウ．短期入所サービス

8．短期入所生活介護（**ショートステイ**）【介護予防短期入所生活介護】：特別養護老人ホームなどに短期間入所して、介護や機能訓練などを受ける。

ショートステイ

9．短期入所療養介護（ショートステイ）【介護予防短期入所療養介護】：介護老人保健施設などに短期間入所して、医学的管理のもとに、介護、機能訓練や必要な医療などが受けられる。

エ．その他サービス

10．特定施設入居者生活介護【介護予防特定施設入居者生活介護】：介護保険の事業者指定を受けた有料老人ホームや軽費老人ホームで、日常生活上の介護や機能訓練などを受ける。

11．福祉用具貸与【介護予防福祉用具貸与】：要介護度に応じて歩行器、車椅子、特殊寝台などの福祉用具の貸与が行われ、費用は居宅サービス費より支給される。

12．居宅介護福祉用具購入費【介護予防居宅介護福祉用具購入費】：貸与になじまない入浴や排泄にかかる福祉用具を、都道府県から指定を受けた販売業者から購入した場合に、要介護度にかかわらず年間10万円を限度として支給される。

オ．施設サービス：要介護１～５に対応しており、要支援では利用できない。

1．**介護老人福祉施設**（**特別養護老人ホーム**、略称：特養）：常時介護を必要

介護老人福祉施設
特別養護老人ホーム

とし、自宅で生活することが困難な寝たきりや認知症の要介護者に対して介護を行う。

2．**介護老人保健施設**（略称：老健）：症状が安定した状態にあり、リハビリテーションや看護・介護が必要な要介護者に対して支援を行う。

介護老人保健施設

3．**介護医療院**：長期にわたって日常的な医学的管理が必要な要介護者に対して、看取り、ターミナルケア等の療養を行う。2018 年 4 月以降に介護療養型医療施設から順次転換された（介護療養型医療施設は 2023 年度末で廃止）。

介護医療院

b．地域密着型サービス

地域密着型サービス

地域密着型サービスは、市町村がサービス提供事業者を指定し監督するサービスであり、可能な限り住み慣れた自宅や地域で生活できるよう柔軟なサービスを提供するという利点がある。介護給付では 9 種類の地域密着型介護サービスがある。要支援が利用できる地域密着型介護予防サービスは、介護予防小規模多機能型居宅介護、介護予防認知症対応型共同生活介護（要支援 2 のみ）、介護予防認知症対応型通所介護の 3 種類である。地域密着型サービスの内容は以下のとおりである。なお、【　】にはサービス名の前に接頭辞として「介護予防」をつけた地域密着型介護予防サービス名を併記している。

1．小規模多機能型居宅介護【介護予防小規模多機能型居宅介護】：居宅への訪問、施設への通所、近隣の事業所への短期間の宿泊により、介護、機能訓練や支援を受ける。

2．認知症対応型共同生活介護（グループホーム）【介護予防認知症対応型共同生活介護】：認知症高齢者が 9 人以下で共同生活をおくりながら、日常生活介護や機能訓練を受ける。要支援では 2 のみ利用できる。

3．認知症対応型通所介護（認知症対応型デイサービス）【介護予防認知症対応型通所介護】：認知症を対象とした通所介護で、特別養護老人ホームやデイサービスなどに通い、昼間の数時間を日常生活介護や機能訓練を受けたり、レクリエーションなどをして過ごす。

4．定期巡回・随時対応型訪問介護看護：24 時間 365 日、日中・夜間を通じて訪問介護と訪問看護が一体的または密接に連携して、定期的な巡回だけでなく、必要な時に随時のサービスを行う。

5．夜間対応型訪問介護：夜間の定期的な巡回による訪問介護サービスに加え、随時利用者の通報（連絡）に応じて訪問介護サービスを行う。

6．看護小規模多機能型居宅介護：要介護度が高く、医療ニーズが高い利用者に対し、小規模多機能型居宅介護に加え、訪問看護などの複数の居宅サービスや地域密着型サービスを組み合わせた一体型の在宅支援サービスを行う。

7．地域密着型介護老人福祉施設入所者生活介護（定員 29 名以下の特別養護老人ホーム）：入居者に対し、介護老人福祉施設と同様な施設サービスが提供される。原則として要介護３以上が対象となる（要介護１・２が認められる特例あり）。

8．地域密着型特定施設入居者生活介護（定員29名以下の介護専用型特定施設）：有料老人ホームや軽費老人ホームなどの特定施設において介護サービスを行う。

9．地域密着型通所介護(定員18名以下の小規模なデイサービス)：デイサービスセンターなどにおいて介護サービスを行う。

（會田英紀）

5　地域包括ケアシステム

1　地域包括ケアシステムとは

地域包括ケアシステムとは、高齢者が重度な要介護状態となっても住み慣れた地域で自分らしい暮らしを人生の最後まで続けることができるよう、住まい・医療・介護・予防・生活支援が一体的に提供される支援体制である。人口の高齢化の様相は地域によって異なっている。人口数の変化は少ないが後期高齢者が急増し地域住民のつながりが希薄な大都市部と、後期高齢者の増加は緩やかで人口は減少するが地域住民のつながりが強固な地方町村部とでは、要介護高齢者への対応はおのずと異なる。さらに大都市部や地域市町村部でも、地域ごとに高齢者の生活や支援体制にはそれぞれの特性がある。そのため地域包括ケアシステムは、保険者である市町村や都道府県が、地域の自主性や主体性に基づき、地域の特性に応じて作り上げていくことで構築されている。

地域包括ケアシステム
→１章-1「１超高齢社会での歯科の役割の変遷」図参照

なお、住まい・医療・介護・予防・生活支援が一体的に提供される支援体制は、高齢者の生活場所からおおむね30分以内（中学校区程度の範囲）で必要なサービスが提供されることを目指している。そして生活支援や自立支援を行う老人クラブや自治体、必要な医療を提供する医院や病院、介護が必要になった場合のサービス提供事業所など、地域で暮らす高齢者に必要なサービスの調整役は、地域包括支援センターが担っている。

2　地域包括支援センター

地域包括支援センター

各市町村に設置されている**地域包括支援センター**は、介護保険法で定められており、地域包括ケアを実施する役割をもつ中核機関である。おおむね中学校区に１つは設置され、地域住民の心身の健康保持および生活安定のために必要な援助を行う。運営は市町村もしくは市町村から委託を受けた法人（社会福祉法人・医療法人・公益法人等）であり、保健・福祉・介護の３職種の連携が必要なため、保健師・社会福祉士・主任介護支援専門員（主任ケアマネジャー）の配備が義務づけられている。主な業務は、居宅介護支援・介護予防支援と包括的支援事業（介護予防ケアマネジメント業務、総合相談支援業務、権利擁護業務、包括的・継続的ケアマネジメント業務）である（図 17）。

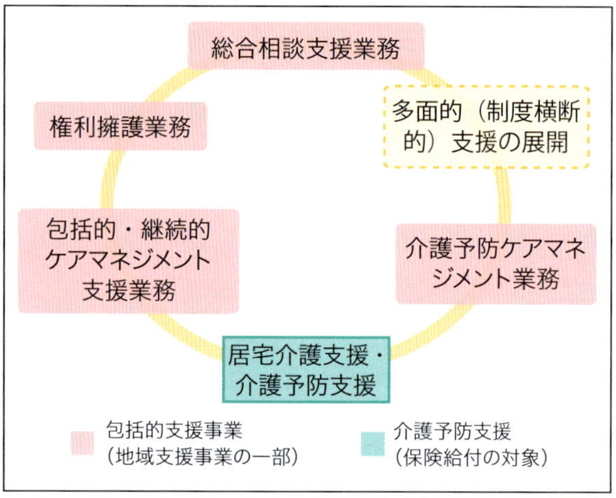

図 17　地域包括支援センターの業務

１）居宅介護支援・介護予防支援

介護保険給付の対象となる事業であり、居宅の要介護者への支援と要支援者に対する介護予防サービス計画の策定（作成）を行う。なお、これらは事業所への委託も可能である。

２）包括的支援事業

①介護予防ケアマネジメント事業：要介護・要支援状態になるおそれがある高齢者に対する介護予防計画（ケアプラン）の策定を行う。

②総合相談支援業務：住民の各種相談を幅広く受け付けて制度横断的な支援を行う。

③権利擁護業務：成年後見制度の活用や高齢者虐待への対応などを行う。

④包括的・継続的ケアマネジメント業務：「地域ケア会議」などを通じた独立支援型ケアマネジメントの支援、ケアマネジャーへの日常的個別指導や相談、支援困難者事例などへの指導や助言などを行う。

（羽村　章、會田英紀）

引用文献　（1 章 4、5）

1）厚生労働省：社会保障とは何か.〈https://www.mhlw.go.jp/stf/newpage_21479.html〉
2）厚生労働省：年金制度の仕組み.〈https://www.mhlw.go.jp/stf/nenkin_shikumi_03.html〉
3）厚生労働省：公的介護保険制度の現状と今後の役割（平成 30 年度厚生労働省老健局総務課）.〈https://www.mhlw.go.jp/file/06-Seisakujouhou-12300000-Roukenkyoku/0000213177.pdf〉
4）厚生労働省：介護保険制度の概要（令和３年５月厚生労働省老健局）.〈https://www.mhlw.go.jp/content/000801559.pdf〉
5）厚生労働省：地域包括支援センターについて.〈https://www.mhlw.go.jp/content/12300000/001236442.pdf〉

参考図書

A）日本老年歯科医学会 編：老年歯科医学用語辞典，第３版，医歯薬出版，2023.
B）医療情報科学研究所 編：公衆衛生がみえる 2024-2025，メディックメディア，2024.

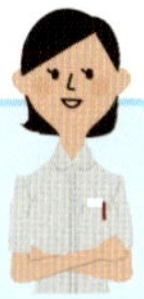

MEMO

ケアマネジャー

ケアマネジャー（介護支援専門員）とは、都道府県知事が認める公的資格をもつ介護保険法で定められた専門職である。①要介護認定、②介護支援計画（ケアプラン）の策定と多職種の調整、③介護支援計画における給付管理、などの業務を行う。介護が必要な方々が安心してサービスを受けられるよう、重要な仕事を任されている。
資格取得には、受験資格を満たしたうえで、都道府県が実施する試験に合格しなければならない。

第1章　やってみよう

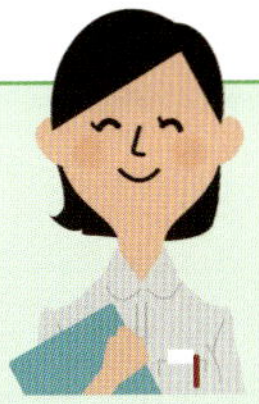

以下の問いに○×で答えてみよう（解答は巻末）

1．健康寿命とは日常的に自立した生活ができる期間のことである。
2．フレイル予防の３つの柱のひとつに「栄養」がある。
3．チーム医療においては多職種連携が必要となる。
4．アドバンス・ケア・プランニングは人生会議ともいわれる。
5．口腔健康管理は口腔機能管理と口腔ケアの２つをいう。
6．65歳以上の高齢者が人口に占める割合を「老年人口割合」という。
7．日本の少子高齢化は緩やかに進んでいる。
8．高齢者の肺炎のうち７割以上が誤嚥性肺炎である。
9．ノーマライゼーションとは、障害者に限定した理念である。
10．「偏見や差別」は「意識上のバリア」に含まれる。
11．高齢者に対して、ユニバーサルデザインは自立した生活を支援する。
12．「リビングウィル」や「アドバンス・ケア・プランニング」は高齢者のQOLを維持・向上させる。
13．社会保障制度とは、国民が健やかで安心できる生活を送れるようにする国の制度である。
14．年金制度や介護保険制度は、高齢者に関連する社会保障制度である。
15．介護保険の運営主体となる保険者は、都道府県である。
16．介護保険において要支援者も施設サービスを利用できる。
17．介護医療院では要介護者の看取り、ターミナルケア等の療養を行う。
18．地域包括支援センターの運営が認められているのは市町村のみである。
19．介護支援専門員はケアプランの作成が主な業務のひとつである。

第2章

加齢の科学

おぼえよう

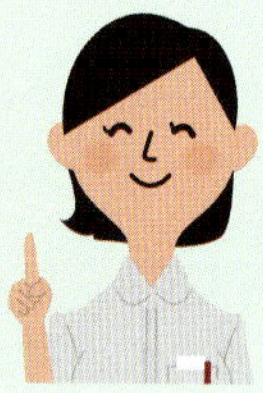

❶ 老化には普遍性、内在性、進行性、有害性の4つの特徴がある。

❷ 知的機能（知能）には結晶性知能と流動性知能があり、老化にともない流動性知能が低下しやすい。

❸ 加齢にともない肺活量（一回換気量＋予備吸気量＋予備呼気量）は減少し、残気量や機能的残気量は増加する。

❹ 加齢によりエナメル質は摩耗するのに対し、象牙質は生涯にわたって形成される。

❺ 加齢による象牙質の形成によって歯髄腔は狭窄するため、根管治療は困難さを増す。

❻ 歯の喪失による歯列の欠損から生じる続発症を3つの段階に分けて一次性障害、二次性障害、三次性障害という。

❼ 無歯顎顎堤の垂直的な経時的変化では、骨吸収にともないオトガイ孔の開口方向は上方になる。

❽ 無歯顎顎堤の水平的な経時的変化では、上顎では内板に比べて外板の吸収が、下顎では外板に比べて内板の吸収が著明である。

❾ 唾液分泌量が減少する原因は、薬剤の副作用や自己免疫疾患など多岐にわたる。

❿ 口腔乾燥症の対症療法には、口腔保湿剤の使用や唾液腺マッサージなどがある。

⓫ 咀嚼機能検査には、主観的評価法と客観的評価法があり、客観的評価法は直接検査法と間接検査法とに大別される。

⓬ 口腔機能低下症は、加齢などの要因により口腔機能が複合的に低下している疾患である。

⓭ オーラルフレイルは、口腔機能が低下した状態を示すものであり、健常と障害との間にある状態である。

⓮ 口腔機能検査に使用する検査器材の名称と、各検査項目の実施方法と手順を理解する。

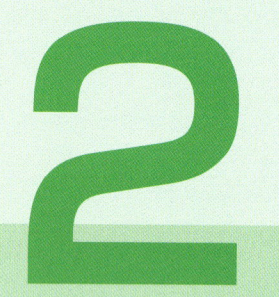

1　加齢と老化[1-4]

人間は生まれた時点から加齢変化が始まり、成長発育しながら成熟し、ある時点から（個人差はあるが）、心身機能は低下する。加齢とは「生後から時間経過にともない個体に起こる、生理的な範囲の形態的あるいは機能的な変化」である。老化とは「個体の成熟期以後に加齢とともに生体機能が低下し、恒常性維持が不可能となり、ついには死に至る過程」であり、この過程で生じる現象を**老化現象**という（図１）。

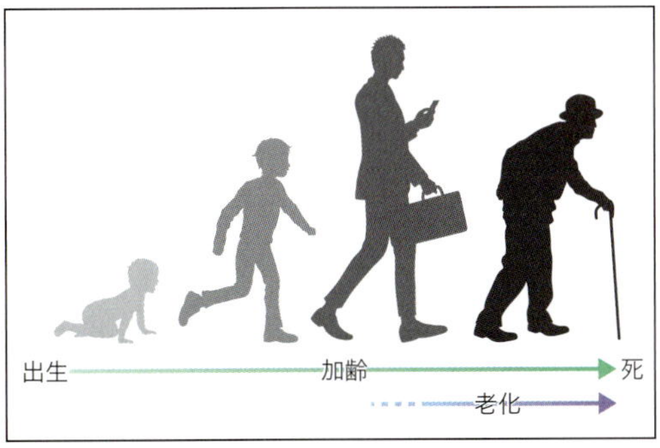

図１　人の老化イメージ

老化現象

① 老化の特徴

老化の特徴には４つの原則がある。

①普遍性（誰にでも例外なく起こる）

②内在性（原因は主として個体に内在する：あらかじめ遺伝的にプログラムされている）

③進行性（現象は進行性で後戻りしない）

④有害性（機能低下により個体の生存に有害である）

また、生理的老化と病的老化に分けられる。

- 生理的老化：加齢にともなう生理的な機能低下のこと。不可逆的に生じ、進行は緩やかである。
- 病的老化：生理的老化の過程を著しく加速し、病的状態を引き起こし進行すると自立した生活（ADL）が困難になる。

② 老化の原因

老化にはこれまでに多くの学説があることが知られている。

①フリーラジカル説（酸化ストレス説）：スーパーオキサイドなどのフリーラジカル（遊離電子をもつ分子）が生体の構成成分に傷害を与える。

②プログラム説：老化関連遺伝子により制御されている（テロメア、アポトーシスなど）。さまざまな**老化関連遺伝子**がわかっており、臨床的に老化徴候の一部を早期に発現する疾患を遺伝性早老症という。ウェルナー症候群、ハッチンソン・ギルフォード症候群（プロジェリア）などが知られている。

老化関連遺伝子

③突然変異説：突然変異の蓄積によるというもので、変異を誘発する放射線が老化を促進するという考えに端を発している。

④エラー破綻説：セントラルドグマ（DNA － RNA －タンパク質の合成過程）の変調の集積によりもたらされる。

⑤タンパク質架橋説・異常タンパク質蓄積説（クロスリンキング説）：クロスリンキングした物質の組織への沈着が原因である。異常タンパク質蓄積の顕著な例は生理的老化ではないが、アルツハイマー（Alzheimer）病でみられる神経原線維変化（リン酸化タウタンパク）やアミロイドβ（老人斑）がある。

クロスリンキング

異なる複数の高分子と結合して新しい高分子をつくることをいい、このような物質は分解されにくく、細胞傷害を生じる可能性がある。

⑥細胞分化異常化説：遺伝子発現の調節機構の厳密さが低下して、本来作られないタンパク質を作るようになる。

⑦ミトコンドリア異常化説：フリーラジカル説と組み合わせた老化の説。フリーラジカルあるいは活性酸素を発生するミトコンドリアが酸化ストレスにより傷害を受ける。

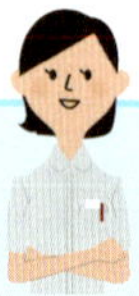

MEMO

寿命にかかわる遺伝子[1,3]

これまでの研究により知られている主な寿命遺伝子は以下のとおりである。
①成長ホルモン関連遺伝子、②インスリン／ IGF- Ⅰシグナル伝達系遺伝子、③ミトコンドリア電子伝達系関連遺伝子、④抗酸化酵素遺伝子、⑤染色体の安定化遺伝子（サーチュイン遺伝子）、⑥カロリー制限関連遺伝子、⑦細胞死関連遺伝子、⑧恒常性維持遺伝子
加齢や老化の仕組みは遺伝だけで片付けられるものではなく、遺伝因子と環境因子と偶然の因子の３つが複雑に絡みあっている。

３ 細胞の老化と個体の老化

老化には細胞の老化と個体の老化がある。

①細胞老化：基本単位を細胞とする老化（分裂能の低下）の考え方。特に「ヘイフリック限界」はテロメア長の短縮が要因であったことが知られている。

②個体老化：加齢にともなう個々の臓器障害とその統合性低下のことで、特徴として個体差がきわめて大きい。老年症候群（例：シミ、しわ、疲れやすい、眠れない等）としても表現され、その過程により生理的老化と病的老化に分けられる。

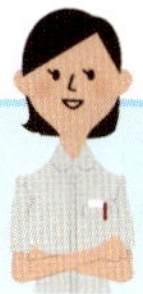

MEMO

テロメアの長さと細胞寿命 [5,6]

テロメアとは染色体末端の塩基配列（TTAGGG）の繰り返し構造で、染色体の安定性に重要なものである。年齢や細胞の種類、生物種によりその長さは異なり、細胞分裂にともない短くなるため細胞寿命を規定しているとされ、「生命の回数券」ともいわれる（図2）。

がん細胞は生体内で無秩序に増殖するが、これにもテロメアが関与しているため老化は癌化の阻止機構のひとつとしても考えられている。またさまざまな癌でテロメア長が短い人ほど罹患しやすく、糖尿病などの生活習慣病もテロメア長の短縮と関与しており、細胞老化のみならず個体老化や加齢性疾患マーカーになること、さらにストレスとの関係性も認められている。

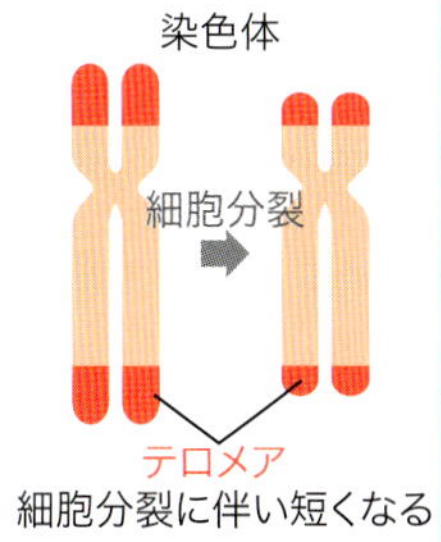

図2　染色体とテロメア

4 老年症候群

老年症候群
→4章-1「2 生活機能を知るうえでの視点」参照

高齢者に多くみられ、原因はさまざまであるが治療と同時に介護・ケアが重要な一連の症状、所見を指す。大きく3つに分類される（表1）。

①主に急性疾患に付随する症候（若年者と同程度の頻度で生じる）

②主に慢性疾患に付随する症候（65歳以上から徐々に増加）

③75歳以上の後期高齢者に急増する症候（廃用症候群関連）

表1　老年症候群の分類（文献7より作成）

分類	代表的な症状
①若年者と同程度の頻度（急性疾患）	めまい、息切れ、頭痛、腹痛、意識障害、不眠、転倒、骨折、下痢、肥満、睡眠時呼吸障害、喀血　など
②前期高齢者で増加（慢性疾患）	認知症（認知障害）、脱水、視力低下、関節痛、腰痛、喀痰、食欲不振、言語障害、悪心、嘔吐、便秘、体重減少　など
③後期高齢者で増加（廃用症候群関連）	ADLの低下、骨粗鬆症、椎体骨折、嚥下困難、尿失禁、頻尿、せん妄、うつ、意欲低下、褥瘡、難聴、貧血、低栄養、不整脈　など

2 各組織、各器官の老化 [8-10]

細胞老化と個体老化、生理的老化と病的老化、原因別老化（遺伝子、環境、偶然）は前述のとおりである。

1 組織レベルの老化

組織とは特定の構造と機能をもつ細胞集団であり、数種類の組織が組み合わさると器官となる。老化により細胞、組織、臓器が萎縮することを**老人性萎縮**という。組織の萎縮による変化のひとつとして、顔貌の変化は**老人性顔貌**とよばれる（図３）。

老人性萎縮
老人性顔貌

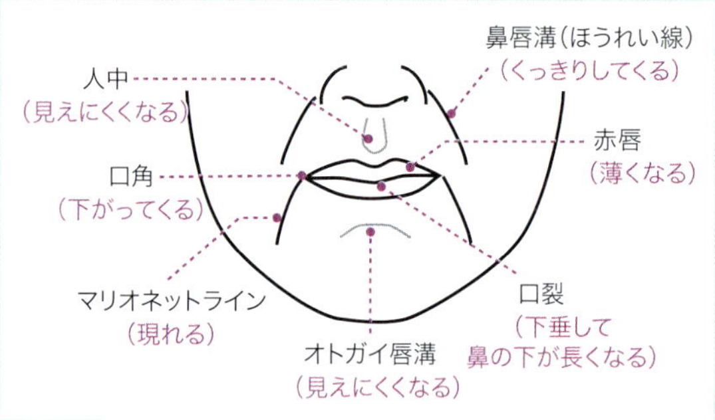

図３　老人性顔貌

１）皮膚・粘膜

皮膚や粘膜は菲薄化し、弾性線維は減少する。

２）筋組織

骨格筋（横紋筋）は筋肉量、筋力ともに加齢による減少や低下を生じる（サルコペニア）。

2 器官レベルの老化

１）神経系

神経細胞数は減少する。脳の**神経細胞**は減少するが、グリア細胞（神経膠細胞）は増加する。脳内の神経細胞間の情報伝達を担う物質のなかで**ノルアドレナリン**、**ドパミン**（ドーパミン）、**セロトニン**、**アセチルコリン**はその受容体とともに減少する（表２）。

神経細胞
ノルアドレナリン
ドパミン
セロトニン
アセチルコリン

表２　神経伝達物質とその働き

神経伝達物質	伝達情報
ノルアドレナリン	記憶、学習、覚醒、レム睡眠など
ドパミン	運動、情動の調節など
セロトニン	摂食、飲水、体温調節、性行動、睡眠と覚醒のリズム、情動、学習など
アセチルコリン	記憶、学習、覚醒など

神経栄養因子である神経成長因子（NGF：nerve growth factor）は減少する。ノンレム睡眠（深い睡眠）時間の短縮により夜間に目覚める回数が増加する。

2）骨・関節系

骨量は減少しやすく、女性ではエストロゲン分泌減少により男性に比較して骨粗鬆症になりやすい。そのため原料となるコレステロールが高値となる。

関節軟骨は減少し、変形性関節症を生じやすくなる。

3）内分泌系

加齢にともない**成長ホルモン**が減少するため骨格筋量減少、内臓脂肪蓄積につながる。男性ホルモン（**テストステロン**）や女性ホルモン（**エストロゲン**）が減少する。**インスリン**分泌は加齢にともない減少する（**耐糖能**の低下により食後の血糖値が上昇しやすくなる）。

成長ホルモン
テストステロン
エストロゲン
インスリン

耐糖能
血糖値を一定に保つ機能のこと。

4）感覚器系

視覚では視力、順応は低下し、視野は狭くなる。順応では暗順応（明るい所から暗い所への順応）が低下しやすい。

聴力は低下するが、特に高音域が聞き取りにくくなる。難聴には伝音性難聴と感音性難聴（**老人性難聴**）がある。

老人性難聴

嗅覚や味覚は低下しやすい。味覚では苦味や塩味が低下しやすい。

5）心血管系

動脈硬化性変化により血圧の上昇（収縮期血圧の上昇と拡張期血圧の低下）が生じる。脈圧は上昇する（収縮期血圧と拡張期血圧の差）。

6）消化器系

粘膜や平滑筋の萎縮により消化管の運動機能は低下する。下部食道括約筋の弛緩により**胃食道逆流症**が生じやすい。小腸の粘膜萎縮により消化吸収機能が低下する。大腸での蠕動（ぜんどう）運動低下、反射の低下により便秘が起きやすい。肝臓の細胞数減少や血流低下により肝機能は低下する。

胃食道逆流症

7）泌尿器系

機能低下により排尿困難、尿失禁、頻尿などが起こりやすくなる。

8）肺・呼吸器系

肺・胸郭コンプライアンス（単に肺コンプライアンスともいう）は加齢にともない低下する。

コンプライアンス
肺の膨らみやすさを指し、肺コンプライアンスと胸郭コンプライアンスがある。

3　身体機能の老化[2,3)]

フレイルとは加齢にともない生理的予備能力が減少し、脆弱性が亢進した状態で、要介護と健康の中間と位置付けされ、「多面性」「可逆性」の特徴をもつ。**サルコペニア**とは、筋肉（骨格筋）の減少と筋力低下を兼ね備えた状態で、一次性と二次性に区別される。

フレイル・サルコペニア

→４章「2. 生活機能を低下させる全身状態と疾患」参照。

1 循環機能

血圧は加齢にともない上昇する。血管の弾力性低下で、末梢血管抵抗の増大により**収縮期血圧（最高血圧）**の上昇、**拡張期血圧（最低血圧）**の低下が生じるため脈圧（収縮期血圧－拡張期血圧）は上昇する。心拍数は減少するが、一回拍出量は増加する。また血圧を正常に保つ圧受容器反射が低下し、起立性低血圧や食後低血圧を生じることが多い。

収縮期血圧（最高血圧）
拡張期血圧（最低血圧）

2 神経機能

認知機能（記憶力など）は低下しやすい。神経反射の低下、感覚の鈍麻（閾値の上昇）などを生じる。**自律神経系機能**（体温調節、消化機能、尿意・便意調節機能など）が低下する。

認知機能
自律神経系機能

3 呼吸機能

一回換気量
機能的残気量

一回換気量（通常の呼吸に使われる量：約500mL）に加齢変化はほとんどない。肺胞や気道の弾性低下と胸郭骨格の硬化を生じ､予備吸気量と予備呼気量減少のため肺活量が減少する（軽い運動でも息切れをしやすくなる）。これにともない残気量および**機能的残気量**（予備呼気量と残気量の和）は増加し、1秒量は低下する（図4）。

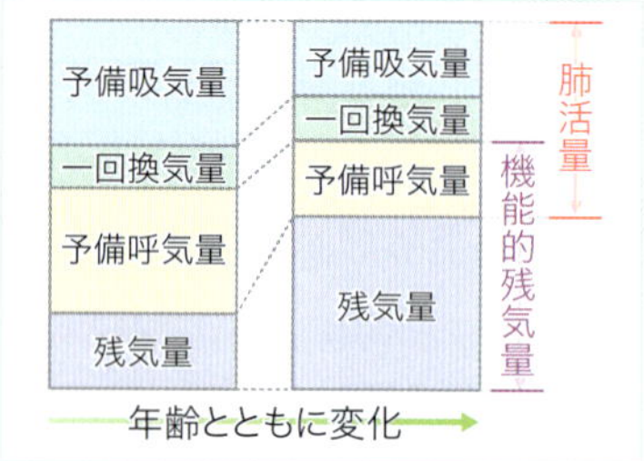

図4　肺気量分画の加齢変化
（文献11より改変引用）

4 排泄機能

排尿困難、尿失禁（尿もれ）、頻尿が起こりやすくなる。特に女性では閉経の影響で尿失禁が生じやすく、男性では前立腺肥大による尿道圧迫で排尿困難（尿路閉塞）が生じやすい。

5 消化機能

消化管の運動機能は低下し、消化管吸収機能や胃液分泌機能・量も低下する。

6 運動機能

運動機能にかかわるものとして神経系、骨格筋（筋量、筋力）、関節可動域などがある。

運動機能の低下は、歩行能力の低下や転倒の増加で、生活の質（QOL：quality of life）や生命予後に影響を与える。運動器の障害のために立つ、歩くなど運動機能の低下した状態を**ロコモティブシンドローム**（ロコモ、または運動器症候群）といい、その影響因子として腰痛、変形性膝関節症、変形性脊椎症、腰部脊柱管狭窄症などがある。

ロコモティブシンドローム

7 内分泌機能

性ホルモンは減少する。血中カルシウム濃度の調節をする副甲状腺ホルモン（骨から血中に Ca^{2+} を放出して骨吸収を促進）は増加し、カルシトニン（骨吸収を抑制する作用）は減少するため骨カルシウム量減少を生じる。またエストロゲンは骨吸収抑制作用を有するため、**骨粗鬆症**が発症しやすい傾向にある。

骨粗鬆症

8 免疫機能

免疫とは異物を非自己（抗原）として認識し、排除する生体防御システムで、**自然免疫**と**獲得免疫**がある。自然免疫は生来生体に備わった迅速に行われる防御機構（マクロファージや顆粒球によるもの）で、獲得免疫は過去に経験した感染で獲得した抗原に特異的な防御機構（リンパ球によるもの）であり、これには細胞性免疫と液性免疫がある（図5）。

自然免疫
獲得免疫

自然免疫系の加齢変化は大きくないが、獲得免疫系は著明に減少する。すなわち獲得免疫系のなかで、胸腺由来のT細胞を介する細胞性免疫は著しく低下し、B細胞を介した液性免疫は軽度の低下を示す。このため高齢者では感染防御能が低下しており、**日和見感染**を生じることも少なくない。

日和見感染

9 代謝機能（薬物動態）

肝臓での代謝、腎臓での排泄機能は低下するため薬物の半減期が延長しやすい。また薬物相互作用のため、併用薬により血中濃度に変化が生じる。

高齢者が**脱水**になりやすい理由を表3に示す。

脱水

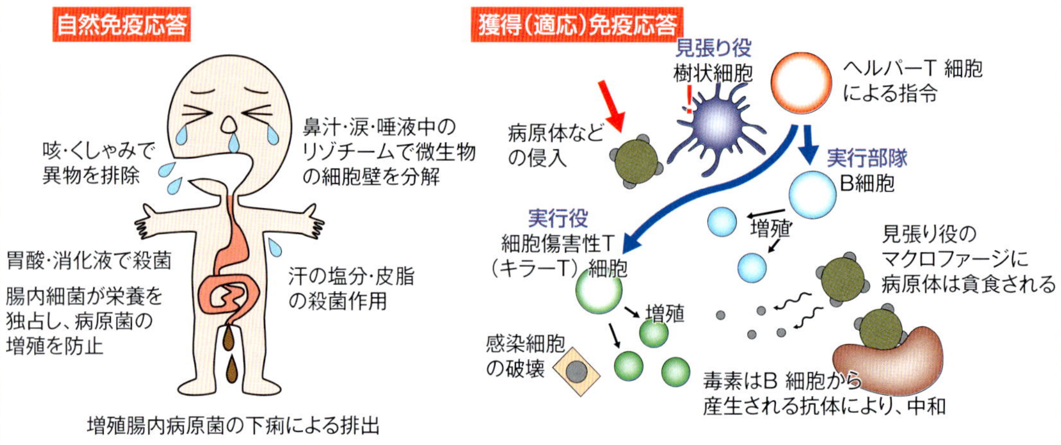

病原体か否かを大まかに見分けて攻撃（特異性が低い）	特徴	病原体の構造を細かく見分けて攻撃（特異性が高い）
数時間	反応の早さ	数日間
しない	異物の記憶	する

図５　免疫反応の違い
（文献 12 より改変引用）

表３　高齢者が脱水になりやすい理由

①体液量の減少	特に細胞内水分量の減少（細胞外水分量はほとんど変化なし）
②腎機能の低下	ナトリウム保持能の低下、尿濃縮能の低下により水分喪失が増える
③体内の水分貯蔵場所の減少	筋肉の減少（脂肪量は増加）で備蓄水分量が減る
④代謝水の産生低下	基礎代謝量が減少し、代謝水が減る（若年者は 300mL）
⑤水分摂取量の減少	渇（飲水）中枢の反応性の低下で喉の渇きの感覚機能が低下している。発熱・下痢・嘔吐・熱中症など、水分喪失の機会が多く、頻尿や失禁、誤嚥をおそれて水分摂取を控える傾向がある
⑥薬剤の影響	降圧利尿薬の服用や食欲低下を起こす薬剤の投与による

代謝水
栄養素が体内で燃焼されるときにできる水分

4　精神・心理的変化

1　心理機能が変化する要因

1）高次脳機能の変化

（1）記憶

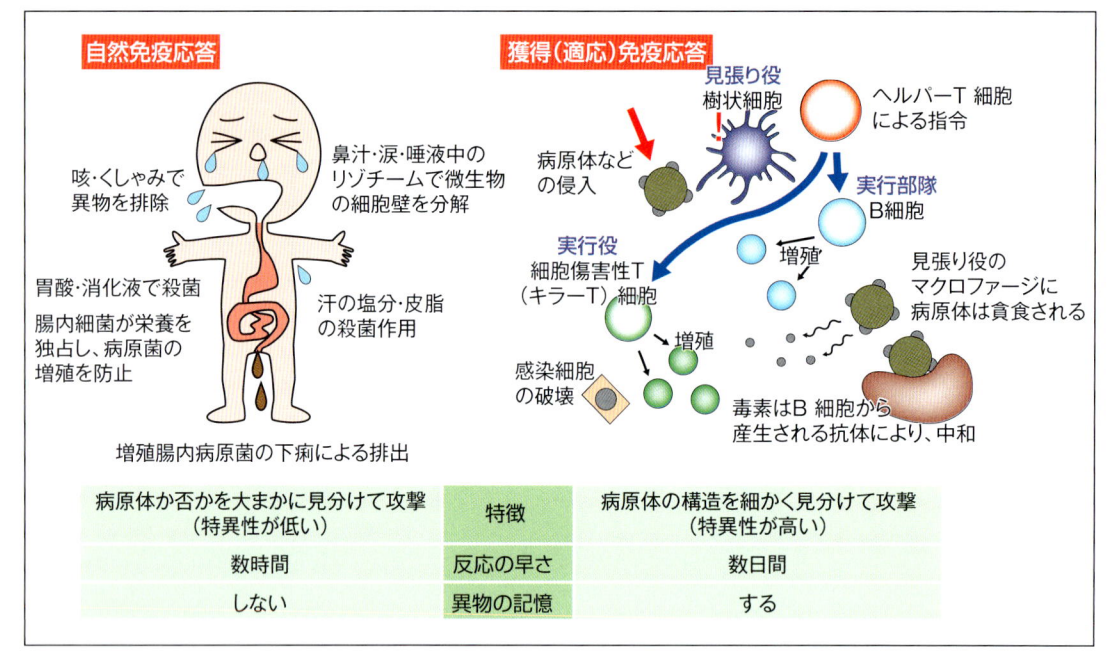

人間が記憶する際には「記銘（脳にインプットする）」「保持（脳を貯蔵庫として保管する）」「想起（脳から取り出し思い出す）」の３段階に分けられ

ている。また記憶の種類には「感覚記憶（耳や目などの感覚器官独自の記憶）」「短期記憶（ワーキングメモリーとして短時間保持する記憶）」「長期記憶（保持期間が長期にわたる記憶）」の3つがある。記憶のさまざまな種類や段階は老化の影響を受けるため、記憶力は低下しやすい[3)]。

（2）知的機能（知能）

流動性知能と**結晶性知能**に分けられる。流動性知能とは、新しいものに対する記憶・学習、技術や情報の習得や処理能力であり、結晶性知能とは、これまでの経験による知識、技術、趣味、習慣で得た能力である。結晶性知能は比較的加齢の影響を受けにくく、流動性知能は加齢により低下しやすい。

流動性知能
結晶性知能

2）高次脳機能障害[13-15)]

高次脳機能とは、知覚・記憶・学習・思考・判断などの認知過程や行為と感情（情動）を含めた精神･心理機能の総称である。高次脳機能障害とは、疾患（脳卒中など）や事故（脳外傷）により脳が損傷を受け、記憶・注意・思考・言語などの知的な機能に障害を生じ日常生活に支障がある状態である。これには**失語、失行、失認、半側空間無視、注意障害、記憶障害、遂行機能障害、社会的行動障害**が含まれる。

高次脳機能

失語・失行・失認
半側空間無視
注意障害
記憶障害
遂行機能障害
社会的行動障害

3）高齢期のうつ

高齢者の**抑うつ症状**の要因には身体的要因と社会的要因などによって生じやすいとされている。身体的要因には脳血管疾患､パーキンソン（Parkinson）病､悪性腫瘍（がん）、腰痛などがあり、社会的要因としては退職、子供の独立による役割の喪失、家族（特に配偶者）や友人との死別などが挙げられ、何らかの喪失体験が関与していることが多い[2)]。

抑うつ気分は意欲を低下させ、ADLや認知機能を悪化させ、フレイルが進行する。日本の高齢者の約10%に老年期うつ病があると考えられている。

診断にはDSM-IV-TR大うつ病の診断基準（米国精神医学会）が用いられる[3)]。高齢期うつ病は、認知症の発症につながることが知られ、予防のひとつとして運動による効果が期待されている[10)]。

抑うつ症状

気分が落ち込んだり憂うつになる、気力の低下、興味や喜びの喪失、睡眠障害、食欲低下などの症状がある期間以上続くと「抑うつ状態」と判断される。これに加えて日常生活に支障があり、かつ、うつ病の診断基準を満たしたときに「うつ病」の診断となる。

4）認知症[3)]

認知症とは、「後天的な脳障害により、一度獲得した知的機能が自立した日常生活が困難になるほどに持続的に衰退した状態」を指す。超高齢社会となった現在の日本の要介護原因第1位である。症状は**中核症状**と、周辺症状といわれる**行動・心理症状（BPSD）**に大別される。

また、健常と認知症の境界領域である「**軽度認知障害（MCI）**」は認知症になる危険性が高い。

認知症

→4章-2「3 認知症」参照

中核症状
行動・心理症状（BPSD）
軽度認知障害（MCI）

Column

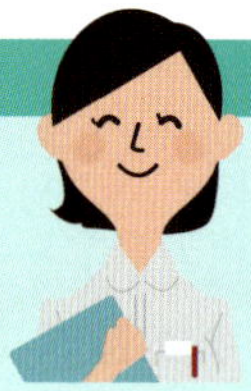

認知症になった筆者が記した書籍

認知機能評価スケール HDS-R（改訂長谷川式簡易知能評価スケール）を開発した長谷川和夫先生（元聖マリアンナ医科大学理事長）（1929 ～ 2021 年）が晩年に認知症の診断を受け、公表したことは知られている。その長谷川先生ご自身が認知症になったうえで初めてわかったことをわかりやすく、ユーモアも交えて 2019 年に発刊されたのが「ボクはやっと認知症のことがわかった」（株式会社 KADOKAWA）である[16)]。

本著で認知症とは「暮らしの障害」として誰もが生じる可能性があり、「人」であるのには変わりがないので、何もわからないと決めつけて置き去りにするべきでないし、誰もが向き合って生きていくものとされている。認知症について読者に正しい知識をもってもらうことを望んで出版され、HDS-R 開発の経緯や米国留学中の出来事や学んだことといった学問的な内容にとどまらず、奥様やご家族や作成した絵本の紹介などについても書かれている。自身の体験に基づいた地域ケアや周囲の支援の重要性、認知症のご本人とご家族とのかかわり方や診療の在り方についても述べられており、噛み砕かれた内容で認知症への理解や知識を補うことができる。

（田村暢章）

文献

1）大内尉義，他 編：老化とは何か．新老年学，第 3 版．東京大学出版会，2010.
2）大内尉義 編：標準理学療法学・作業療法学　専門基礎分野；老年学，第 5 版．医学書院，2024.
3）日本老年医学会 編：老年医学系統講義テキスト，西村書店，2013.
4）日本老年医学会 編：老年医学テキスト改訂第 3 版，メジカルビュー社，2019.
5）Ma H, Zhou Z, Wei S, et al: Shortened telomere length is associated with increased risk of cancer: a meta-analysis. PLoS One 6: e20466. 2011.
6）近藤祥司：細胞老化の過去 , 現在 , 未来，基礎老化研究 44（3）：13-18，2020.
7）鳥羽研二：介護保険と高齢者医療　施設介護の問題点．日老医誌 34：981-986，1997.
8）越智淳三 訳：解剖学総論．解剖学アトラス，第 3 版，文光堂，1990.
9）岩田幸一，井上富雄，舩橋 誠，加藤隆史 編：呼吸とは．基礎歯科生理学，第 7 版．103-110，医歯薬出版，2021.
10）荒井秀典，山田 実 編，高齢者とは．最新リハビリテーション基礎講座 老年学，医歯薬出版，2023.
11）齊藤正和，作山晃裕，森沢知之，高橋哲也：加齢に伴う呼吸・循環・腎臓機能の変化．理学療法学 48（5）：542-547，2021.
12）山本一彦 監，萩原清文 著：好きになる免疫学，第 2 版．10-11，講談社．2019.
13）浜松市リハビリテーション病院高次脳機能センター 編：高次脳機能障害の病態・ケア・リハがトータルにわかる，1-66，照林社，2021.
14）千野直一 監：イラストでわかる脳卒中ケア事典，126-127，中央法規出版，2007.
15）日本老年歯科医学会 編：老年歯科医学用語辞典，第 3 版，103，医歯薬出版，2023.
16）長谷川和夫，猪熊律子：ボクはやっと認知症のことがわかった 自らも認知症になった専門医が、日本人に伝えたい遺言．KADOKAWA，2019.

5　老化による口腔内の形態変化

1　歯

歯はエナメル質、象牙質、歯髄、セメント質から構成される。加齢にともない歯は形態的にも構造的にも変化する（図6）。歯数は老化とともに減少するが、歯の喪失には多様な因子がかかわるため個体差が大きい。年齢とともに、人によっての歯数には大きな差が出てくる。

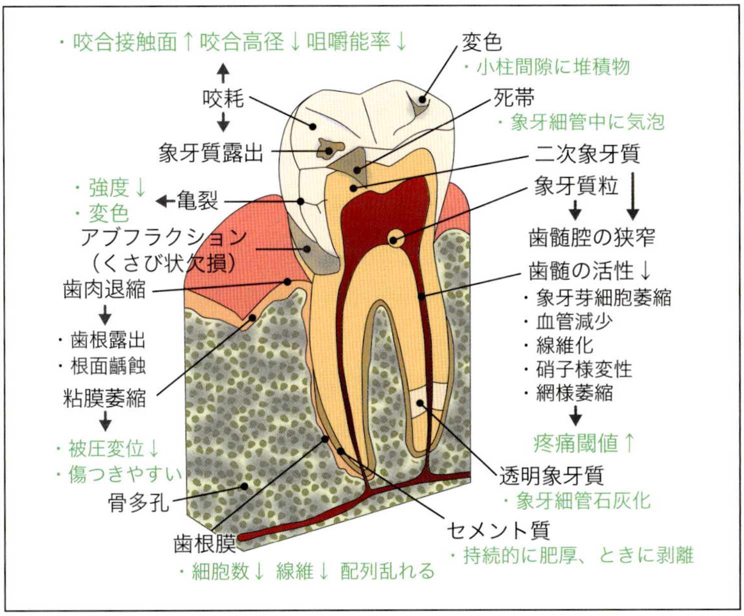

図6　加齢にともなう歯の形態的・構造的な変化

1）エナメル質

エナメル質は不活性な組織で、代謝はない。しかし、加齢によって若干の形態的・組織的な変化が生じる。まずは萌出後に観察される**周波条**と呼ばれる歯冠表面の線状は加齢とともに消失し、エナメル質表面は平滑になる。さらには咬合面や隣接面で**咬耗**や**摩耗**が生じる（図7）。

また、組織的には加齢にともなう透過性の低下により微細構造が次第に消失し、石灰化が進むため、窒素含有量、フッ素含有量が増加する。このためエナメル質は硬くなるが、いっぽうで脆くなり、亀裂を生じやすくなる。亀裂に色素沈着が生じることにより、エナメル質はしだいに暗い色調に変化していき、審美性が低下する（図8）。

周波条
萌出直後によく観察される歯冠表面に水平方向に走行する平行な線で、エナメル質形成の過程で形成される成長線に由来する。

咬耗
歯と歯の接触による歯のすり減り。硬いものを噛んだり、歯ぎしりやくいしばりによって発生する。

摩耗
咬耗とは異なり、咀嚼以外の機械的摩擦によって歯の一部がすり減ること。誤った方法によるブラッシングやクラスプとの過剰な接触などが原因となる。

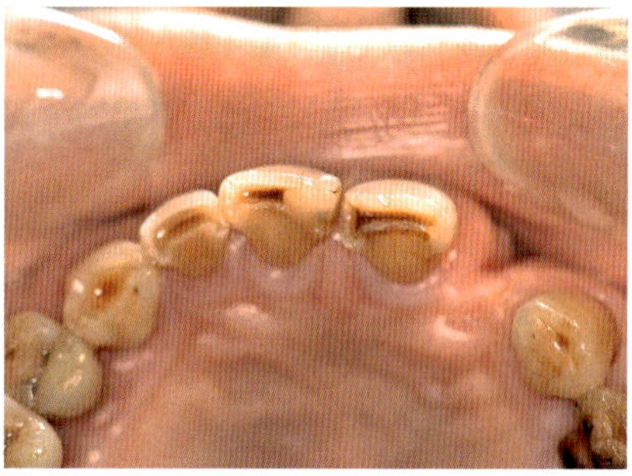

図７　著しい咬耗を呈した下顎歯列

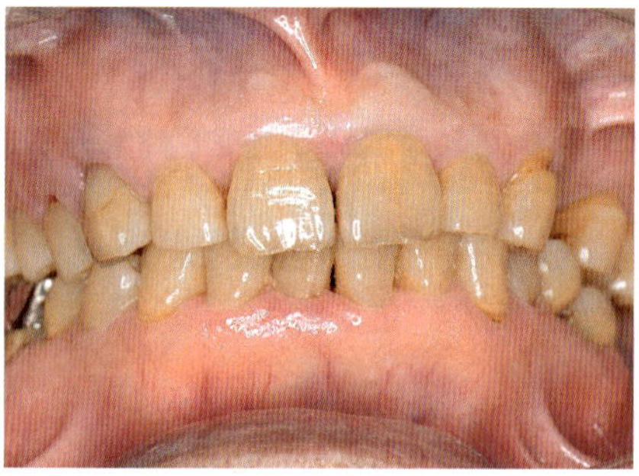

図８　上顎前歯部エナメル質に発生した亀裂

２）象牙質

象牙質は歯の発生後も、緩やかではあるが生涯にわたって形成を継続する。**原生象牙質**の形成を終えた象牙芽細胞は、さらに加齢にともない象牙質基質を内側に徐々に形成する（**第二象牙質**）。う蝕やくさび状欠損などによって歯質の欠損が象牙質にまで及ぶと、その部分の歯髄腔側に生体防御反応として欠損に応じて急速に象牙質が添加される（**第三象牙質**）。

第二象牙質、第三象牙質の添加のため、高齢者では歯髄腔は狭窄し、しばしば根管治療が困難になる。反対に、第三象牙質の添加にともない露髄の危険性は少なくなる。また、**象牙細管**は加齢にともなって石灰化し、閉塞していく。象牙細管は知覚の伝達に関与するため、閉塞によって疼痛を自覚しにくくなる。

３）セメント質

セメント質は、歯根を歯槽骨に結合するコラーゲン線維を付着させ、歯を歯槽骨に固定する機能をもつ。歯根全体を覆う**原生セメント質**の上に、生涯にわたって**第二セメント質**が添加し続ける。セメント質の増殖は個体差が大きいが、75 歳時のセメント質の厚みは 10 歳時の約 3 倍に達するとされている。特に根尖部および根分岐部へのセメント質添加は顕著である。

原生象牙質
歯胚の発生時から萌出後の歯根完成までに形成された象牙質。第一象牙質とも呼ばれる。

第二象牙質
加齢に応じて歯髄側全面に緩やかに形成される象牙質。

第三象牙質
局所的な刺激や欠損を補填するように対応して、急速に歯髄腔側に添加する象牙質。第三象牙質の象牙細管は原生象牙質の象牙細管と連絡がなく、外来刺激を歯髄に伝えにくい。

透明象牙質
象牙細管が石灰化して光の屈折率が変化し、組織切片において根尖知覚の象牙質に透明度を増して観察される。硬化象牙質ともいう。周囲の象牙質との硬さが異なり、歯根破折の原因となるとされている。

原生セメント質
第二セメント質

Column

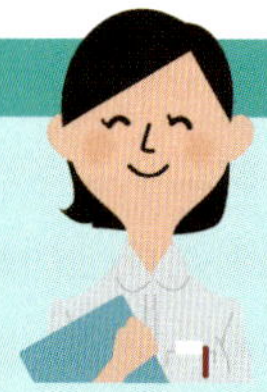

加齢とともに歯が黄色くなるのは？

萌出直後の象牙質は淡いクリーム色だが、加齢とともに濃い黄色に色調が変化する。また象牙質の外層のエナメル質は加齢とともにハイドロキシアパタイトの構造に変化が生じて透過性が高くなり、象牙質の色調が外に現れやすくなる。さらに切端や咬合面の近くのエナメル質は咬耗によって薄くなるため、象牙質の色調を反映しやすくなる。さらにはエナメル質自体にも亀裂が生じ、沈着した色素によって色調が悪くなる。

歯冠のエナメル質と象牙質が咬耗によって減少するのを補うように、セメント質は生涯にわたって添加され続けて肥厚し、結果的に歯の全体的な長さと咬合高径が一定に維持されている。肥厚したセメント質は剝離を生じることがあり（**セメント質剝離**）、その際には急性の歯周組織の炎症につながることもある。

セメント質剝離

動水力学説（hydrodynamic theory）
う蝕や知覚過敏の疼痛は、外部に解放した象牙細管に刺激が伝わり、象牙細管内の組織液の対流によって、象牙細管の歯髄側にある象牙芽細胞の神経終末を刺激することで発生するという説。

4）歯髄

歯髄は象牙質に囲まれた歯髄腔を満たし、根尖孔で歯根膜と連絡する血管と神経の豊富な組織である。歯髄の再表層には象牙芽細胞が分布し、その細胞突起を象牙細管内に伸ばし、**象牙質 - 歯髄複合体**として歯の知覚や栄養供給に重要な機能をもっている。

象牙質 - 歯髄複合体

歯髄は加齢により象牙質 - 歯髄複合体付近の硬組織形成として変化を示す。第一には、歯髄に含まれる象牙芽細胞による象牙質形成で、第二象牙質と第三象牙質の形成がある。

第二には**象牙質粒**の形成である。第三の変化は歯髄の病的な退行変化で、歯髄全体の石灰変性で、歯髄に循環障害が生じることがある。そして第四の変化は歯髄細胞の萎縮と細胞数の減少にともなう線維化である。

象牙質粒
おもに歯髄組織内に形成される象牙質様の組織。歯髄結石ともいわれる歯髄の中央部に形成されることもあるが、象牙質に接して形成されることが多い。

その他にも、歯髄神経の変性により、疼痛閾値は上昇するので、削除時の疼痛は減少することや、歯髄の再生力が低下するため、歯髄切断・直接覆髄による治癒は困難となる、といった変化がある。

2 歯周組織

歯周組織は歯肉、セメント質、歯根膜（歯周靱帯）、歯槽骨から構成される。

1）歯肉

歯肉は歯と**歯槽突起**に付着した口腔粘膜の一部で、最外層は**角化**した上皮に覆われている。加齢にともない、粘膜上皮は菲薄化し、角化傾向は減少するとされている。

歯槽突起
歯槽骨のうち、歯根の収まっているくぼみの部分。下顎では歯槽部ともいう。

角化細胞層
歯肉粘膜の再表層で、ケラチンに充満され核の消失した死細胞が集積した部分。ブラッシングなどの機械的刺激で形成が促進される。

歯肉は乾燥重量の30%をコラーゲンが占めるコラーゲンの豊富な組織であるが、加齢にともなってコラーゲンの代謝に関与する線維芽細胞の細胞活性は減少する。このため、加齢にともなって歯肉が退縮し、歯根が露出することになり、**根面う蝕**が頻発するようになる。

2）歯根膜

歯根膜（歯周靱帯）は歯槽と歯根の間の歯根膜腔を満たし、セメント質と歯槽骨を強固に結合する組織である。歯根膜の主体は線維芽細胞と主線維束であるが、セメント芽細胞、骨芽細胞、破骨細胞、上皮細胞などのさまざまな細胞成分も含む。

歯根膜線維はコラーゲンなどからできているが、コラーゲン線維の半減期は約１日と短く、常に活発な産生と分解を繰り返して、歯の支持機能を維持している。

加齢にともない歯根膜腔が狭窄して線維芽細胞が減少し、コラーゲン線維の硝子様変性が起こるため、咬合力の緩衝能力が低下するとされている。

３）歯槽骨

歯槽骨は常に改造を続け、修復能力に優れた組織である。しかし、加齢にともなって骨添加能は減少し、骨吸収能が増加することになり、多孔性になると考えられる。特に閉経後の女性において多孔性が顕著になる。

歯の存在は歯槽骨の維持に必須で、歯を喪失すると歯槽突起は著しく退縮する。このため、無歯顎になると歯槽突起は喪失し、高径の低い顎骨になる。

（内藤　徹）

文献

１）佐々木崇寿 編著：組織学・口腔組織学．わかば出版．2002.

３ 歯列[1-6]

歯を喪失する主な原因は、歯周疾患、う蝕、外傷などである。歯の喪失により、歯列にも大きな変化が生じ、顎口腔系には形態的にも機能的にもさまざまな影響が生じる。歯列の欠損部を義歯、ブリッジ、インプラントなどによって適切に補綴治療することは、これらの影響、変化を防止するためにも非常に重要である。歯の喪失による歯列の欠損から生じる続発症を３つの段階に分けて**一次性障害、二次性障害、三次性障害**という（図９）[1]。

一次性障害
二次性障害
三次性障害

１）歯の喪失による一次性障害

歯の喪失による歯列欠損から生じる一次性障害は、歯を失ってすぐ、あるいはごく短い期間に生じる障害である。

咀嚼障害、発音障害、外観不良、感覚障害がこれに該当する。

２）歯の喪失による二次性障害

歯の喪失が放置されて時間が経過すると、歯列や咬合に好ましくない変化が生じてくる。こうした歯、咬合、歯周組織に起こる病的変化が、歯の喪失による歯列欠損から生じる二次性障害である。

歯を失うと、喪失歯の隣接歯は欠損部に向かって徐々に傾斜、移動する。その結果、隣の歯との間の隣接接触点も失われてしまう。また、喪失した歯の対合歯は咬合接触がなくなるため挺出する。歯の挺出にともない、この歯と両隣在歯との正常な隣接関係も失われる。これによって咬合接触の変化、食片圧入、早期接触や咬頭干渉などが生じる。歯の近心移動にともない、歯列全体としては叢生となっていく。

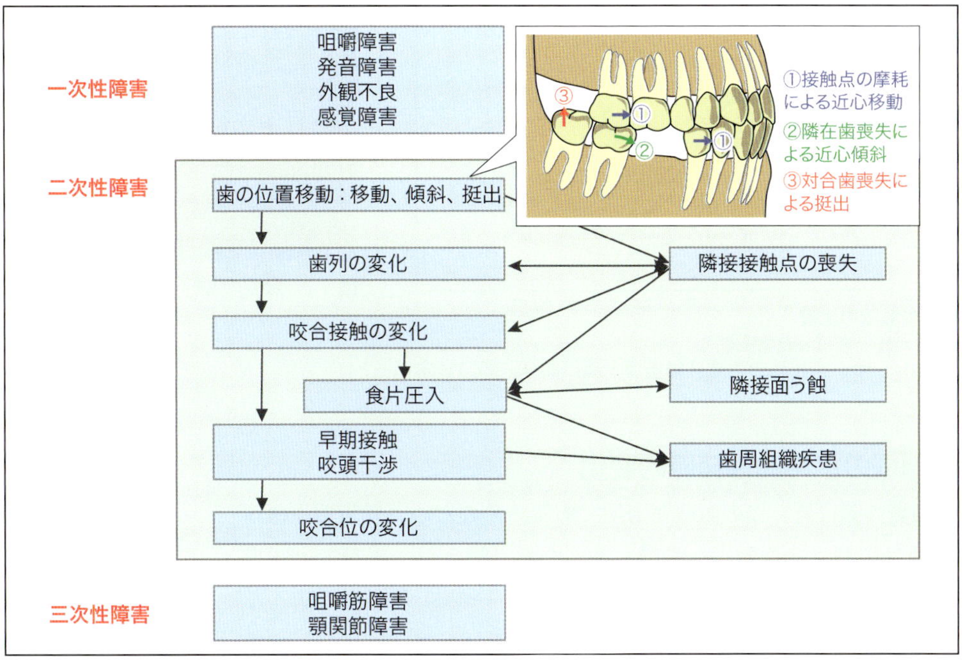

図9　歯の喪失による歯列の欠損から生じる続発症（文献1より改変引用）

3）歯の喪失による三次性障害

早期接触や咬頭干渉、咬合位の変化は顎筋や顎関節の機能に障害をもたらすことがあり、更には全身的にも悪影響を及ぼすことがある。これらが歯の喪失による歯列欠損から生じる三次性障害で、咀嚼筋障害や顎関節障害が該当する。

4　顎骨

顎骨は加齢とともに骨密度、骨量が減少し、骨梁の減少、骨髄腔やハバース菅の拡大、皮質骨の多孔化などが生じる。

顎骨

顎骨の形態は歯の有無に大きく影響を受ける。歯槽骨は歯の喪失にともない吸収し、特に無歯顎者においては、歯槽突起の吸収が顕著となる。また、下顎角の鈍角化が生じ、下顎切痕が深くなる。有床義歯による慢性的な刺激は、**顎堤**粘膜を介して骨吸収を促進するとされている。

顎堤

1）無歯顎顎堤の垂直的な経時的変化

上顎に比べて下顎の吸収が顕著である。骨吸収にともない、**オトガイ孔**が歯槽堤上面に相対的に移動し、オトガイ孔の開口方向は上方になる（図10）。また、オトガイ舌筋やオトガイ舌骨筋の付着部であるオトガイ棘が上縁に位置

オトガイ孔

するようになる。骨吸収が顕著になると、下顎体にまで及び、顎骨の厚みは1/2～1/3になる（図11）。また、口蓋部は最も加齢による経時的変化が少ない。

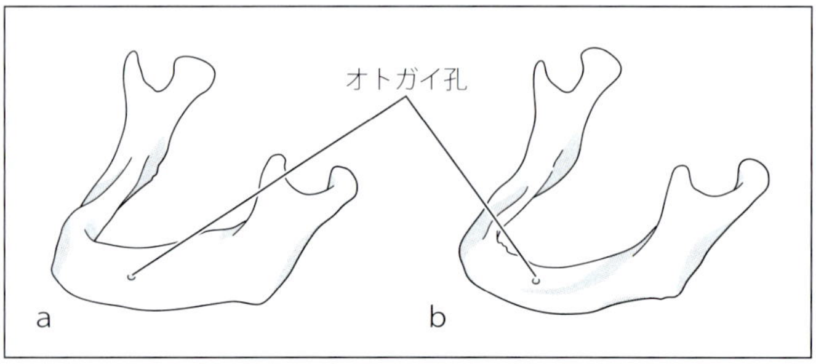

図10　下顎骨の骨吸収の比較
a：軽度の骨吸収　b：進行した骨吸収
骨吸収の進行により、オトガイ孔の位置は歯槽堤上面になり、開口方向は上方になる（b）

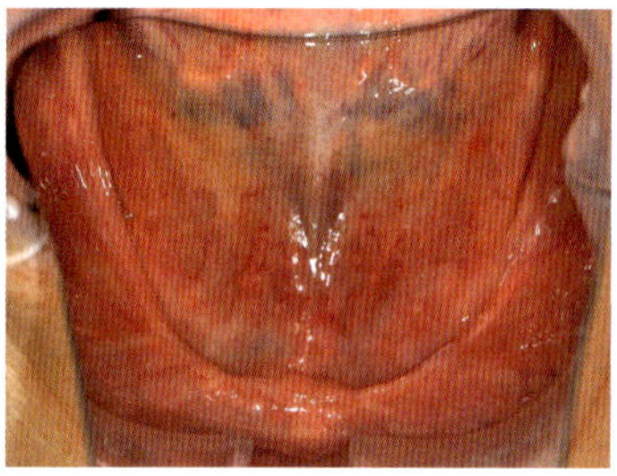

図11　吸収の進行した下顎顎堤の例

2）無歯顎顎堤の水平的な経時的変化

上顎では、顎堤の頬（唇）側の吸収が著明である。そのため、無歯顎歯槽頂を連ねた顎堤弓は内側（口蓋側）へ移動し狭くなる（図12）。下顎では顎堤の舌側の吸収が著明である。そのため、顎堤弓は外側（頬側）へ移動し広くなる（図13）。これらの結果、上下顎顎堤を前頭面から見た対向関係は、**歯槽頂間線**が「ハの字状」を呈することになる（図14）。

歯槽頂間線
中心咬合位で相対する上下顎歯槽頂を上下方向に結んだ直線で、臼歯部顎堤の前頭面内における対向関係を表示する線。

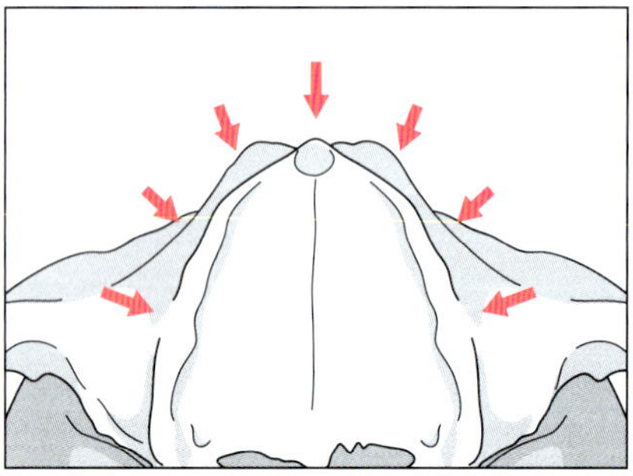

図12　上顎骨の水平的骨吸収にともなう顎堤弓の移動方向。顎堤弓は内側へ移動し狭くなる

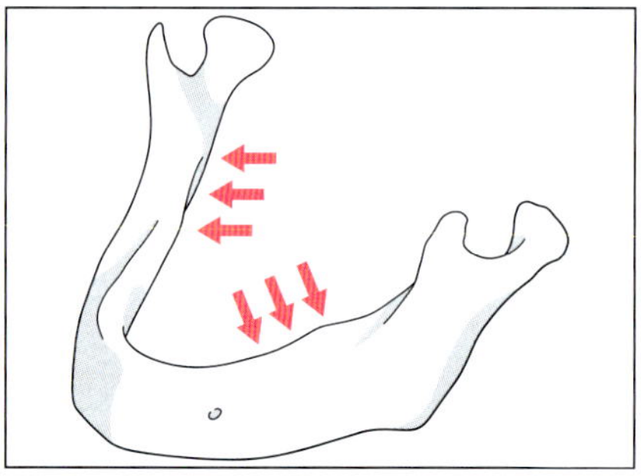

図13　下顎骨の水平的骨吸収にともなう顎堤弓の移動方向。顎堤弓は外側へ移動し広くなる

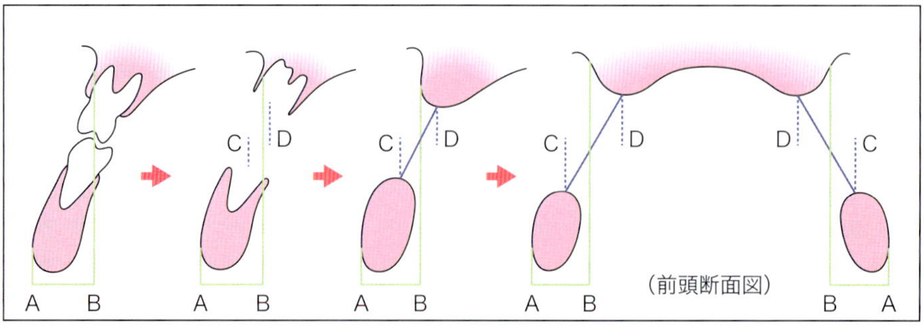

図14　抜歯後の顎堤の水平的な経時的変化（文献5より改変引用）
A-B：上顎骨のある点と下顎骨のある点との同一距離　C：下顎歯槽頂中央部
D：上顎歯槽頂中央部　C-D：歯槽頂間線（側注解説参照）

5 口腔粘膜

口腔粘膜

口腔粘膜の加齢変化には性差があり、女性ホルモンのエストロゲン減少によって粘膜が萎縮しやすい。また、唾液分泌量低下の影響を受けやすく、組織損傷や易感染性につながる。

1）上皮組織の経時的変化

粘膜上皮が平坦化、菲薄化する。上皮突起は短縮および減少する。

唾液分泌の低下により、乾燥しやすい。

2）粘膜固有層・粘膜下組織の経時的変化

菲薄化するとともに、弾性線維の崩壊によって弾性および伸縮性が低下する。

細胞の減少にともないコラーゲン線維が増加し、細胞活動が低下する。

血流量が減少する。

（竜　正大）

文献

1）藍 稔，五十嵐順正，山下秀一郎 編著：スタンダードパーシャルデンチャー補綴学，第４版，学建書院，2024.

2）Atwood DA: The reduction of residual ridge. A major oral disease entity. J. Prosthet Dent 26：266-279. 1971.

3）Boucher CO: Complete denture prosthodontics – the state of the art. J. Prosthet Dent, 34: 372-383, 1975.

4）佐藤裕二，植田耕一郎，菊谷 武 編集主幹，上田貴之，小笠原 正，小見山 道，他 編著：よくわかる高齢者歯科学，第２版，永末書店，2023.

5）市川哲雄，大川周治，大久保力廣，水口俊介，他 編著：無歯顎治療補綴学第４版，医歯薬出版，2022.

6）日本補綴学会 編：歯科補綴学専門用語集，第６版，医歯薬出版，2023.

6　老化による口腔機能の変化

1 唾液腺と唾液分泌

1）唾液分泌量

唾液は、三大唾液腺（耳下腺、顎下腺、舌下腺）と小唾液腺から分泌される。一般的に、唾液分泌量は、薬剤の副作用、精神的ストレス、糖尿病などの全身疾患、シェーグレン症候群（Sjögren's syndrome）などの自己免疫疾患、頭頸部への放射線治療などによって減少する。

疫学的調査では、若年者より高齢者のほうが唾液分泌量が少ないとされている。加齢によって、唾液腺の腺房細胞の数が減少し、脂肪細胞と結合組織が増加する[1)]。しかし、唾液腺には予備能があるため、薬剤を服用していない健康な高齢者の唾液腺機能には障害が認められないという報告もある。加齢そのものの影響より、全身疾患や服用薬剤が増えることなどによる影響のほうが大きいと考えられている。

2）口腔乾燥症

口腔乾燥症

口腔乾燥を訴える割合は、若年者より高齢者のほうが多く、高齢者の13～28%、施設入所者では60%にものぼる[2)]。口腔乾燥感は、唾液分泌量低下にともなって生じることが多いが、唾液分泌量が正常であっても、口呼吸などによって乾燥を感じることもある。

3）口腔乾燥症の検査

まず、口腔乾燥感、口腔の乾燥による会話困難感や嚥下困難感などの自覚症状、既往歴、服用薬剤などについて問診を行う。唾液分泌量は、安静時唾液、刺激時唾液の両方を測定する。前者は15分間の吐唾法、後者は10分間のガムテストや、2分間ガーゼを噛むサクソンテストなどで測定する。測定が困難な場合は、口腔水分（湿潤）計（ムーカス）を使用する。必要に応じて、唾液腺の画像検査、シェーグレン症候群の診断のための血液検査や口唇生検などを行い、口腔乾燥症の原因を診断する。

4）口腔乾燥症の治療

口腔乾燥を生じている原因に応じた治療を行う。薬物療法としては、唾液分泌促進剤や漢方薬などがあるが、前者はシェーグレン症候群や、頭頸部への放射線治療による口腔乾燥症にしか保険が適用されない。また、副交感神経を刺激するため、副作用が出現しやすいので注意が必要である[3)]。

対症療法として、**口腔保湿剤**の使用や唾液腺マッサージの指導も有効である。口腔保湿剤には、ジェルタイプやスプレータイプ、洗口液タイプなどがある（表4）。それぞれの特徴を踏まえ、適切なものを紹介することが大切である。

口腔保湿剤

5）口腔乾燥症の治療時の注意点

口腔乾燥症患者の口唇や口角を引っ張りすぎると出血するおそれがあるため、診療開始前に保湿したり、引っ張りすぎないように注意する。デンタルミラーで頬粘膜を排除する際には、ミラー表面をあらかじめ湿らせたり、防湿のためのロールワッテ除去の際には、3wayシリンジでロールワッテを湿らせてから除去する[4)]。唾液分泌量が低下すると、唾液の抗菌作用、抗脱灰作用も低下するため、口腔衛生管理をしっかりと行うことが大切である。

表4 口腔保湿剤の特徴

口腔保湿剤	スプレータイプ	ジェルタイプ	洗口液タイプ
使用方法	口腔内に数回噴霧し、舌を動かして口腔粘膜全体にまんべんなくいきわたらせる	指にとって舌にのせ、舌を動かして口腔粘膜に塗り広げるか，スポンジブラシで口腔粘膜全体に広げる	適量を口に含んで含嗽する。スプレー容器に移し替えて、噴霧することもできる
特徴	簡便であり、さっぱりとした味のものが多い	粘つきが気になることもある	簡便である
持続時間	短い	長い	短い
商品の一例	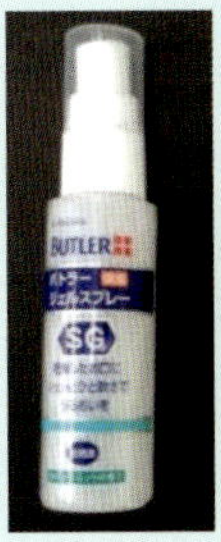 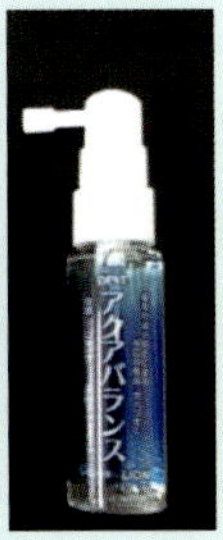	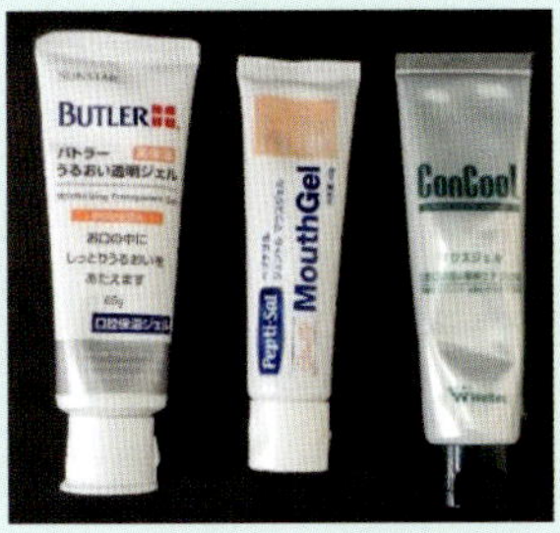	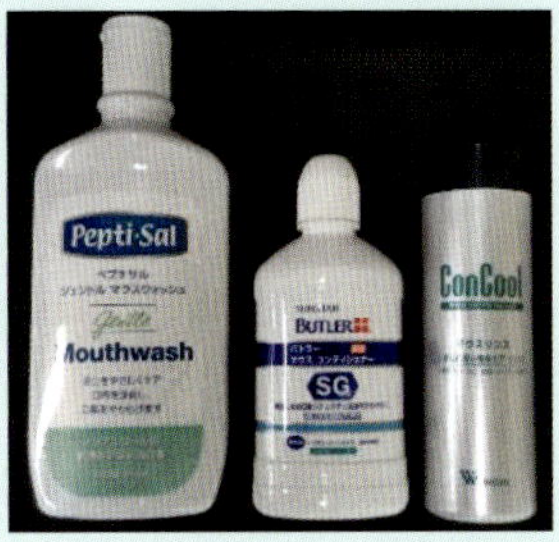

2 口腔感覚

1）体性感覚

体性感覚の鋭敏さは、感覚受容器の感受性、存在する数や密度によって決まる[5)]。顔面および口腔粘膜の表在性感覚には、触・圧覚、温度覚、痛覚があり、加齢にともない閾値が上昇する。また､加齢にともない､痛点の分布が減少する。

2）特殊感覚

（1）味覚

口腔領域の特殊感覚には味覚があり、甘味、塩味、酸味、苦味、うま味の基本の「五味」がある。味を感知する味蕾は、味細胞がタマネギ状に集まった器官である。味蕾は、舌、軟口蓋、咽頭、喉頭に存在する。舌では茸状乳頭、葉状乳頭、有郭乳頭にあり、糸状乳頭には存在しない。

（2）味覚障害

味覚障害

味覚障害は、全く味がしない味覚消失、薄い味を感じない味覚減退、特定の味だけがわからない解離性味覚障害、片側のみ味を感じない片側無味症、口の中に何もないのに味を感じる自発性異常味覚、味を取り違える錯味症、味を濃く感じる味覚過敏症などに分類される。一般的に味覚障害の原因は、亜鉛欠乏、薬剤の副作用、全身疾患、神経障害、唾液分泌量の低下、心因性、嗅覚障害などである[6)]。

加齢変化については、加齢にともない味覚閾値が上昇するという報告と、年齢との相関がないという報告がある。受容器の閾値上昇そのものより、食事からの亜鉛摂取量、薬剤の副作用、全身疾患などが影響している可能性がある。また、味覚受容が正常であっても、それを判断する認知機能が低下しているため、味を正常に感じない可能性も指摘されている。

味覚障害の治療は、その原因に応じて行う。亜鉛欠乏の場合は、亜鉛補充療法や食事指導を行う。全身疾患や嗅覚障害、心因性の場合は、医科と連携して治療することが大切である。

（伊藤加代子）

文献

1）Moerman RV, Bootsma H, Kroese FG, Vissink A. Sjögren's syndrome in older patients: aetiology, diagnosis and management. Drugs Aging. 30(3): 137-153. 2013.
2）Ettinger RL. Review: xerostomia: a symptom which acts like a disease. Age Ageing. 25(5): 409-412. 1996.
3）伊藤加代子，井上 誠：口腔乾燥症の基本的な診査・診断と治療．老年歯科医学 32（3）：305-310，2017.
4）Ito K, Funayama S, Katsura K, Saito M, Kaneko N, Nohno K, et al. Moistened techniques considered for patients' comfort and operators' ease in dental treatment. Int J Oral-Med Sci 2012; 11(2): 85-89.
5）岩田幸一，井上富雄，船橋 誠，加藤隆史 編．基礎歯科生理学：医歯薬出版，2021.
6）池田 稔 編．味覚障害診療の手引き．金原出版，2006.

3 口腔機能

口腔機能は、さまざまな機能が複合的に構成されたものである（表５）。個々の機能が適切に働くことだけでなく、関連する機能が連動してスムーズに働くことも重要である。

老化により各機能は低下するが、低下の程度は一律ではなく、個々の高齢者によっても大きく異なる。そのため、それぞれの機能を評価することが重要である。運動性の口腔機能は、歯の喪失（→２章-5参照）などの形態的変化だけでなく、全身疾患、認知機能の低下、感覚機能の低下等の影響も受ける。

表５　主な口腔機能と分類

運動性口腔機能	分泌性口腔機能	感覚性口腔機能	社会的な口腔機能
咀嚼機能 嚥下機能 構音機能 呼吸機能 など	唾液分泌機能 免疫機能 など	味覚 温度感覚 食品認知 防御機能 など	表情（非言語的コミュニケーション） 愛情表現（キスなど） など

1）咀嚼機能

咀嚼とは、口腔内に取り込まれた食物を咬断、粉砕、臼磨し、唾液と混和することで食塊を形成するプロセスのことである。運動性口腔機能検査のひとつである**咀嚼機能検査**には、**客観的検査法**と**主観的検査法**とがある（図 15）。主観的検査法は、アンケート法などで行われる（図 16）。

咀嚼機能検査
客観的検査法
主観的検査法

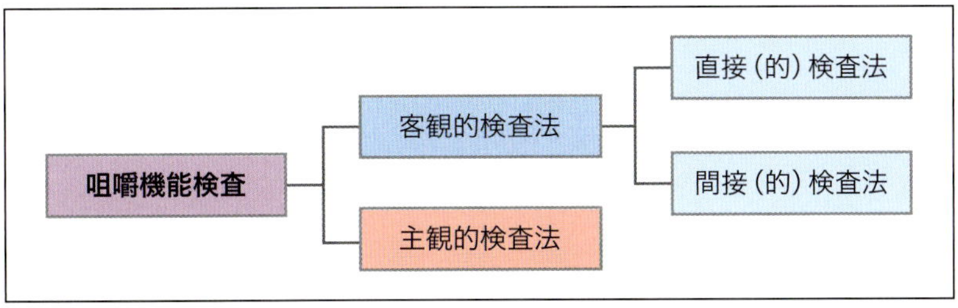

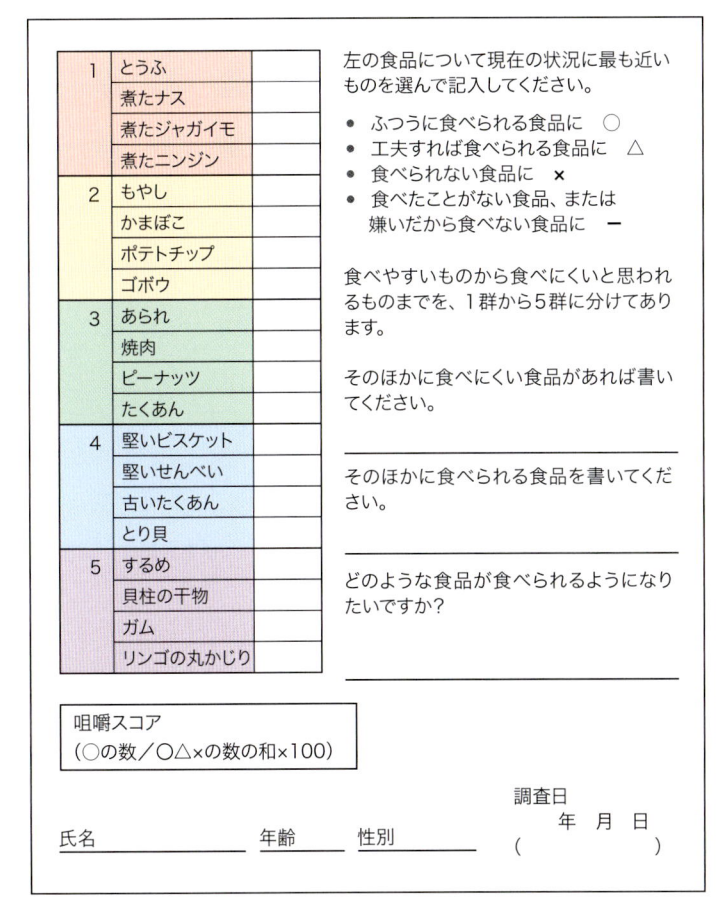

図 15　咀嚼機能の検査法の分類

1	とうふ	
	煮たナス	
	煮たジャガイモ	
	煮たニンジン	
2	もやし	
	かまぼこ	
	ポテトチップ	
	ゴボウ	
3	あられ	
	焼肉	
	ピーナッツ	
	たくあん	
4	堅いビスケット	
	堅いせんべい	
	古いたくあん	
	とり貝	
5	するめ	
	貝柱の干物	
	ガム	
	リンゴの丸かじり	

左の食品について現在の状況に最も近いものを選んで記入してください。

- ふつうに食べられる食品に　○
- 工夫すれば食べられる食品に　△
- 食べられない食品に　×
- 食べたことがない食品、または嫌いだから食べない食品に　－

食べやすいものから食べにくいと思われるものまでを、1群から5群に分けてあります。

そのほかに食べにくい食品があれば書いてください。

そのほかに食べられる食品を書いてください。

どのような食品が食べられるようになりたいですか？

咀嚼スコア
（○の数／○△×の数の和×100）

氏名　　年齢　　性別　　調査日　年　月　日（　）

図 16　佐藤らの咀嚼機能評価表
咀嚼機能の主観的検査法のひとつ（文献1より改変引用）

検査機器等により行われる客観的検査法には、ピーナッツ、ニンジンなどの食物、グミゼリー、チューインガム、試験食品等を実際に咀嚼させ、その粉砕度や混和度などを計測する**直接検査法**がある。また、咬合力などの咀嚼機能を発揮するために必要な関連機能を計測する**間接検査法**がある。

直接検査法
間接検査法

また、後述の口腔機能精密検査のうち、咀嚼能力検査と咀嚼能率スコア法は咀嚼機能の直接検査法でもあり、唾液量、舌口唇運動、舌圧などは咀嚼機能の間接検査法でもある。

（上田貴之）

文献

1）佐藤裕二，石田栄作，皆木省吾，赤川安正，津留宏道：総義歯患者の食品摂取状況．日補綴歯会誌 32：774-779，1988.

2）加齢による摂食嚥下機能の変化

摂食嚥下とは、食物の認知から始まり、口腔への取り込み、咀嚼、嚥下、食道から胃への移送までの一連の過程を指す。摂食嚥下が円滑に行われるためには、歯や顎などの硬組織だけでなく、唾液分泌や感覚、口腔や咽頭の筋･神経系、そして上肢や体幹などの全身、脳による認知機能も関連するため、さまざまな点で加齢変化が生じるが、多くは予備力低下の範囲に収まることが多い。しかし高齢者では、加齢変化以外に廃用や疾病による影響が相互に修飾しあうため、摂食嚥下機能が低下しやすいことに注意が必要である。また、歯の喪失や舌機能の低下、口腔乾燥などは咀嚼・嚥下に大きな影響を与えるため、口腔機能の管理が重要である。

摂食嚥下機能の加齢変化については6章-1も参照されたい。

（古屋純一）

3）発音機能

舌、口唇、軟口蓋など**構音（調音）器官**の運動によって各種の音が作られ、**発音**される。そのため、口腔機能が障害されると、運動性構音障害が生じることがある。また、歯の喪失などにより器質性構音障害が生じることもある。発音障害は、コミュニケーションの障害を引き起こす。発音機能は、各器官の運動機能の評価の他、会話明瞭度検査などで評価される。

構音（調音）器官
発音

4）舌口唇運動機能

舌口唇運動機能

舌と口唇の運動は、発音や捕食、咀嚼、嚥下等を行うのに必要である。舌口唇運動機能は、舌と口唇の筋の巧緻性（こうちせい）や可動範囲などによって評価する。

オーラルディアドコキネシスは、口唇と舌の巧緻性の検査方法である（図17）。単音節をなるべく速く発音させ、その発音速度で評価するものである。

オーラルディアドコキネシス

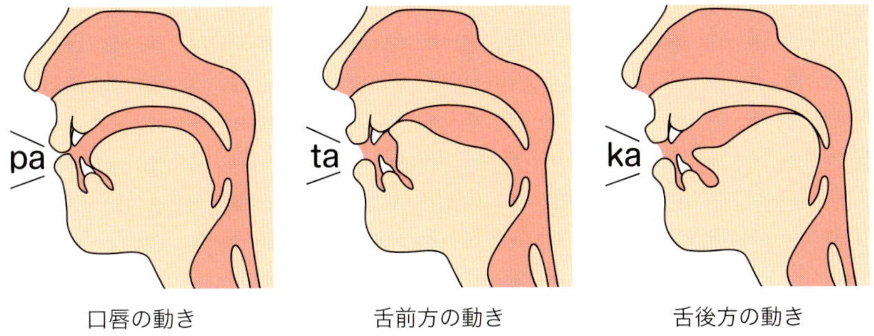

図 17　オーラルディアドコキネシスの模式図
パは口唇の、タは舌前方の、カは舌後方（奥舌）の運動機能（巧緻性）を評価している

4 口腔機能低下症

1）口腔機能低下症の定義

口腔機能低下症（oral hypofunction）は、加齢だけでなく、疾患や障害などさまざまな要因によって、口腔の機能が複合的に低下している疾患（病名）である。放置していると、咀嚼障害、摂食嚥下障害など口腔の機能障害に陥り、または、機能障害が起き、また、低栄養やフレイル、サルコペニアを進展させるなど全身の健康を損なう[1]とされる。口腔機能低下症は、下位項目と呼ばれる７つの症状を含有する[2]。

①**口腔衛生状態不良（口腔不潔）**：高齢者の口腔内で微生物が異常に増加した状態で、誤嚥性肺炎、術後肺炎、術後感染、口腔内感染症などを引き起こす可能性がある状態。

②**口腔乾燥**：口腔内の異常な乾燥状態あるいは乾燥感をともなった自覚症状を示す状態。

③**咬合力低下**：天然歯あるいは義歯装着時の咬合力の低下した状態。

④**舌口唇運動機能低下**：全身疾患や加齢変化によって、脳・神経の機能低下や口腔周囲筋の機能低下が生じた結果、舌や口唇の運動速度や巧緻性が低下した状態で、摂食行動、栄養、生活機能、QOL などに影響を及ぼす可能性がある状態。

⑤**低舌圧**：舌を動かす筋群の機能低下によって、咀嚼、嚥下や発音時に舌と口蓋や食物との間に生じる圧力が低下した状態で、健常な咀嚼や食塊形成に支障が生じで将来的に必要栄養量を摂取できなくなる可能性がある状態。

⑥**咀嚼機能低下**：噛めない食品が増加し、食欲低下や摂取食品の多様性が低下した状態で、結果的に低栄養や代謝量低下を引き起こすことが危惧される状態。

⑦**嚥下機能低下**：加齢による摂食嚥下機能の低下が始まり、明らかな摂食嚥下障害を呈する前段階での機能不全を有する状態。

口腔機能低下症
口腔衛生状態不良（口腔不潔）
口腔乾燥
咬合力低下
舌口唇運動機能低下
低舌圧
咀嚼機能低下
嚥下機能低下

2）口腔機能低下症の診断

口腔機能低下症の診断は、７つの下位症状に対応した検査により行う（表6）。

この７つの検査を総称して**口腔機能精密検査**という（→術式と診療補助「口腔機能検査」参照）。下位症状により２つの検査方法がある場合は、いずれかを行えばよい。

口腔機能精密検査

嚥下機能や認知機能の低下により誤嚥や誤飲のリスクが高い場合、グミゼリー等を用いた検査を実施するかどうかは慎重に判断する。また、嚥下機能低下の該当者には嚥下障害患者が含まれるため、嚥下のスクリーニングテスト（反復唾液嚥下テスト、改訂水飲みテスト、頸部聴診法など）を加えて行う必要がある。

表6　口腔機能精密検査

下位症状	検査項目	該当基準
①口腔衛生状態不良（口腔不潔）	舌背上の微生物数	3.162×10^6 CFU/mL 以上
	舌苔の付着程度	50% 以上
②口腔乾燥	口腔粘膜湿潤度	27 未満
	唾液量	2g/ 2 分以下
③咬合力低下	咬合力検査	350N 未満 （デンタルプレスケールⅡ・フィルタあり） 500N 未満 （デンタルプレスケールⅡ・フィルタなし） 200N 未満 （デンタルプレスケール） 375N 未満 （Oramo-bf）
	残存歯数	20 本未満
④舌口唇運動機能低下	オーラルディアドコキネシス	どれか 1 つでも、6 回 / 秒未満
⑤低舌圧	舌圧検査	30kPa 未満
⑥咀嚼機能低下	咀嚼能力検査	100mg/dL 未満
	咀嚼能率スコア法	スコア 0、1、2
⑦嚥下機能低下	嚥下スクリーニング検査（EAT-10）	3 点以上
	自記式質問票（聖隷式嚥下質問紙）	A が 1 項目以上

3）口腔機能低下症への対応

口腔機能低下症と診断された場合、**口腔機能管理**を行う。口腔機能低下症に対する口腔機能管理の目標は、口腔機能の維持・向上である。しかし、単に筋力や運動機能の向上だけでなく、口腔機能に対する関心の向上、食事や栄養状態の改善など、総合的に対応する必要がある。（→７章４「2 口腔機能低下症の指導と訓練」参照）

口腔機能管理

5 オーラルフレイル

1）オーラルフレイルとは

オーラルフレイル（oral frailty）は口腔機能が低下した状態を示すものであり、健常と障害との間にある状態である（図 18）[3]。

この段階では、**予備力**が失われつつあるが、**可逆性**が保たれている。身体的フレイルだけでなく、社会的フレイルにも関連し、将来のフレイル、要介護認定、死亡のリスクが高いことが示されている。歯科医師や歯科衛生士などの歯科職種を中心として、多職種連携、医科歯科連携で対策を行う必要がある。

（1）オーラルフレイルの概念

オーラルフレイルは、口の機能の健常な状態（いわゆる「健口」）と「口の機能低下」との間にある状態である。

（2）オーラルフレイルの定義

オーラルフレイルは、歯の喪失や食べること、話すことに代表されるさまざまな機能の「軽微な衰え」が重複し、口の機能低下の危険性が増加しているが、改善も可能な状態である。

オーラルフレイル

予備力
平常時には使用されないが、ストレスが加わったときに対応するために備わる潜在的能力

可逆性
低下した機能が再び元の状態に戻ることが可能な状態

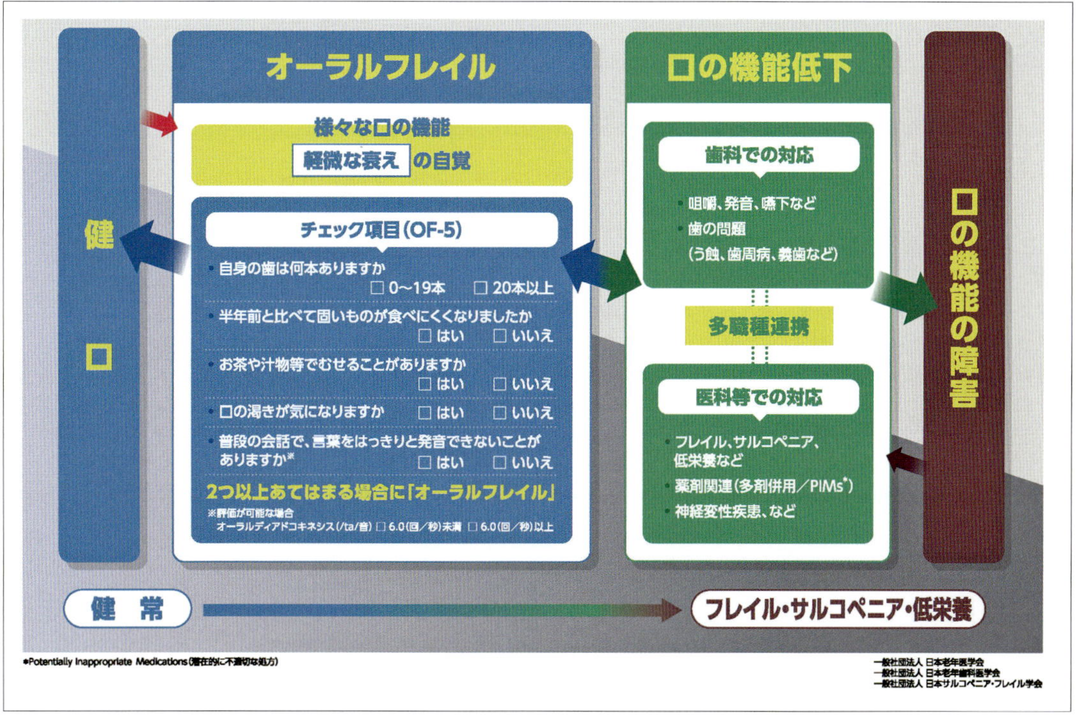

図 18　専門職向けのオーラルフレイルの概念図（文献 3 より転載）
口腔機能が段階的に低下し、最終的には障害に陥ることが、また、口腔機能の低下が全身への影響があることが示されている

2）オーラルフレイルの評価

オーラルフレイルのチェック項目（oral frailty 5-item checklist：OF-5）を用いる（表７）。OF-5 は、国民のセルフチェックとしての利用や、多職種での利用を想定して、すべて質問で成り立っている。5 項目のうち、2 項目以上に該当する場合、オーラルフレイルに該当と判定する。

表７　オーラルフレイルの評価に用いる Oral frailty 5-item Checklist（OF-5）（文献 3 より引用）

項目	質問	選択肢	
		該当	非該当
残存歯数減少	自身の歯は、何本ありますか （さし歯や金属をかぶせた歯は、自分の歯として数えます。インプラントは、自分の歯として数えません。）	0～19 本	20 本以上
咀嚼困難感	半年前と比べて固いものが食べにくくなりましたか	はい	いいえ
嚥下困難感	お茶や汁物等でむせることがありますか	はい	いいえ
口腔乾燥感	口の渇きが気になりますか	はい	いいえ
滑舌低下* （舌口唇運動機能の低下）	普段の会話で、言葉をはっきりと発音できないことがありますか	はい	いいえ

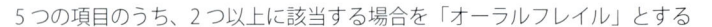

5 つの項目のうち、2 つ以上に該当する場合を「オーラルフレイル」とする

＊滑舌低下について：舌口唇運動機能（巧緻性および速度）の検査であるオーラルディアドコキネシスは、医療機関ではない場所でも、簡便な測定装置もしくはアプリケーションを用いて、上記 5 項目に加えて実測が可能である。

項目	質問	選択肢	
		該当	非該当
滑舌低下* （舌口唇運動機能の低下）	オーラルディアドコキネシス （タ音の 1 秒当たりの発音回数）	6.0 回／秒未満	6.0 回／秒以上

（上田貴之）

文献

1）水口俊介，津賀一弘，池邉一典，上田貴之，田村文誉，他：高齢期における口腔機能低下，老年歯科医学 31（2）：81-99，2016.
2）日本歯科医学会：口腔機能低下症に関する基本的な考え方（令和 6 年 3 月）.
3）日本老年医学会，日本老年歯科医学会，日本サルコペニア・フレイル学会：オーラルフレイルに関する 3 学会合同ステートメント．老年歯科医 38；86-96，2023.

❻ 術式と診療補助（口腔機能精密検査）

使用機材

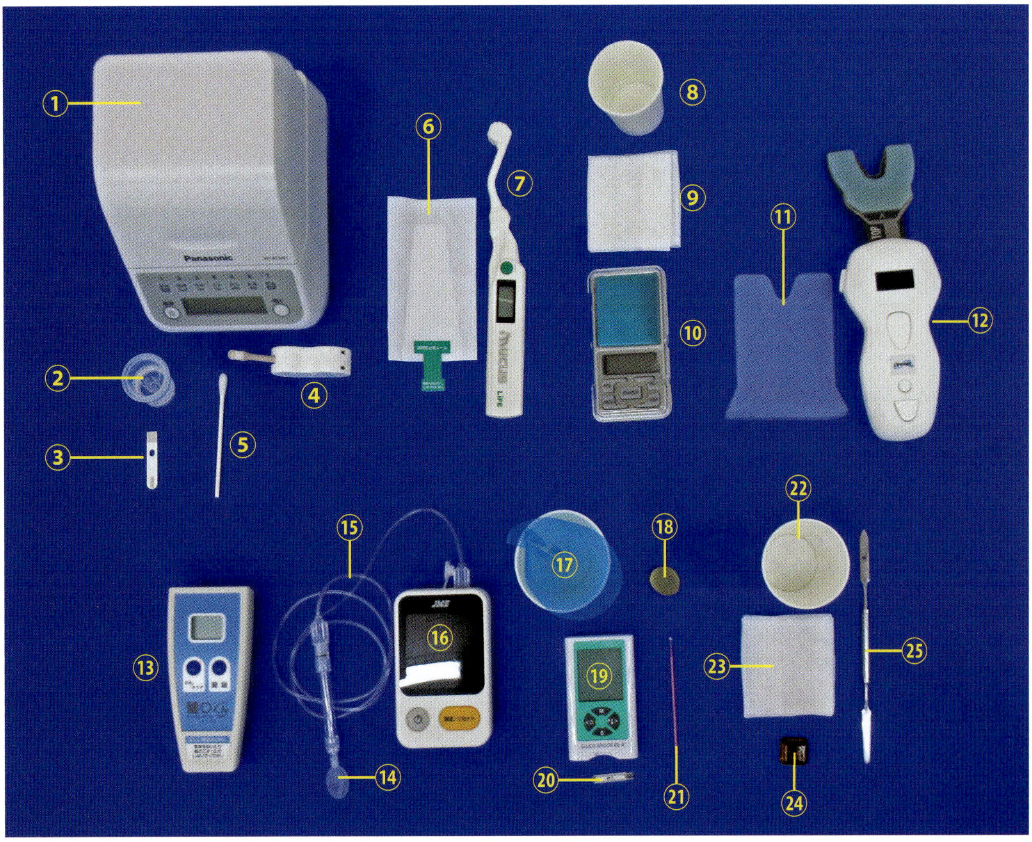

①口腔内細菌カウンタ	②ディスポーザブルカップ	③センサーチップ
④定圧検体採取器具	⑤滅菌綿棒	⑥センサーカバー
⑦口腔水分（湿潤）計	⑧紙コップ	⑨ガーゼタイプⅡ
⑩スケール	⑪センサーカバー	⑫口腔機能モニター
⑬口腔機能測定器（健口くん）	⑭舌圧プローブ	⑮連結チューブ
⑯舌圧計	⑰ろ過用メッシュ	⑱グルコラム
⑲グルコセンサー	⑳センサーチップ	㉑採取用ブラシ
㉒紙コップ	㉓ガーゼ	㉔咀嚼能力測定用グミゼリー
㉕スパチュラ		

※嚥下機能低下の検査については、特別な機器を使わないためここでは割愛

診療手順 / 術者手順（歯科医師・歯科衛生士） / 診療補助および留意点（歯科衛生士）

1　前準備

診療補助および留意点（歯科衛生士）

検査に用いる機器をすぐに使える状態に準備しておく。
検査の目的や具体的な流れを説明する。
日常的に義歯を使用している場合は、装着状況を確認する。
記録用紙を準備する。

2　口腔不潔

1）舌背上の細菌数の検査

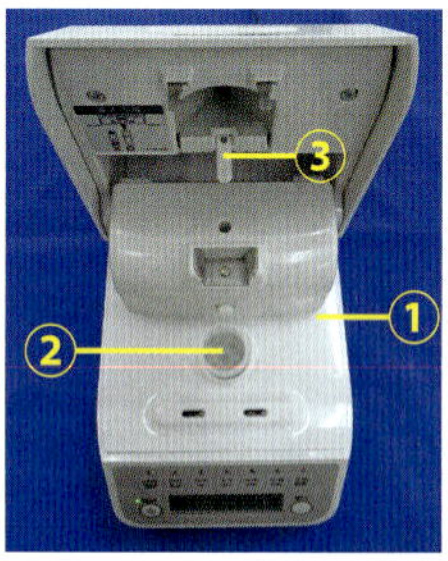

診療補助および留意点（歯科衛生士）

口腔内細菌カウンタ（①）にディスポーザブルカップ（②）とセンサーチップ（③）をセットする。

定圧検体採取器具（④）に水に浸漬した滅菌綿棒（⑤）を装着する。

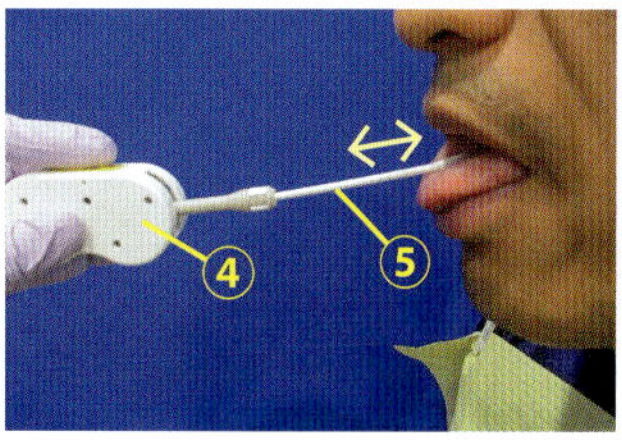

術者手順（歯科医師・歯科衛生士）

20gf の力で舌背中央部に綿棒（⑤）が水平になるように押し当て、1cm の長さで３往復擦過する。

診療補助および留意点（歯科衛生士）

擦過した綿棒をディスポーザブルカップにセットし、測定機器の本体の蓋をカチッと音がするまで閉める。

測定完了後に蓋が開き数値が表示されるので記録する。

3　口腔乾燥

1）口腔粘膜湿潤度

術者手順（歯科医師・歯科衛生士）

緊張状態にある場合は時間をおき、安静状態になってから計測に入る。

診療補助および留意点（歯科衛生士）

センサーカバー（⑥）を口腔水分計（⑦）に装着する（10mm ほど先端に余裕をもたせる。カバーが検査中にずれないようシールで留める）。

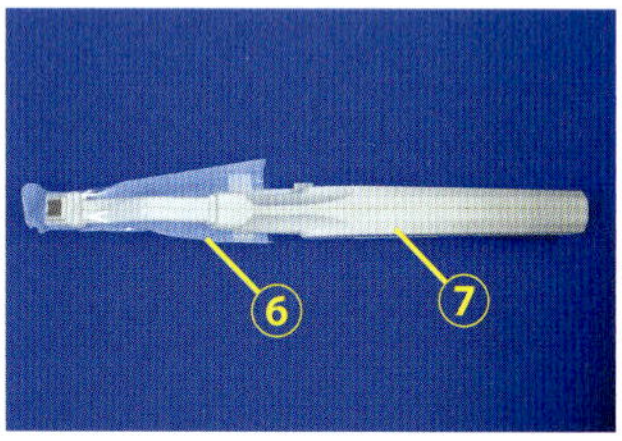

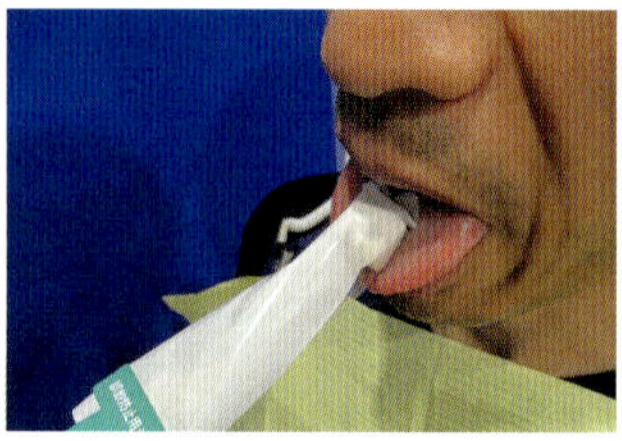

術者手順（歯科医師・歯科衛生士）

患者に挺舌してもらい、測定部位（舌尖から約 10mm）にセンサーが舌面と垂直になるよう約２秒間圧接し計測する。連続して３回計測する。

診療補助および留意点（歯科衛生士）

術者が読み上げた数値を記録し、中央値を検査値とする。

診療手順	術者手順（歯科医師・歯科衛生士）	診療補助および留意点（歯科衛生士）
2）唾液量 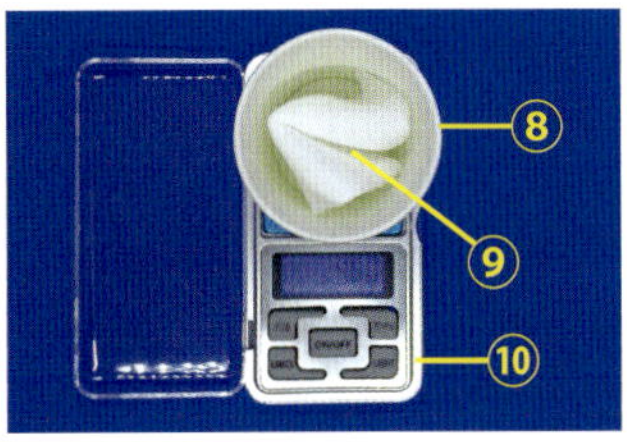 	直前にうがいを行った場合は5分ほど待つ。 口腔内にガーゼを含み、噛んでいる間は口腔内にたまった唾液は飲み込まないように指示する。 直前に空嚥下をさせてから、ガーゼを口に入れ、1秒間に1回の速度で咀嚼を開始するように指示する。 2分経過したらガーゼと口腔内にたまった唾液をコップに吐き出させる。	コップ（⑧）にガーゼ（⑨）を入れ、スケール（⑩）で重量を計測し数値を記録する。 （※⑧は「チャック付きのビニール袋」を使用する場合もある。） タイマーを2分間にセットする。 コップの総重量を計測し、検査前の重量から引いた検査値を記録する。
4　咬合力低下 1）咬合力検査 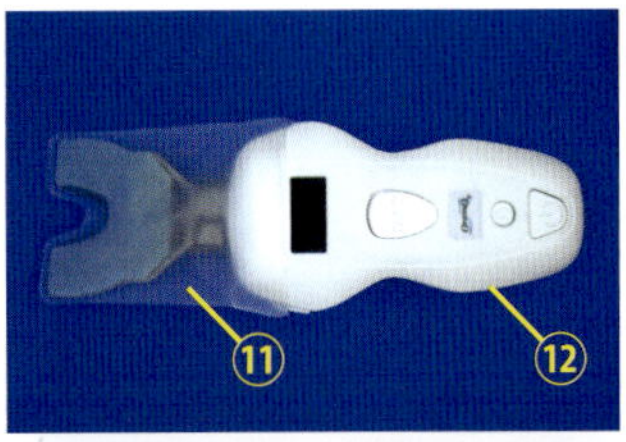 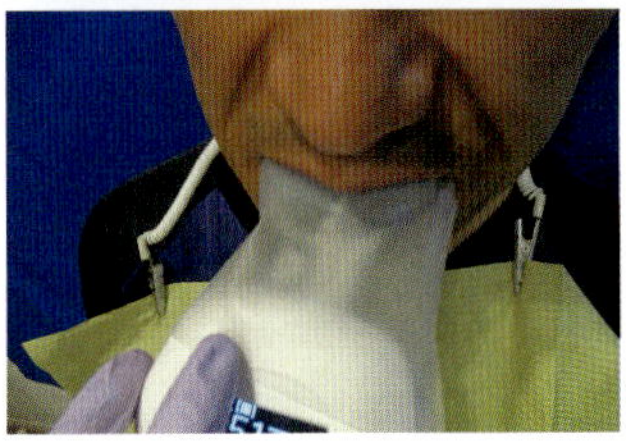	背筋を伸ばすように患者に伝え、咬頭嵌合位での咬合の練習を行う。 口腔内にセンサーを挿入し、最後臼歯部遠心まで入ることを確認し、計測ボタンを1秒間押す。咬頭嵌合位で3秒間できるだけ強い力で噛むよう指示する。 ブザーが鳴ったら口腔内からセンサーを取り出す。	センサーカバー（⑪）を口腔機能モニター（⑫）に装着する。 術者が読み上げた数値を記録する。
5　舌口唇運動機能低下 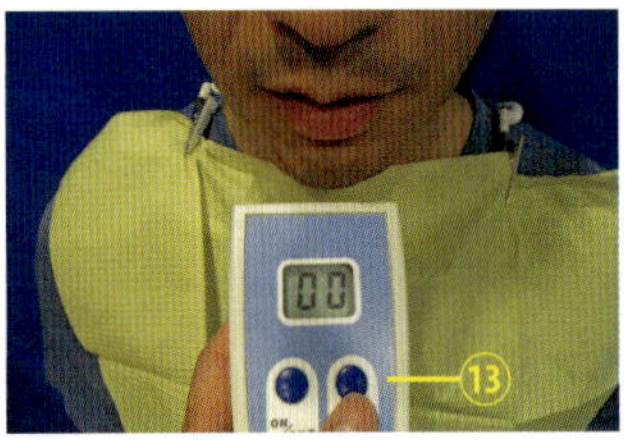 	パ・タ・カの音をそれぞれ5秒間マイクに向かって、できるだけ多くの回数を発音するように伝える。 苦しかったら途中で息継ぎをしてもよいことを伝える。 口腔機能測定器（⑬）のマイクを口に近付けて、開始ボタンを押す。 患者の疲労度に応じて、途中で休憩をしながら計測する。	術者が読み上げた数値を記録する。

診療手順	術者手順（歯科医師・歯科衛生士）	診療補助および留意点（歯科衛生士）
6 低舌圧 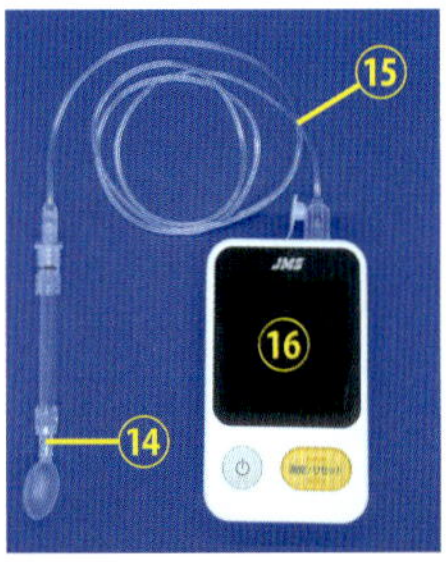 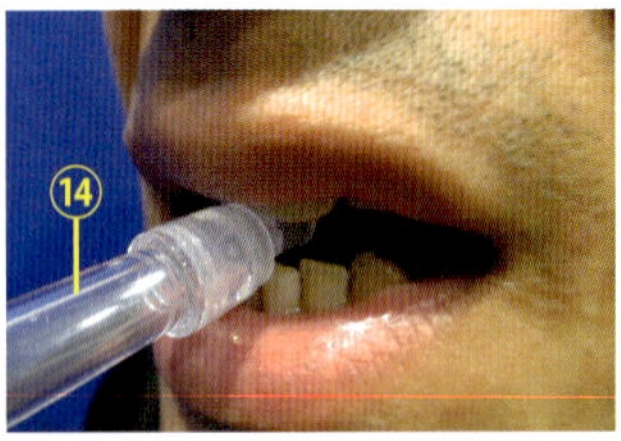 	舌圧プローブ（⑭）の硬質リングを前歯で軽く挟み、舌背全体を口蓋に向けて上に強く押し上げ、バルーンをつぶす動きをするように伝える。ディスプレイを確認し最大値を示したところで開口を指示し計測を終了する（5～7 秒）。	舌圧プローブ（⑭）と連結チューブ（⑮）を舌圧計（⑯）に装着する。電源を入れ、【測定／リセット】ボタンを押し、画面が【加圧】から【測定】に変わり、最大圧と現在圧の表示が 0.0kPa になっていることを確認する。 術者が読み上げた数値を記録する。複数回計測する場合は、その都度【測定／リセット】ボタンを押し、最大圧と現在圧の表示が 0.0kPa になっていることを確認する。 3 回計測し、最大値を検査値として記録する。
7 咀嚼機能低下 1）グルコセンサー 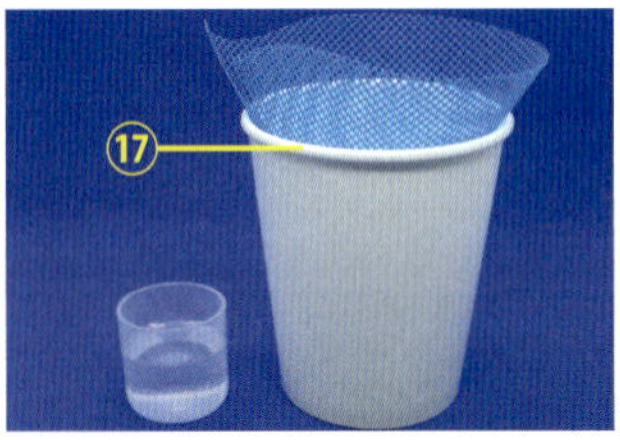 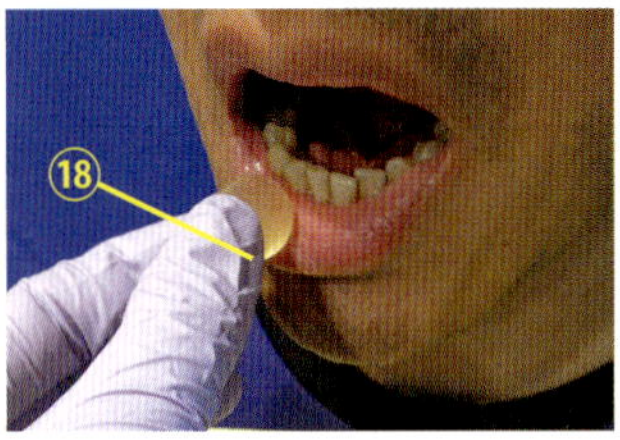 	直前にショ糖を含む飲食物を摂取していないか確認し、摂取している場合には、3 回以上の洗口を促す。 グルコラム（⑱）を口に含み、20 秒間自由に咀嚼するように指示する。グミ、唾液は飲み込まないように指示する。	水を 10mL 計測し、ろ過用メッシュ（⑰）を組み立ててカップ上にのせる。 タイマーを 20 秒にセットする。

診療手順　**術者手順（歯科医師・歯科衛生士）**　**診療補助および留意点（歯科衛生士）**

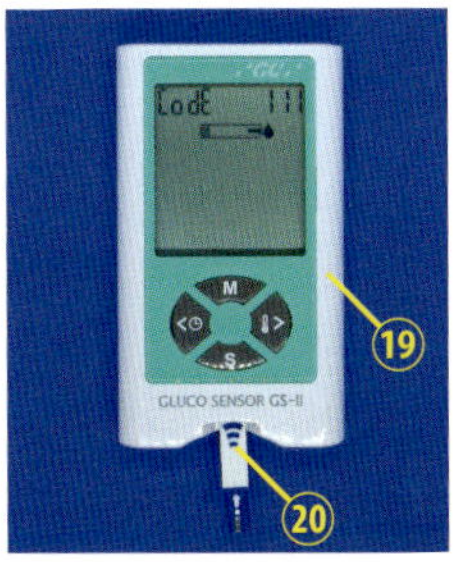

グルコセンサー（⑲）にセンサーチップ（⑳）をセットする。

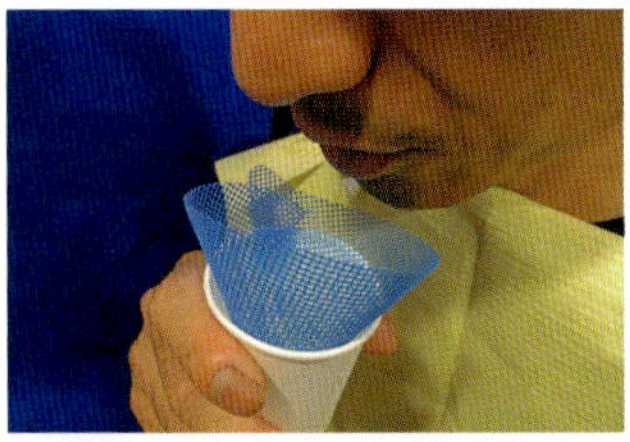

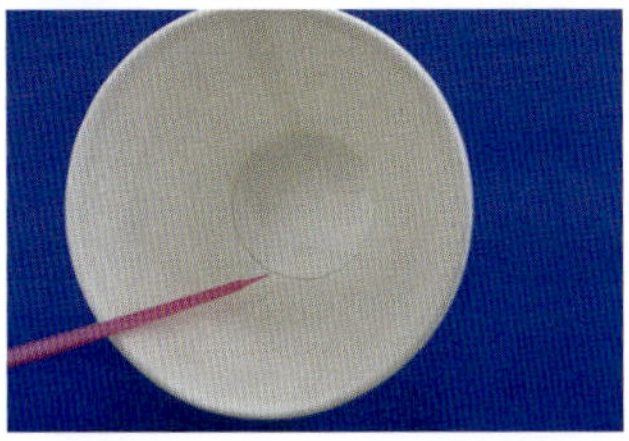

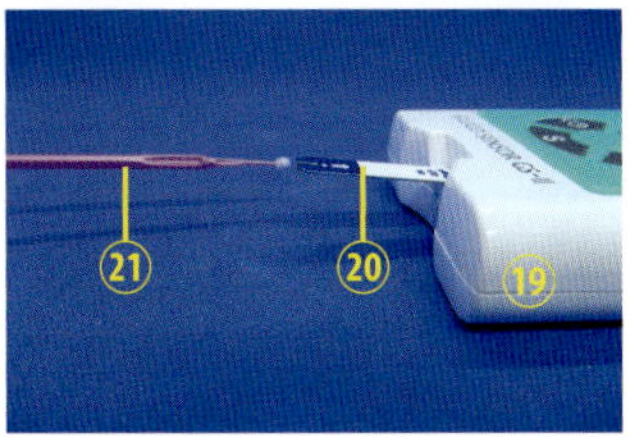

20 秒経過後、紙コップを手渡し、口に含んで軽くゆすぎ、咀嚼したグミと水を一緒にろ過用メッシュ上に吐き出すように指示する。

途中で噛むのをやめてしまった場合には、3 回以上水で洗口してから再測定を行う。

吐出した濾液の濃度が均一になるように紙コップを 10 秒以上軽くゆする。採取用ブラシ（㉑）の先端を濾液に浸しセンサーチップ（⑳）の先端に点着する。
約 6 秒後に表示された数値を記録する。

2）咀嚼能率スコア法

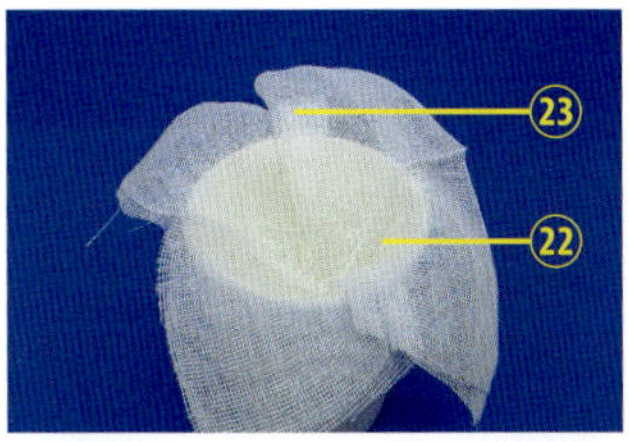

紙コップ（㉒）の上にガーゼ（㉓）を広げておく。

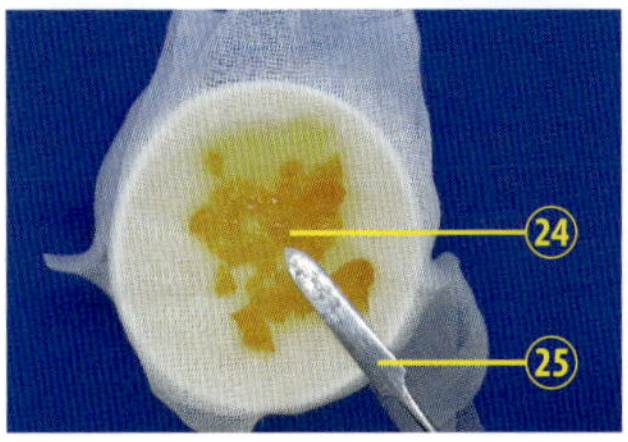

咀嚼能力測定用グミゼリー（㉔）を 30 回咀嚼するように指示する。
咀嚼したガムを紙コップ上のガーゼにすべて吐き出すように伝える。
口腔内に残ったグミの咬断片が残っている場合はピンセットで回収する。

ガーゼをコップから外しグミを水洗した後、スパチュラ（㉕）でまんべんなく広げる。視覚資料を参考に 0～9 の 10 段階で評価する。

（小原由紀）

第2章　やってみよう

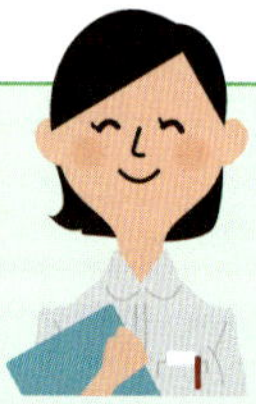

以下の問いに○×で答えてみよう（解答は巻末）

1．テロメアは細胞の寿命に関与するものである。
2．動脈硬化性変化によって脈圧は低下する。
3．廃用症候群は後期高齢者で急増する。
4．エナメル質は加齢とともに厚みを増す。
5．象牙細管は加齢とともに広くなる。
6．セメント質は加齢とともに添加を続ける。
7.「咀嚼障害」は歯の喪失による二次性障害である。
8．無歯顎顎堤の垂直的な経時的変化で、口蓋部は加齢による経時的変化が少ない。
9．無歯顎顎堤の水平的な経時的変化により、下顎歯槽弓は狭くなる。
10．口腔乾燥症の原因は加齢のみである。
11．唾液分泌量が低下している患者には、口腔衛生管理をしっかり行うことが大切である。
12．咀嚼機能検査には、主観的な方法と客観的な方法とがある。
13．オーラルディアドコキネシスは、舌圧の検査法である。
14．口腔機能低下症は、嚥下機能が低下して嚥下障害を生じた状態である。
15．オーラルフレイルは、不可逆的に口腔の機能が低下した状態である。
16．口腔水分計のセンサーは、舌背中心部に当てる。
17．咀嚼能力の検査で用いるグミゼリーは、飲み込まないように患者に説明する。

第３章

高齢者の歯科医療

3

おぼえよう

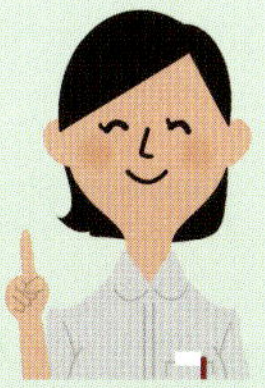

❶ 高齢者が快適かつ安全に自宅で生活するため、バリアフリー化を推進し、ヒートショックや熱中症などの対策を行う。

❷ 高齢者施設には、特別養護老人ホーム、養護老人ホーム、軽費老人ホーム、有料老人ホーム、グループホームなどがある。

❸ ADL（日常生活動作）とは、食事・更衣・移動・排泄・整容・入浴など生活を営むうえで不可欠な基本的行動である。

❹ IADL（手段的日常生活動作）とは、電話の使い方、買い物、家事、移動、外出、服薬の管理、金銭の管理など、ADLではとらえられない高次の生活機能の水準を測定するものである。

❺ ADLを評価する方法にバーセル指数（Barthel index）や機能的自立度評価表（FIM）がある。

❻ 高齢者の精神・心理機能は身体機能や社会生活機能と相互的に影響しあっている。

❼ 高齢者の歯科診療において、精神的・社会的背景を考慮に入れた、個別性のある生活指導・口腔衛生指導を行う。

❽ 基礎疾患をもつ患者では、問診などで全身状態の評価を行う必要がある。

❾ 疾患により治療・処置に制限や注意が必要なものがあり、適切に対応する。

❿ 診療室内だけでなく、入退室時や待合などで配慮や対応などが必要な疾患もあり、適切に対処する。

⓫ 基礎疾患を抱えた患者でも、安全に、必要な歯科治療を受けられる体制を整えなければならない。

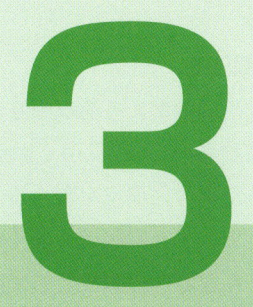

1　患者本人と取り巻く環境の把握

1 生活環境

1）住宅

（1）一般住宅

多くの高齢者が、可能な限り住み慣れた自宅で過ごすことを希望する。住環境は高齢者のQOLに深くかかわるため、高齢者が快適かつ安全に自宅で生活するための住環境を整えることが重要である。住宅内で転倒し、要介護者となってしまう高齢者も多く、バリアフリー化を推進し安全な動線を確保する。また家庭内の事故として多い、ヒートショックや熱中症などの対策を講じる。加齢が進むなか、個々の身体能力や認知機能に応じて、住宅改修や福祉用具を設置するなど柔軟に対応する必要がある。

生活環境
→５章「通院困難者の病態と対応」参照

（2）サービス付き高齢者向け住宅（サ高住）

バリアフリーが備わっており、介護・医療と連携したサービスを受けることができ、一般住宅の自由度に近い生活をすることができる。

サービス付き高齢者向け住宅

2）高齢者施設

高齢者が利用している施設について以下に示す（図１）。

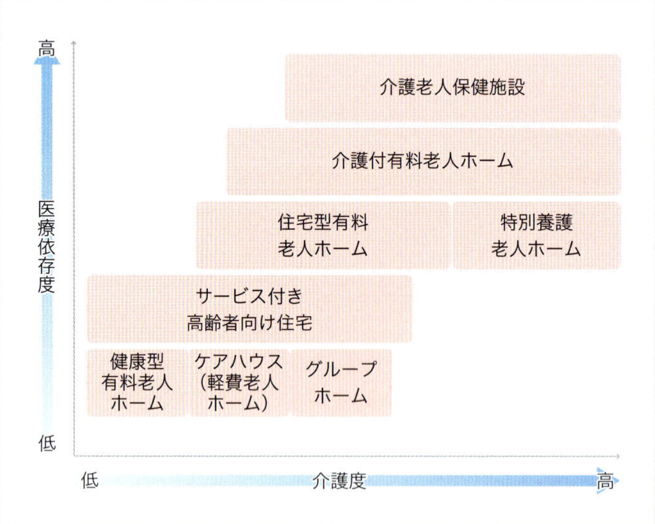

図１　介護施設の医療依存度と介護度のイメージ
（文献１より改変引用）

（1）介護老人保健施設（老健）

介護老人保健施設

病状が安定しており、入院の必要がなくリハビリテーションや看護が必要な要介護者が対象である。医療や日常生活の世話をしながら能力に応じた自立生活を支援することを目的とした施設である。

（2）特別養護老人ホーム（特養）

特別養護老人ホーム

原則として、65歳以上、介護認定3以上を受けた高齢者を対象とした、食事、入浴、排泄など日常生活における24時間体制の介護、機能訓練、療養上の世話を目的とした生活施設である。

（3）養護老人ホーム

養護老人ホーム

介護の必要性にかかわらず、身体的・精神的・環境的・経済的な理由で自宅での生活が困難な高齢者を養護し、社会復帰を目指した支援を行う。特に経済的に困窮している高齢者を受け入れる施設で、食事や健康管理のサービスを提供するが、基本的に介護サービスを受けることはできない。

（4）軽費老人ホーム

軽費老人ホーム

自立した生活が困難な高齢者に、無料または低額な料金で日常生活に必要なサービスを提供する施設である。食事の提供、生活相談、24時間の見守りが行われる。介護サービスの提供はないが、外部の介護サービスを利用することができる。

（5）有料老人ホーム

有料老人ホーム

a. 介護付き有料老人ホーム…原則65歳以上、自立から要介護5の人まで入居可能な特定施設。介護度が上がっても施設を移動することなく住み続けることができる。食事の提供、掃除や洗濯などの生活支援、入浴や排泄などの介護、またリハビリテーションやレクリエーションなどのサービスを提供する。

b. 住宅型有料老人ホーム…原則60歳以上の自立〜軽度の要介護の人が入居可能で、食事・掃除・洗濯などの生活支援サービスを提供する施設。リクレーションや設備が充実しており自由度の高い生活が送れるが、特定施設ではないので介護のサービスは提供されない。入居後要介護となった場合は退去、もしくは外部の介護サービスを契約して利用する。

c. 健康型有料老人ホーム…自立して生活できることが条件で、介護が必要な場合は原則入居できない。入居後要介護となった場合は退去する必要がある。

（6）グループホーム（認知症対応型共同生活介護施設）

グループホーム

認知症の診断と要介護2以上の認定を受け、施設のある市区町村に住民票がある原則65歳以上の高齢者のための認知症ケアに特化した施設。入居者同士で家事などの役割分担をし、職員のサポートを受けながら自立した生活を目指す。

3）病床

医療法により病院と診療所は病床数により分類される。病床数 20 床以上の医療施設が病院、19 床以下の医療施設が診療所（クリニック、医院など）と定義される。

（1）一般病床

主に急性疾患の患者を受け入れる病床。病床群のなかでは全体の半数以上を占めている。医師は患者 16 人に対し 1 人以上、看護師は患者 3 人に対し 1 人以上と定められている。各科専用の診療室、手術室、処置室、臨床検査施設、エックス線装置などの設備が備えられている。また集中治療を行う ICU や NICU のほかホスピスや緩和ケア病床なども含まれる。

（2）療養病床

主に長期にわたり療養を必要とする患者を受け入れる病床。医師は患者 48 人に対し 1 人以上、看護師は患者 4 人に対し 1 人以上と定められている。一般病床が有する設備に加え、機能訓練室、談話室などの施設をつくらなければならない。

（3）精神病床

精神疾患を有する患者を受け入れる病床。入院形態は本人の意思で入院する「任意入院」、非自発的入院である「医療保護入院」「措置入院」「応急入院」「緊急措置入院」の 5 つがある。日本は精神病床数が世界で一番多く、その原因は長期入院の患者が多いこと、また長期入院患者の高齢化にあるといわれている。

（4）感染症病床

感染症法で定める一類・二類および新感染症の患者を受け入れる病床。感染症患者の隔離や適切な治療を行うために設けられている。医師は患者 16 人に対して 1 人以上、看護師は患者 3 人に対して 1 人以上と定められている。

（5）結核病床

結核に感染した患者を受け入れる病床。医師は患者 16 人に対して 1 人以上、看護師は患者 4 人に対して 1 人以上と定められている。

2 全身状態

1）ADL（activities of daily living）：日常生活動作

食事・更衣・移動・排泄・整容・入浴など生活を営むうえで不可欠な基本的行動である。

IADL（instrumental activities of daily living）：手段的日常生活動作

電話の使い方、買い物、家事、移動、外出、服薬の管理、金銭の管理など、ADL ではとらえられない高次の生活機能の水準を測定するものである。

ADL
IADL

2）ADL の評価

（1）バーセル指数（Barthel index）

バーセル指数
（Barthel index）

ADL の評価にあたり、食事、車椅子からベッドへの移動、整容、トイレ動作、入浴、歩行、階段昇降、着替え、排便コントロール、排尿コントロールの計 10 項目を 5 点刻みで点数化し、その合計点を 100 点満点として評価するものである（表 1）。

表 1　バーセル指数（Barthel index）（文献 2 より改変引用）

BI（バーセルインデックス）の概要		
項目	点数	判定基準
食事	10 点	自立。手の届くところに食べ物を置けば、トレイやテーブルから 1 人で摂食可能。必要な介助器具を付けることができて、適切な時間内に食事が終わる
	5 点	食べ物を切る等の介助が必要
	0 点	全介助
移乗	15 点	自立。車椅子で安全にベッドに近づき、ブレーキをかけ、フットレストを上げてベッドに移り、臥位になれる。再び起きて車椅子を適切な位置に置いて、腰掛ける動作がすべて自立
	10 点	どの段階かで、部分介助あるいは監視が必要
	5 点	座ることはできるが、移動は全介助
	0 点	全介助
整容	5 点	自立（洗面、歯磨き、整髪、ひげそり）
	0 点	全介助
トイレ動作	10 点	自立。衣服の操作、後始末を含む。ポータブル便器を用いているときは、その洗浄までできる
	5 点	部分介助、体を支えたり、トイレットペーパーを用いることに介助が必要
	0 点	全介助
入浴	5 点	自立（浴槽につかる、シャワーを使う）
	0 点	全介助
歩行	15 点	自立。45 m以上平地を歩行できる。補装具の使用は可、車椅子・歩行器は不可
	10 点	介助や監視が必要であれば、45 m平地を歩行可
	5 点	歩行不能の場合、車椅子をうまく操作し、少なくとも 45 mは移動できる
	0 点	全介助
階段昇降	10 点	自立。手すり、杖などの使用はかまわない
	5 点	介助または監視を要する
	0 点	全介助
着替え	10 点	自立。靴、ファスナー、装具の着脱を含む
	5 点	部分介助を要するが、少なくとも半分以上の部分は自分でできる。適切な時間内にできる
	0 点	全介助
排便コントロール	10 点	失禁なし、浣腸、座薬の取り扱いも可能
	5 点	ときに失禁あり、浣腸、座薬の取り扱いに介助を要する
	0 点	全介助
排尿コントロール	10 点	失禁なし
	5 点	ときに失禁あり、収尿器の取り扱いに介助を要する場合も含む
	0 点	全介助

（2）機能的自立度評価表（FIM：functional independence measure）

機能的自立度評価表
（FIM）

介助の必要度合いに着目した評価を簡便に行うことができ、介護負担度の判断が可能な点が特徴である。また、現在できる動作や認知機能の評価のみで判定するため、医学的な知識がなくても容易に評価できるところも特徴である。リハビリテーションの分野で幅広く活用されている。食事や移動などの【運動 ADL】13 項目と【認知 ADL】5 項目から構成され、各項目は７段階で評価され、126 点満点の尺度である（表２）。

表２　機能的自立度評価表（FIM）（文献３より改変引用）

「運動 ADL」13 項目と「認知 ADL」５項目で構成
各７～１点の７段階評価（合計：126 点～ 18 点）

自立	７点	完全自立
	６点	修正自立
部分介助	５点	監視
介助あり	４点	最小介助
	３点	中等度介助
完全介助	２点	最大介助
	１点	全介助

運動項目													認知項目				
セルフケア						排泄		移乗			移動		コミュニケーション		社会認識		
食事	整容	清拭	更衣（上半身）	更衣（下半身）	トイレ動作	排尿コントロール	排便コントロール	ベッド・椅子・車椅子	トイレ	浴槽・シャワー	歩行・車椅子	階段	理解（聴覚・視覚）	表出（音声・非音声）	社会的交流	問題解決	記憶
計 42 ～ 6 点						計 14 ～ 2 点		計 21 ～ 3 点			計 14 ～ 2 点		計 14 ～ 2 点		計 21 ～ 3 点		
運動項目 計 91 ～ 13 点													認知項目 計 35 ～ 5 点				
合計 126 ～ 18 点																	

3）IADL の評価

（1）IADL Scale

IADL Scale

電話、買物、家事、移動、外出、服薬管理、金銭管理といった８項目で構成されており、点数が高いほど IADL が自立していることになる。出典元では、男性の場合 C、D、E の項目は対象外となっていたが、現在では男性についても８項目で評価することが推奨されている（表３）。

（2）老研式活動能力指標

老研式活動能力指標

ADL 測定では捉えられない高次脳生活能力である、手段的 ADL（交通機関を使っての外出、買い物、食事の準備、請求書の支払いなど）、知的能動性（書類を書く、新聞を読む、本・雑誌を読むなど）、社会的役割（友人への訪問、家族や友人からの相談、病人のお見舞いなど）の 13 項目からなる。各項目の質問に対する答えを「はい」あるいは「いいえ」で回答させる。IADL 能力の項目は１～５のみで、得点範囲は０～５点であり、得点が高いほど IADL の自立度が高い。４点以下は、「IADL 障害あり」とされている。また「手段的自立」では１点以上の変化を有意な変化とみなす（表４）。

4）生活自立度

（1）障害高齢者の日常生活自立度（寝たきり度）

寝たきり度

要介護認定においてコンピュータによる一次審査や介護認定審査会の判定資料になっている（表5）。

表3 IADL Scale （文献4より改変引用）

項目	採点
A 電話の利用	
1．自分で番号を調べて電話をかけられる	1
2．2，3のよく知っている番号に電話をかけられる	1
3．電話には出るが自分からかけることはできない	1
4．全く電話を使用できない	0
B 買い物	
1．すべての買い物を自分で行える	1
2．少額の買い物は自分で行える	0
3．買い物に行くときはいつも付き添いが必要	0
4．全く買い物はできない	0
C 食事の準備	
1．適切な食事を自分で計画し、準備し給仕できる	1
2．材料が用意されれば適切に食事を準備できる	0
3．準備された食事を温めて給仕する、あるいは食事を準備できるが適切な食事をいつも作ることはできない	0
4．食事の準備も給仕もしてもらう必要がある	0
D 家事	
1．力仕事以外の家事であれば、一人でできる	1
2．皿洗いやベッドの支度などの簡単な家事はできる	1
3．簡単な家事はできるが、妥当な清潔さを保てない	1
4．すべての家事に手助けを必要とする	1
5．すべての家事はできない	0
E 洗濯	
1．自分の洗濯は完全に行える	1
2．靴下など小物の洗濯を行える	1
3．すべて他人にしてもらわなければならない	0
F 交通手段	
1.一人で公共交通機関を利用、あるいは自家用車で外出ができる	
2.一人でタクシーを利用できるが、その他の公共交通機関を利用した外出はで	1
きない	1
3．付き添いがいたり皆と一緒なら、公共交通機関を利用して外出できる	1
4．付き添いか皆と一緒で、タクシーか自家用車での外出はできる	0
5．まったく外出できない	0
G 服薬管理	
1．自分で正しい時間に正しい量の薬を飲むことができる	1
2．あらかじめ薬が分けて準備されていれば、自分で飲むことができる	0
3．自分で薬を管理できない	0
H 金銭管理	
1．家計を自分で管理できる（支払の計画・実施ができる、銀行へ行くこと 等）	1
2．日々の支払いはできるが、預金の出し入れや高額の取り扱いでは手助けを	
必要とする	1
3．金銭の取り扱いができない	0

採点法は各項目ごとに該当する右端の数値を合計する（0～8点）

表４　老研式活動能力指標　（文献５より改変引用）

	質問	1	0	1か0を記入	
1	バスや電車を使って一人で外出ができますか	はい	いいえ		IADL 関連
2	日用品の買い物ができますか	はい	いいえ		IADL 関連
3	自分で食事の用意ができますか	はい	いいえ		IADL 関連
4	請求書の支払ができますか	はい	いいえ		IADL 関連
5	銀行預金、郵便貯金の出し入れが自分でできますか	はい	いいえ		IADL 関連
6	年金などの書類が書けますか	はい	いいえ		
7	新聞などを読んでいますか	はい	いいえ		
8	本や雑誌を読んでいますか	はい	いいえ		
9	健康についての記事や番組に関心がありますか	はい	いいえ		
10	友だちの家を訪ねることがありますか	はい	いいえ		
11	家族や友だちの相談にのることがありますか	はい	いいえ		
12	病人を見舞うことができますか	はい	いいえ		
13	若い人に自分から話しかけることがありますか	はい	いいえ		
		合計得点		点	

表５　障害高齢者の日常生活自立度　（文献６より改変引用）

生活自立	ランクＪ	何らかの障害等を有するが、日常生活はほぼ自立しており独力で外出する １．交通機関等を利用して外出する ２．隣近所へなら外出する
準寝たきり	ランクＡ	屋内での生活は概ね自立しているが、介助なしには外出しない １．介助により外出し、日中はほとんどベッドから離れて生活する ２．外出の頻度が少なく、日中も寝たり起きたりの生活をしている
寝たきり	ランクＢ	屋内での生活は何らかの介助を要し、日中もベッド上での生活が主体であるが、座位を保つ １．車椅子に移乗し、食事、排泄はベッドから離れて行う ２．介助により車椅子に移乗する
寝たきり	ランクＣ	１日中ベッド上で過ごし、排泄、食事、着替において介助を要する １．自力で寝返りをうつ ２．自力では寝返りもうてない

※判定は、補装具や自助具等の器具を使用した状態であっても差し支えない。

（2）認知症高齢者の日常生活自立度

介護認定の資料や病院、施設に入居する際の資料となっている。

【自立・Ⅰ・Ⅱａ・Ⅱｂ・Ⅲａ・Ⅲｂ・Ⅳ・Ｍ】の８段階に分かれている（表６）。

（3）BDR 指標

BDR 指標

高齢者ならびに要介護者では口腔内の衛生状態の管理は大切であるため、その口腔衛生管理の評価を歯磨き（brushing）、義歯着脱（denture wearing）、うがい（rinsing）の３項目を自立、一部介助、全介助の３段階で評価する（表７）。

表6　認知症高齢者の日常生活自立度　（文献7より改変引用）

ランク	判定基準	みられる症状・行動の例
Ⅰ	何らかの認知症を有するが、日常生活は家庭内および社会的にほぼ自立している。	
Ⅱ	日常生活に支障があるような症状・行動や意思疎通の困難さが多少みられても、誰かが注意していれば自立できる。	
Ⅱａ	家庭外で上記Ⅱの状態がみられる。	たびたび道に迷うとか、買物や事務、金銭管理などそれまでできたことにミスが目立つ等
Ⅱｂ	家庭内でも上記Ⅱの状態がみられる。	服薬管理ができない、電話の応対や訪問者との対応など一人で留守番ができない等
Ⅲ	日常生活に支障があるような症状・行動や意思疎通の困難さがときどきみられ、介護を必要とする。	
Ⅲａ	日中を中心として上記Ⅲの状態がみられる。	着替え、食事、排便、排尿が上手にできない、時間がかかる。 やたらに物を口に入れる、物を拾い集める、徘徊、失禁、大声･奇声を上げる、火の不始末、不潔行為、性的異常行為等
Ⅲｂ	夜間を中心として上記Ⅲの状態がみられる。	ランクⅢａに同じ
Ⅳ	日常生活に支障があるような症状・行動や意思疎通の困難さが頻繁にみられ、常に介護を必要とする。	ランクⅢに同じ
M	著しい精神症状や問題行動あるいは重篤な身体疾患がみられ、専門医療を必要とする。	せん妄、妄想、興奮、自傷・他害等の精神症状や精神症状に起因する問題行動が継続する状態等

表7　改訂 BDR 指標　（文献8より改変引用）

		自立	一部介助	全介助
BDR指標	B　歯磨き（Brushing）	a ほぼ自分で磨く a1：移動して実施する a2：寝床で実施する	b 部分的には自分で磨く b1：座位を保つ b2：座位を保てない	c 自分で磨けない c1：座位、半座位をとる c2：半座位もとれない
	D　義歯着脱（Denture Wearing）	a 自分で着脱	b 着脱のどちらかができる	c 自分では全く着脱できない
	R　うがい（Mouth Rinsing）	a うがいできる	b 水を口に含む程度はする	c 水を口に含むこともできない
歯と義歯の清掃状況	自発性	a 自分から進んで清掃する	b いわれれば自分で清掃する	c 自発性はない
	習慣性	a 毎日清掃する a1：１日２回以上 a2：１日１回程度	b ときどき清掃する b1：週１回以上 b2：週１回以下	c ほとんど清掃していない
	巧緻性（部分到達・操作・時間）	a 清掃具を的確に操作し口腔内をほぼまんべんなく清掃できる	b 清掃部位への到達や刷掃動作など、一部の清掃行為で有効にできない傾向がある	c 清掃部位への到達や刷掃動作など、多くの清掃行為で有効にできていない

5）QOL（quality of life）

QOL

一人ひとりの人生の内容の質や社会的にみた「生活の質」のことであるが、医療評価のための視点にもよく使われている。

（1）WHO QOL26

個人が自己の生活の質を主観的に評価するためのツールで、身体的領域、心理的領域、社会的関係、環境領域の４つの領域の QOL を問う 24 項目と、

QOL 全体を問う２項目の、全 26 項目から構成されている。個人自身の健康、幸福感、満足度を包括的に把握することができる。医療・看護・福祉分野で利用され、患者や利用者の生活の質を測定するために用いられている。

（２）SF-36

健康関連 QOL（HRQOL：health related quality of life）を測定するための、科学的で信頼性・妥当性をもつ尺度である。ある疾患に限定した内容ではなく、健康についての万人に共通した概念のもとに構成されている。さまざまな疾患の患者や、病気にかかっていない健康な人の QOL を測定できる。

（３）GOHAI（general oral health assessment index）

口腔に関連した、身体的・心理社会的な生活側面の制限の程度を測定する３領域から構成されている。機能面は摂食嚥下および発音、心理社会面は審美や社交、疼痛・不快には薬の使用や知覚過敏に関する項目を含んでいる。全 12 項目の総合得点で評価する（表８）。

表８　GOHAI（文献９より改変引用）

過去３か月間に、どのくらいの頻度で次のようなことがありましたか。
それぞれの質問（１～12）について、もっとも近いと思われる番号（１～５）に１つ○を付けてください。

過去３か月間のうち		いつもそうだった	よくあった	時々あった	めったになかった	まったくなかった
1)	口の中の調子が悪いせいで、食べ物の種類や食べる量を控えることがありましたか？	1	2	3	4	5
2)	食べ物をかみ切ったり、かんだりしにくいことがありましたか？（例：かたい肉やリンゴなど）	1	2	3	4	5
3)	食べ物や飲み物を、楽にすっと飲みこめないことがありましたか？	1	2	3	4	5
4)	口の中の調子のせいで、思いどおりに話すことができないことがありましたか？	1	2	3	4	5
5)	口の中の調子のせいで、楽に食べられないことがありましたか？	1	2	3	4	5
6)	口の中の調子のせいで、人とのかかわりを控えることがありましたか？	1	2	3	4	5
7)	口の中の見た目について、不満に思うことがありましたか？	1	2	3	4	5
8)	口や口のまわりの痛みや不快感のために、薬を使うことがありましたか？	1	2	3	4	5
9)	口の中の調子の悪さが、気になることがありましたか？	1	2	3	4	5
10)	口の中の調子が悪いせいで、人目を気にすることがありましたか？	1	2	3	4	5
11)	口の中の調子が悪いせいで、人前で落ち着いて食べられないことがありましたか？	1	2	3	4	5
12)	口の中で、熱いものや冷たいものや甘いものがしみることはありましたか？	1	2	3	4	5

(4) OHIP-J54 (oral health impact profile-japanese version)

歯の欠損の病態（障害）を把握するための症型分類のひとつで、患者の口腔の QOL が現在どれくらいの状態かを示すものであり、世界的に使用されている oral health impact profile（OHIP）に準じて追加した日本語版である。これは「機能的な問題」「痛み」「不快感」「身体的困りごと」「心理的困りごと」「社会的困りごと」「ハンディキャップ」の 7 領域において、54 項目の質問から点数をつけるものである。

6）高齢者歯科診療の特徴

高齢者歯科診療は、全身的な健康状態、心理的・社会的要因、経済的問題など、多岐にわたる要素を総合的に考慮して行う必要がある。患者一人ひとりのニーズに応じた個別のアプローチが重要であり、患者の QOL を向上させるための包括的なケアが求められる。

7）基本的な診療の流れ

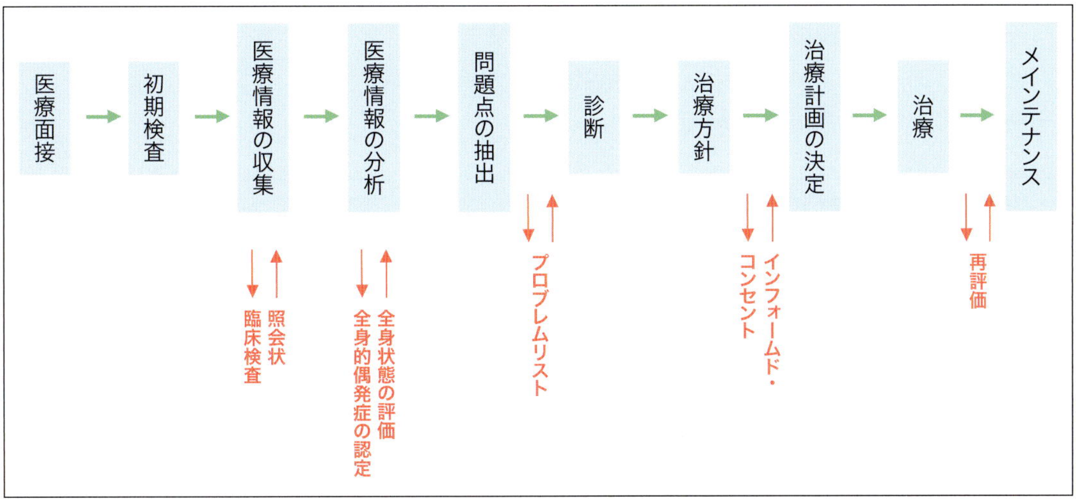

図2　基本的な診療の流れ（文献 10 より改変引用）

全身状態を正しく把握したうえで処置内容と処置方法を決定する（図2）。一般的には、医療面接によって主訴、現病歴（原疾患の発症から現在までの経過）、既往歴（これまでに罹患した疾患のこと）、薬剤歴、アレルギーを把握する。そして、本人からの情報収集に限界があるときには家族や介護者からあるいは、かかりつけの医療機関に照会状で医療情報の提供を求める。それらをもとに医療情報の分析と問題点の抽出を行い**プロブレムリスト**を作成する。プロブレムリストの作成には **POS**（problem oriented system：問題志向型システム）を利用することによって収集した情報をもとに問題点を抽出して箇条書きにした問題点リストを作成する（表9）。

プロブレムリスト
POS

プロブレムリストを作成したら、解決するための治療方針を立案する。治療方針に対するインフォームド・コンセントを行い治療計画を決定する。それに沿って治療を行い、再評価をしながらメインテナンスに移行する。

表9　POS システムとプロブレムリスト

S	subjective data 主観的情報	自覚症状、患者の訴え
O	objective data 客観的情報	他覚症状、検査結果
A	assessment 評価	S・O をもとにした医療判断、評価
P	plan 計画・治療	A をもとに行った治療、次回以降の治療計画

※問題点ごとに SOAP に分けて診療記録を作成する

8）照会状

照会状

照会状は全身疾患をもつ患者の正確な病態や病状を把握し、歯科診療を行ううえでの制限や配慮を推察し安全な歯科診療を提供するために必要なものである。照会状の様式について基本的には決まりはないが、正式な医療書類のひとつなので必ず文書で行う（図３）。患者本人や家族に手渡すか主治医に直接手渡すもしくは郵送する。

照会状に記載すべき内容は以下の５つである。

①歯科受診時の主訴
②歯科診断
③予想される歯科治療の内容（歯科専門用語を避ける）
④患者から聞いて、すでに知っている医療情報（全身疾患や服薬状況）
⑤提供してほしい診療情報（具体的に）

（依頼先）〇〇病院〇〇科
〇〇先生

（依頼元）住所・TEL
歯科医院名
歯科医師名　印

照会状

患者氏名・年齢

（照会目的）

平素から大変お世話になっております。このたび、上記の患者様が歯の痛みと動揺を主訴として来院されました。診査したところ、歯根破折と診断し、局所麻酔下での抜歯を予定しております。

患者様に聞くところ＃１糖尿病、＃２腎症、＃３脳梗塞、＃4高血圧について貴院において加療中と伺いました。

つきましては、貴院での加療状況やコントロール状態をご教示頂きたく存じます。また、他の合併症や服薬状況、検査値などもお知らせ頂ければ幸いです。

図３　照会状の例（文献 10 より改変引用）

（髙橋一也）

引用文献

1）杏林大学：介護支援ナビ「基礎知識編」.〈https://www.kyorin-u.ac.jp/univ/feature/Female_researcher_support_business/nursing/basic-knowledge/facilities-list.html〉
2）厚生労働省：令和３年度介護報酬改定に向けて（自立支援・重度化防止の推進），46.〈https://www.mhlw.go.jp/content/12300000/000672514.pdf〉
3）厚生労働省：日常生活動作（ADL）の指標 FIM の概要（中医協 検－２－２）.〈https://www.mhlw.go.jp/file/05-Shingikai-12404000-Hokenkyoku-Iryouka/0000184198.pdf〉
4）日本老年医学会：手段的日常生活動作（IADL）尺度.〈https://www.jpn-geriat-soc.or.jp/tool/pdf/tool_13.pdf?20220218〉
5）厚生労働省：介護予防マニュアル，第４版；第２章 運動器の機能向上マニュアル 別添資料 2-3 IADL：老研式活動能力指標.
6）厚生労働省：障害高齢者の日常生活自立度.〈https://www.mhlw.go.jp/file/06-Seisakujouhou-12300000-Roukenkyoku/0000077382.pdf〉
7）厚生労働省：認知症高齢者の日常生活自立度.〈https://www.mhlw.go.jp/file/06-Seisakujouhou-12300000-Roukenkyoku/0000077382.pdf〉
8）厚生労働省：口腔衛生状態評価.〈https://www.mhlw.go.jp/shingi/2005/07/dl/s0720-10e6.pdf〉
9）Naito M, et al：Linguistic adaptation and validation of the General Oral Health Assessment Index (GOHAI) in an elderly Japanese population. J Public Health Dent 66: 273-275. 2006.
10）子島 潤，宮武佳子，深山治久，森戸光彦 編著：改訂 歯科診療のための内科，永末書店，2011.

参考図書

A）森戸光彦 編集主幹，植田耕一郎，柿木保明，菊谷 武，他 編著：歯科衛生士講座 高齢者歯科学，第３版．永末書店，2017.
B）植田耕一郎，戸原 玄，眞木吉信，他 編著：歯科衛生学シリーズ 高齢者歯科学．医歯薬出版，2023.
C）佐藤裕二，植田耕一郎，菊谷 武，他 編著：よくわかる高齢者歯科学．永末書店，2023.

③ 精神・心理的状況

1）高齢者の精神・心理的特徴

精神・心理機能の老化は、身体機能や生殖機能の老化に比べ遅い時期に始まり、進行の速度は比較的緩やかである。高齢者の精神・心理的特徴は、個人差が大きく、多様であるが、一般に次のようなものが生じやすい（表 10）。

表 10　高齢者の主な精神・心理的特徴

健康の喪失に対する不安
介護を要するようになることへの不安
配偶者など親しい人との別れによる寂しさ
生きがいの喪失や経済的不安
死に対する恐怖
孤独
保守的・自己中心的性格変化
精神活動機能の低下、適応力の低下、許容量の低下など

２）高齢者の精神・心理に影響する要因

図４に示すとおり、高齢者の**精神・心理機能**は**身体機能**や**社会生活機能**（社会的役割）と相互的に影響し合っている。

精神・心理機能
身体機能
社会生活機能

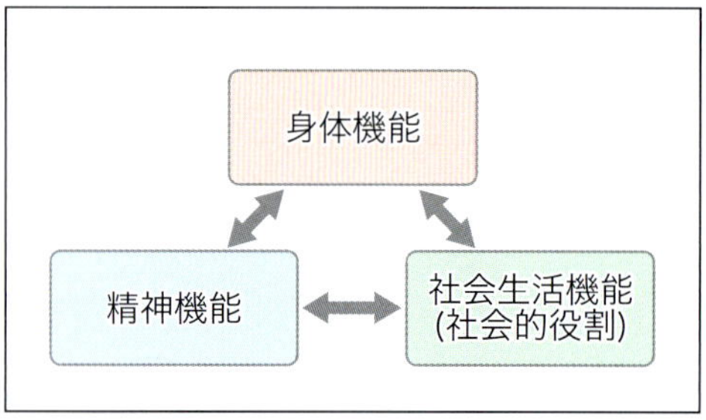

図４　高齢者の身体・精神・生活機能の相互関係

（１）身体・生理的要因

ａ．身体機能の老化

高齢になって、視力、聴力、知覚・運動力などが減退することは、心理にも影響を及ぼす。例えば、老眼あるいは白内障などの疾患により視力が減退することは、読書を困難にして知能の減退をまねくだけでなく、外出を困難にし人間関係を少なくする。

ｂ．認知機能の老化

認知機能

記憶は記銘、保持、想起からなり、短期記憶と長期記憶に大別される。短期記憶の情報保持時間は短く、加齢による影響は受けにくいが、長期記憶は加齢により低下することが報告されている。

ｃ．知的機能（知能）

・流動性知能

流動性知能

単純な記憶力や計算力など作業のスピードや効率性が問われる課題の遂行に役立つ知能：加齢にともない低下する

・結晶性知能

結晶性知能

言語理解や経験的判断などの作業の質が問われる課題の遂行に役立つ知能：老年期になっても維持される

（２）社会環境的要因

ａ．社会的役割の変化

定年退職にともなう社会的地位の変化や家族関係の変化などが高齢者の心理機能に影響を及ぼす。

ｂ．さまざまな喪失

経済的自立の喪失、配偶者・近親者・友人などの死去による喪失、老化や病気による健康の喪失などが挙げられる。これらは大きなストレスになって心理機能に影響し、うつ状態を呈することが多い。

3）歯科診療における精神・心理的状況の把握と対応

（1）歯科診療前

a．情報の収集、信頼関係の構築

高齢者の場合、患者自身から得られる情報が不明確で、患者の全体像をつかみにくい。ゆっくりと時間をかけて傾聴する姿勢が必要となる。状況に応じて、家族や他科の主治医などからも情報を収集する。

b．診察室への誘導

受付や待合室での様子、診療室内への移動の様子は、精神・心理的状況を把握するよい機会である。歩行の状態、呼びかけへの反応、表情などを観察する。

c．患者の状態の把握

緊張をほぐすようにコミュニケーションをとりながら、表情・顔色、声かけへの反応などを観察する。

d．不安の軽減

患者は治療前、不安を抱えながら緊張していることが多い。治療開始前に、当日の治療内容などをゆっくりとわかりやすく説明することで、患者の不安を軽減し、安心して治療を受けられるようにする。

（2）歯科診療中

a．患者の状態の把握

治療中はときどき声かけをして、不安や苦痛の有無を把握する。

b．不安・苦痛の軽減

長時間にわたる治療中では、同一姿勢による苦痛も考えられる。適宜、声かけをして、一時的に上体を起こしたり、姿勢を変えるなど、安楽に治療を受けられるようにする。

（3）歯科診療後

a．患者の状態の把握

治療が終了したら、患者にねぎらいの言葉をかけながら、気分不快などないか精神・心理的状況を把握する。

b．治療後の注意点・生活指導・口腔衛生指導

治療内容に応じた帰宅後の注意点や薬の内服方法、異常時の対処方法などを説明する。状況に応じて、家族にも説明する。患者の精神的・社会的背景を考慮に入れた、個別性のある生活指導・口腔衛生指導を行う。

（柏﨑晴彦）

文献

1）榎本博明：高齢者の心理，季刊家計経済研究，SPRING No. 70：28-37．2014．
2）Brandtstädter J, Greve W：The aging self: Stabilizing and protective processes, Developmental Review, 14：52-80, 1994.〈https://doi.org/10.1006/drev.1994.1003〉

2　配慮が必要な患者への対応

1　心血管・循環系疾患

血液を全身に循環させる心臓や血管などの機能低下・機能不全により起こる疾患である。

1）高血圧症

安静時に収縮期血圧（最高血圧）140mmHg、または拡張期血圧（最低血圧）90mmHg を超える場合、高血圧症と診断される。動脈硬化、塩分摂取過多、肥満、飲酒、喫煙、運動不足などさまざまな原因があるが、多くははっきりとした原因が不明な本態性高血圧症である。腎機能低下やホルモン分泌異常など、他の疾患により生じるものは二次性高血圧症という。

高血圧により、さらに動脈硬化が促進されたり、心不全、脳卒中、腎不全などのリスクを上昇させる。

治療は食事・運動療法と**降圧剤**（**抗高血圧薬**）などの薬物療法が主となる。

降圧剤
抗高血圧薬

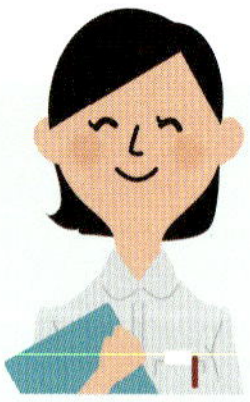

診療時の注意点

診療開始前に体調や降圧剤服用の確認を行い、生体情報モニタにてモニタリングを行いながら処置を実施する。平常時血圧をあらかじめ問診にて確認し、急激な血圧変化がないかを確認しながら処置を行うよう心がける。また高齢者は血圧変動を起こしやすいので診療台背板の上昇下降後の移動は特に見守りが必要となる。

2）虚血性心疾患　（狭心症・心筋梗塞）

動脈硬化や血栓などで心臓に酸素を供給する血管（冠動脈）が狭くなったり血流が途絶えることで、心筋に酸素・栄養がいきわたらず、心機能が低下する。

血管の狭窄により心筋に必要な血流が低下し、運動時やストレス時などに一時的な心筋の酸素不足により激しい胸痛などが起こる（狭心症発作）狭心症に対し、血流低下により心筋の一部が壊死した状態が**心筋梗塞**である。発症から72 時間以内を急性心筋梗塞、1 か月程度までを亜急性心筋梗塞、1 か月以上で壊死組織が安定しているものを陳旧性心筋梗塞という。

心筋梗塞

狭心症での治療は薬物療法が主となり、**動脈硬化**を防ぐ**抗コレステロール薬**や狭窄が進行している場合には**抗血栓薬**が用いられるとともに狭心症発作時にはニトログリセリンなどの冠動脈拡張薬が用いられる。

動脈硬化
抗コレステロール薬
抗血栓薬

心筋梗塞の治療は、急性期には外科的治療が第一選択となり、陳旧性では再度の梗塞の予防のため抗血栓薬、降圧剤、抗コレステロール薬などが用いられる。

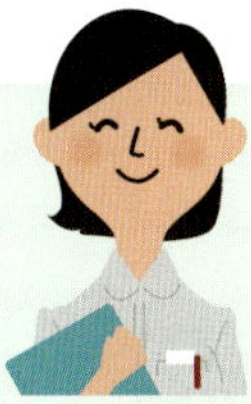

診療時の注意点

処置中の緊張や不安などによりストレスがかかったことで、狭心症の状態を引き起こす可能性があるため、できるだけストレスを小さくすることを心がけ、声かけを行うなどの配慮が必要となる。

3）不整脈

脈がゆっくり打つ、速く打つ、または不規則に打つ状態であり、多くの原因によって起こる。経過観察のみの場合から、外科的治療やペースメーカーの埋込までさまざまな治療が行われる。血栓の原因となることがあり、その場合は抗血栓薬が処方される。

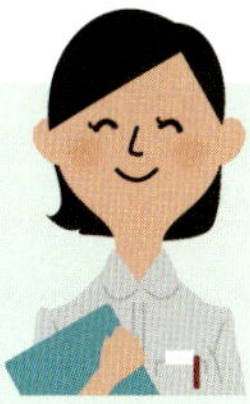

診療時の注意点

高齢者の脈拍は日常変化によっても変動する場合があるので、強いストレスをかけないよう声かけを行い、休憩を挟むなどの工夫が必要となる。また、変化に気づきにくい場合もあるため、生体情報モニタでモニタリングしながらの処置が望ましい。

4）弁膜症

心臓には右心房、右心室、左心房、左心室の４つの「部屋」があるが、心房と心室の間、心室と動脈の間には血液の逆流を防ぐ弁があり、それぞれ右心房→三尖弁→右心室→肺動脈弁→肺→左心房→僧帽弁→左心室→大動脈弁→全身という順番に血液が流れる。

これらの弁が先天的な異常、加齢や感染症、外傷などにより開きにくくなる、または閉じにくいなどがあると血流が阻害され、これらを心臓弁膜症という。

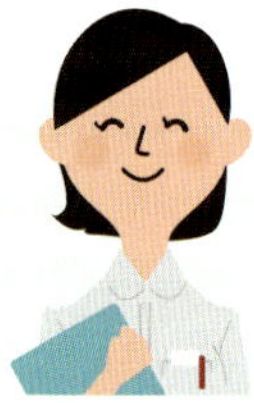

診療時の注意点

人工弁置換術（機械弁・生体弁）を受けた場合、口腔ケア強化の必要性を伝えることが必須である。また感染性心内膜炎予防のため、「感染性心内膜炎の予防と治療に関するガイドライン（2017年改訂版）」を参考に、処置にあわせて抗菌薬の術前投与を行う。

2 脳血管系疾患

脳血管疾患
→4章-2「1 脳血管疾患」参照

脳卒中

脳血管の異常によって起こる疾患で、いわゆる「**脳卒中**」といわれる疾患の総称。発生部位や範囲によって脳機能の障害が起こり、さまざまな後遺障害がみられる。

1）脳梗塞

脳梗塞

脳梗塞は、なんらかの原因で脳の血管（動脈）が詰まり、血流が途絶えることで脳の一部が壊死して起こる疾患である。血管が詰まる原因として主なものは動脈硬化による血管の狭窄と、血栓による血管塞栓がある。急性期の治療法としては血栓溶解療法やカテーテルによる再開通治療などがある。再発を防ぐために抗血栓薬や動脈硬化の進行を防ぐための抗コレステロール薬、降圧剤の服用が必要になる場合が多い。

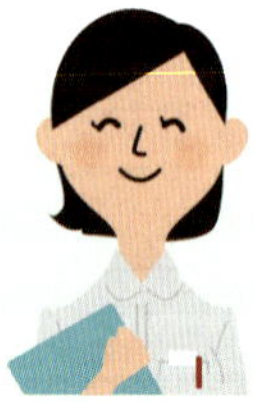

診療時の注意点

梗塞の範囲と場所によって症状や後遺症の程度が異なるため、麻痺や嚥下機能、咀嚼状態を確認する。再発を予防するために内服治療を行っているので、初診時は抗凝固薬や抗血小板薬などの服薬確認も必要となる。

2）脳出血（脳内出血）、くも膜下出血（脳動脈瘤）

（1）脳出血（脳内出血）

脳内の細い動脈が破れ、出血が起こることで血腫を生じ、周囲の脳神経細胞を圧迫したり脳のむくみを生じることで脳神経の障害を起こす疾患である。主な原因に高血圧が挙げられる。

（2）くも膜下出血（脳動脈瘤）

脳の外面を覆っている「くも膜」と脳との間で血管が破れ、出血を起こすことで生じる疾患で、多くは脳動脈瘤とよばれる血管にできた「こぶ」が破裂することで生じる。こぶができる原因は不明なことが多いが、高血圧などが動脈瘤破裂のリスク要因となる。

脳出血、くも膜下出血ともに高血圧がもっとも大きな再発リスクとなるため、降圧剤による血圧コントロールが重要となる。

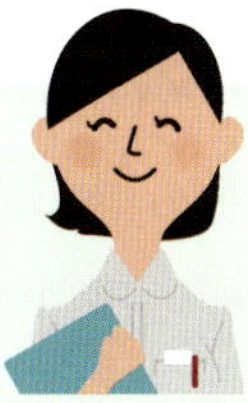

診療時の注意点

高血圧性脳出血は血圧管理が基本となるので、歯科処置中は生体情報モニタでのモニタリングを行う。抗凝固薬、抗血小板薬を内服している場合は、外科処置をはじめ、SRP実施時の出血にも注意を払う。

3　脳神経系疾患

脳や脊髄、神経の変性や機能の異常によって起こる疾患の総称。感覚や筋肉への指令が障害されることから、感覚・知覚異常や運動障害が引き起こされる疾患が多い。

1）パーキンソン

手の震え、動作や歩行の困難など特徴的な運動障害（パーキンソニズム）を示す進行性の神経変性疾患である。進行すると自力歩行も困難となり、車椅子や寝たきりになる場合がある。

他の原因でドーパミン（ドパミン）不足になることでも同様の症状を示すことから、ドーパミン分泌細胞の減少が原因であるものを**パーキンソン病**、他の原因によるものを**パーキンソン症候群**と呼ぶ。根本的治療法はなく、ドーパミン前駆物質薬（**抗パーキンソン病薬**）の投与などでの症状の改善が行われる。

パーキンソン病
→4章「2 生活機能を低下させる全身状態と疾患」参照

抗パーキンソン病薬

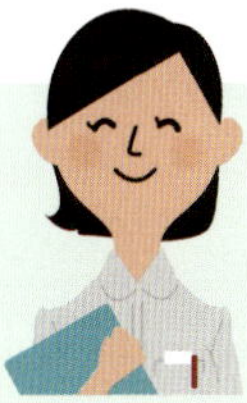

診療時の注意点

手、体の震え（振戦（しんせん））、筋肉の固縮（筋強剛）、無動（動作緩慢）、姿勢保持障害が出現し、歩行の一歩が出にくい（すくみ足）、小幅のすり足で歩く（ひきずり足歩行）、1度歩き出すと止まりにくい（突進現象）など、特徴的な動作を示すため診療室内では患者のリズムに合わせて歩行介助を行い、移乗や移動を行うようにする。

２）認知症、軽度認知障害

認知症は脳の器質的変性により知能や、記憶、見当識といった認知機能が低下する疾患であり、加齢による認知機能の低下を上回る機能低下を認めるものである。認知症の前段階として、認知症との診断に至るほどではないが認知機能や特に記憶機能が低下した状態を**軽度認知障害**（MCI：mild cognitive impairment）と呼ぶ。

認知症、軽度認知障害（MCI）
→４章-2「３ 認知症」参照

４ 代謝・内分泌系疾患

体内で、ある化学物質が他の化学物質に変換される仕組みである代謝系や、さまざまな細胞や器官を制御するホルモンの産生・分泌を行う内分泌系の障害により生じる疾患である。

１）糖尿病

糖尿病
インスリン

血液中のブドウ糖（グルコース）濃度である血糖値が適正より高い状態が慢性的に継続する疾患であり、血糖値を下げるホルモンである**インスリン**を産生する膵臓のβ細胞が破壊され、インスリン産生量が減少する**１型糖尿病**と、肥満などによりβ細胞でのインスリン産生量が低下するとともに、血糖を取り込み血糖値を下げる働きをもつ細胞でのインスリンの作用が減少し、高血糖が維持される**２型糖尿病**などがある。

１型糖尿病
２型糖尿病

糖尿病患者の95％以上が、生活習慣病である２型糖尿病であるとされる。

糖尿病には多くの合併症があることが知られ、特徴的な３つの合併症として糖尿病性神経障害、糖尿病性網膜症、糖尿病性腎症がある。

（１）糖尿病性神経障害

末梢神経障害による手足先端のしびれや感覚の低下、自律神経障害による便秘・立ちくらみなどがみられる。

（２）糖尿病性網膜症

硝子体や網膜の出血が起きるようになり、繰り返すごとに視力が低下する。重篤化により失明する場合もある。

（３）糖尿病性腎症

糖尿病で血糖の高い状態が続くことで全身の動脈硬化が進行し、腎臓に障害が及ぶと蛋白尿、ネフローゼ症候群等を経て慢性腎不全に至る。重篤化すると人工透析が必要となる。日本での人工透析の原因の第１位である。

他にも、心筋梗塞、閉塞性動脈硬化症、脳梗塞といった血管系疾患のリスクを大きく上昇させ、アルツハイマー型認知症のリスク要因でもある。歯科領域では歯周病のリスクを大幅に上昇させる。

糖尿病の治療は、１型では**インスリン自己注射**が、２型の場合は運動・食事療法とともに、十分な血糖コントロールができない場合は腸でのグルコー

インスリン自己注射

スの吸収を阻害したり、インスリン分泌を促進する経口血糖降下薬や、インスリン自己注射が選択される。

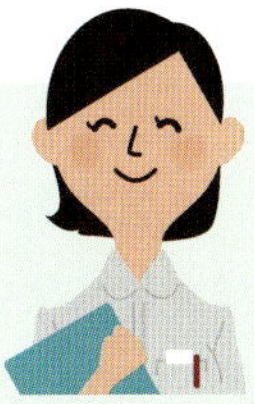

診療時の注意点

血糖コントロールの状況や内服薬を確認する必要がある。易感染性のため重症化する可能性もあり、特に観血処置時、HbA1c 7%以上の場合には、術前または術後に抗菌薬を服薬する必要性があるため、かかりつけ医への確認が必要となる場合がある。
診療前に食事摂取を行ったかを確認し、低血糖にも注意していく。

2）甲状腺機能障害

甲状腺は、全身の細胞の代謝を促進する甲状腺ホルモンや、血中カルシウム濃度を維持するホルモンであるカルシトニンを産生する器官である。この甲状腺の機能が、さまざまな原因で障害を起こし、ホルモンの産生が過剰になるものを甲状腺機能亢進症、逆にホルモン産生が減少し不足するものを甲状腺機能低下症という。

甲状腺機能亢進症では、全身のエネルギー消費の増大により、頻脈や高血圧、多食、体重減少、多汗、体温上昇、重い疲労感、性格の変化（怒りやすい、気分がコロコロと変わる、躁状態）などがみられる。

甲状腺機能低下症では、全身が十分にエネルギーの利用ができなくなることから、徐脈、不整脈、強い全身倦怠感、無力感、皮膚の乾燥、発汗減少、便秘、声がかすれる、体重増加、皮下に特有の粘液性の浮腫などがみられる。

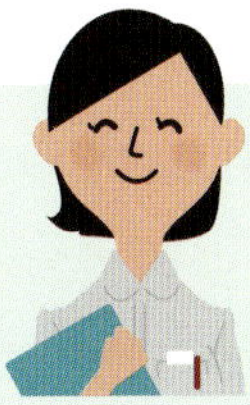

診療時の注意点

甲状腺ホルモンの値が高い時は、血圧上昇や動悸、頻脈が症状として現れるので、アドレナリン含有の局所麻酔を使用する際には、注意が必要となる。

3）肝機能障害

グルコース

肝臓は、**グルコース**をグリコーゲンに変換し貯蔵、またグリコーゲンをグルコースに変換し血糖を上昇させるなど血糖の維持作用、脂質の代謝、コレステロールの生合成、アミノ酸の代謝、アンモニアから尿素への変換、薬物およびアルコールの代謝など体内での代謝、排出、解毒、体液の恒常性の維持などで非常に多くの機能をもつ臓器である。中性脂肪の蓄積、ウイルス等の感染、多量の飲酒、腫瘍などによる肝細胞の破壊、障害などによって肝機能障害が生じる。脂肪肝、肝硬変、ウイルス性肝炎などの疾患がある。

肝機能の低下は自覚症状や所見が表れにくく、血液検査のデータ以外には一見正常に見えることが多い。重度になると疲労感や黄疸などが生じる場合もあるが、異常所見が表れにくい疾患である。

ウイルス性肝炎による肝機能障害では、持続的に**肝炎ウイルス**に感染した状態（＝肝炎ウイルスキャリア）であるかどうかが感染予防上重要であるため詳細な聞き取りが重要である。

肝炎ウイルス

診療時の注意点

感染予防の観点からも標準予防策（スタンダードプリコーション：standard precautions）を心がけ、対応する必要がある。

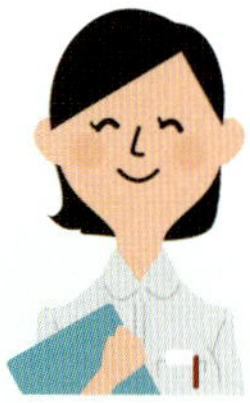

5 筋骨格系疾患

骨、筋肉、関節、靱帯、腱などに生じる疾患の総称で、運動機能に障害を生じるものが多い。

1）骨粗鬆症

後天的に発生した骨密度の低下、または骨質の劣化により骨強度が低下し、脆弱性骨折が発生しやすくなる疾患、あるいは、そのような骨の状態を指す。

薬剤によっては長期の服用により骨形成を抑制する作用をもつものがあり、ステロイドなどがある。

骨粗鬆症の治療では、破骨細胞を抑制する薬剤であるビスホスホネートや抗RANKL抗体が用いられることがあるが、これらの副作用として特徴的な顎骨壊死を生じることがある。

骨粗鬆症
→４章-2「８ 骨折」参照

診療時の注意点

侵襲的歯科治療を行う前にかかりつけ医へ診療情報提供を依頼し、ビスホスホネート製剤を服用するに至った現病の確認を行う必要がある。またビスホスホネート製剤の使用状況の確認も併せて行う。原則、休薬は不要となっている。

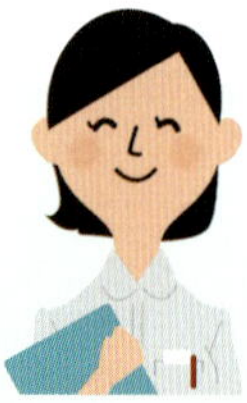

2）関節リウマチ

関節リウマチ

関節リウマチは、自己の免疫が主に手足の関節を侵し、これにより関節痛、関節の変形が生じる疾患である。四肢の関節にとどまらず、脊椎、血管、心臓、肺、皮膚、筋肉といった全身臓器にも病変が及ぶこともある。

発症のメカニズムは未解明であるが、生活習慣と遺伝的要因や感染症などによる免疫系の働きが関与していることを示唆する研究が多くある。また歯周炎と強い相関があると考えられる研究データもある。

初期では手を握ることが困難となる関節のこわばりなどが生じ、やがて手足の指の関節の痛み、徐々に手首、肘、膝などの大きな関節の関節痛に進行し、最終的には関節の変形が生じ、関節の曲げ伸ばしが困難となる。胸椎、腰椎などでは病変が生じないが頸椎では疼痛や変形による亜脱臼が生じやすく、頸椎亜脱臼による脊髄の損傷の可能性もある。

最も多く治療に用いられる薬剤はメトトレキサート（MTX〈商品名リウマトレックス〉）であるが副作用として口内炎を生じやすい。

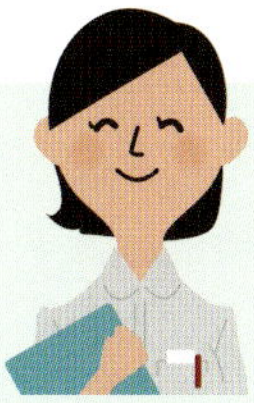

診療時の注意点

骨粗鬆症と同様に、ビスホスホネート製剤を使用の場合は、侵襲的歯科治療を行う前にかかりつけ医へ診療情報提供を依頼し、薬剤投与状況、投与期間などを確認する。

手指関節のこわばり、拘縮などから歯ブラシの把持が困難となるため、その人その人に合った歯磨き方法を指導していく。関節の痛みは肘、膝、肩、頸などに広がっていくため、診療台ヘッドのポジショニングを患者に痛みの出ない角度に合わせるよう配慮が必要となる。

3）人工関節置換

人工関節

変形性膝関節症や大腿骨頭壊死症、骨折などの外傷により疼痛や障害を生じた場合に**人工関節**への置換が行われることがあり、症例数は年々増加している。

多くは股関節や膝関節だが、近年では肩関節、肘関節、指関節、足関節（足首部）などの人工関節置換術も行われている。

原因となった疾患についても十分に考慮する必要があり、また術後に関節可動域の減少や制限がある場合もある。

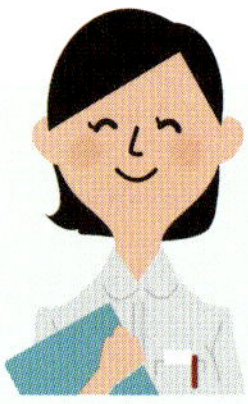

診療時の注意点

術後、脱臼予防の観点からADLの制限が指導されてきたが、近年、動作制限は必要としなくなってきている。ただし、転倒によって人工関節の周囲で骨折を起こしてしまうことがあるため、診療室内では転倒防止に努める必要がある。そのため、診療室への患者の誘導前には、診療室内の段差やスリッパ着用による転倒を防止する環境設定が重要となる。

6 その他の疾患

その他、高齢者でよくみられる疾患で、注意を要するものを以下に示す。

1）慢性閉塞性肺疾患

慢性閉塞性肺疾患
COPD

慢性閉塞性肺疾患（**COPD**：chronic obstructive pulmonary disease）は、肺胞の破壊や気道炎症により緩徐進行性および不可逆的に息切れが生じる疾患であり、咳や痰がみられることが多く、進行していくにつれて労作時の息切れがみられるようになり、運動機能は低下していく。喫煙や大気汚染が増悪因子となる。

根本的な治療法はなく、軽度では気管支拡張薬や去痰剤の投与、血中酸素濃度の低下がみられる重症例では在宅酸素療法が適応される。

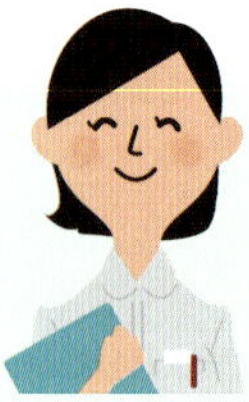

診療時の注意点

経皮的動脈血酸素飽和度（SpO_2）の測定を行い、在宅酸素療法を行っている場合は酸素ボンベの流量設定、残量を確認し、できるだけ短時間の処置で済むよう心がける。酸素ボンベの近くで火を使わないよう必ず注意する。

（糸田昌隆、西村　望、畔柳知恵子）

第3章　やってみよう

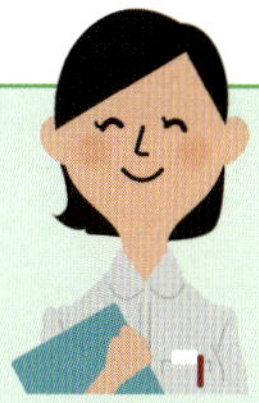

以下の問いに○×で答えてみよう（解答は巻末）

1．認知症対応型共同生活介護施設のことをグループホームという。

2．IADLとは、普通の生活を営むうえで不可欠な基本的行動をいう。

3．QOLを評価する方法にバーセル指数（Barthel index）や機能的自立度評価表（FIM）がある。

4．日常生活自立度は介護認定審査会の判定資料になっている。

5．BDR指標は、歯磨き、義歯脱着、うがいを評価する。

6．医療情報、歯科的問題点などを総合的に判断してプロブレムリストを作成する。

7．精神・心理機能の老化は、通常、身体機能の老化に比べ早い時期に始まる。

8．流動性知能は加齢にともない低下しやすい。

9．結晶性知能は老年期になっても維持されやすい。

10．虚血性心疾患患者では、治療中の脈拍変化に注意する必要がある。

11．不整脈患者の処置中には、可能な限り生体情報モニタによるモニタリングを行うとともに患者の様子を常時見守る。

12．人工弁置換患者では、感染機会を減らすため、できるだけ口腔ケアを行わないようにする。

13．糖尿病患者では、歯周病のリスクが上昇する。

14．人工関節置換後の患者では、動作制限が必須である。

15．脳梗塞の後遺症のひとつに嚥下障害がある。

16．関節リウマチの治療に多く用いられるメトトレキサートの副作用には歯肉炎がある。

17．パーキンソンなど運動障害のある患者では、治療中だけでなく入退室時やチェア移乗時の転倒に注意が必要である。

第４章

生活機能を低下させる疾患・症候

4

おぼえよう

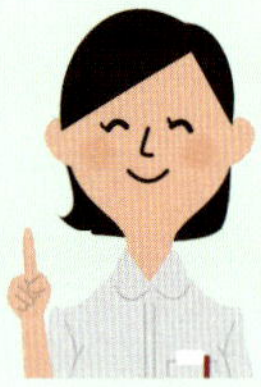

❶ 老年症候群とは、高齢者によくみられる、さまざまな心身の症状・徴候の総称である。

❷ 基本チェックリストは、65 歳以上の高齢者に対して生活機能が低下し、介護予防関連サービスが必要かの判断のために作成された評価法である。

❸ 脳血管疾患とは、脳の血管に何らかのトラブルが生じ、脳機能が失われる病気の総称である。

❹ 認知症とは、一度正常に発達した認知機能が後天的な脳の障害によって持続的に低下し、日常生活や社会生活に支障が起きるようになった状態である。

❺ 高齢者の認知症、うつ病、せん妄は症状が似ているため、それぞれの特徴や違いを正しく理解することが重要である。

❻ 神経・筋疾患は、脳、脊髄、末梢神経、筋肉の病変により運動障害を引き起こす疾患の総称である。

❼ フレイルとは、高齢期に生理的予備能が低下することでストレスに対する脆弱性が増し、生活機能障害、要介護状態、死亡などに陥りやすい状態を指す。

❽ サルコペニアとは、骨格筋量が低下し、筋力や身体機能が低下した状態を指す。

❾ ロコモティブシンドロームは「運動器の障害によって移動機能が低下した状態」であり、要支援や要介護へとつながるものである。

❿ 骨粗鬆症とは、「骨強度が低下し骨折のリスクが高まっている状態」であり、女性ホルモンの低下や運動不足、加齢などにより骨量が減少することにより生じる。

⓫ 65歳以上の要介護者等の介護が必要となった主な原因は、認知症が最も多い（令和4年度）。

1 生活機能とその評価

1 高齢期の生活機能とは

生活機能

生活機能とは人が生きていくために必要な機能全体の総称であり、特に高齢期では自立した生活を維持する能力は重要であり、世界保健機関（WHO）は「生活機能の自立」を高齢期の健康の指標とすることを提唱している（1984年）。このことは、「高齢者の健康」は「中年までの健康」とは少し考え方が異なり、少し病気があっても自分で日常生活を送れる状態、つまり「生活機能の自立」が重要であることを意味している。

アメリカの老年学者 Lawton は「高齢者の能力の7段階モデル」を示した（図1）。このモデルは本来、老化の過程を説明するためのものだが、社会的役割をもっていた人がその役割を失うと、状況判断による対応機会が少なくなり、その結果、知的好奇心が薄れ、生活範囲も限定されてしまう。さらに、併存疾患も増えることにより、要支援や要介護の状態へとゆっくり進んでいく傾向がある。このような変化が多くの人にみられるのが老化の特徴である。

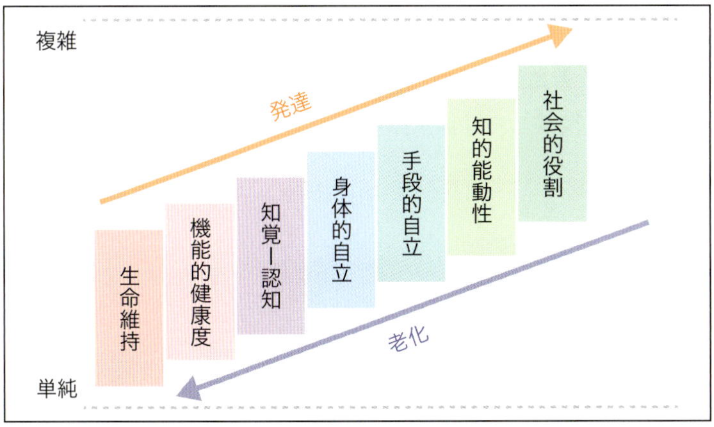

図1　高齢者の能力の7段階モデル
（Lawton, 1972）（文献1より改変引用）

2 生活機能を知るうえでの視点

高齢期の医療を円滑に提供するうえで、対象となる方の疾患の状態に加え生活機能の状態を理解することは重要である。その理解を深めるためにさまざまな視点、さらに評価法が考案されており、その代表的なものが、老年症候群と高齢者総合的機能評価である。

１）老年症候群

老年症候群とは、高齢者によくみられる、さまざまな心身の症状・徴候の総称であり、日常生活の自立を妨げることが多いため、治療を行う際には疾患対応に加え、介護・ケアの必要性も検討するための視点となる。

具体的には、難聴、視力障害、頻尿、めまい・ふらつき、息切れ、睡眠障害、物忘れなどが挙げられる。これらは年齢とともに生じ得る自然な変化だが、病的意義があるかどうかを判断することも重要なため、医科との連携も必要となる。患者の訴える日常生活のコメント（トイレに行く回数が増えた、息切れがする、聴こえにくくなったなど）を「老化」と片付けず他職種と情報共有する。この情報が、栄養障害、筋肉減少、**サルコペニア**、尿失禁、認知機能低下、転倒、抑うつ、意欲低下など、早期対応が必要な症状判断の徴候として役立つ。これらは**フレイル**との徴候とも重なる。

歯科衛生士は口腔健康管理に携わるとともに、必要に応じ適切な他職種と連携し、患者と家族を支援する。老年症候群に含まれる症状や徴候は、年齢を重ねるにつれて増加するため、これらをできるだけ見逃さず、適切な介入につなげることも、口腔健康管理に携わることに加えて重要であり、高齢者の生活機能さらには生活の質を支えることになる。

老年症候群

フレイル・サルコペニア

→後述「6 フレイル・サルコペニア」参照

２）高齢者総合的機能評価（CGA：comprehensive geriatric assessment）

高齢者総合的機能評価とは、高齢者を身体面、精神・心理面、社会・環境面から多角的に評価し、治療・ケアや生活機能の改善に活用する評価法である（表１）。下記に示す日常生活機能を含む各項目に関連した評価法を用い、医療を円滑に行うための情報を整理する。

高齢者総合的機能評価

表１　高齢者総合的機能評価（CGA）

項目	評価内容
日常生活の状況	食欲、排便・排尿、入浴、睡眠の状況
既往歴と内服歴	現在治療中の疾患、通院医療機関、服用薬剤（お薬手帳、服薬状況など含む）の確認
家族背景と介護状況	同居人の有無（独居など）、家族との関係、交友関係さらにキーパーソンの把握（介護状況・負担度、介護保険サービス利用状況など含む）
視力・聴力の評価	日常生活継続や転倒予防の観点から視力を確認。聴力低下は会話や社会参加の障害となるため、コミュニケーションを円滑に行うことができるかという視点で確認する

３ 生活機能評価

生活機能評価は多くの視点、評価項目に基づいて行うことが望ましいが、臨床現場では時間的制約などで実施困難なことが多い。ここでは、日常生活機能も含めた包括的高齢者評価スクリーニング、さらには主要な生活機能評価について紹介する。

1）スクリーニング

スクリーニング評価法として、基本チェックリストやCGA7がある。

（1）基本チェックリスト

65歳以上の高齢者に対して生活機能が低下し介護予防関連サービスが必要かどうかを簡単に判断するために作成され、地域で広く用いられている。内容は対象者自身の生活や健康状態を振り返り、チェックする形式で全25項目の質問で構成されている。

基本チェックリスト

→4章-2「6 フレイル・サルコペニア」参照

（2）CGA7（表2）

CGA7

簡便で有用性の高い評価法で、日常生活動作（ADL）、手段的日常生活動作（IADL）、認知機能、うつ、さらに意欲に関する7項目で構成されている。また、各項目の低下が疑われたケースでは、さらに詳細な評価法が「次のステップ」として提示されている。

表2　CGA7（文献2より改変引用）

	質問、確認項目	評価内容	正否、解釈	次のステップ
①	【外来患者の場合は】診察時の被験者の挨拶で判断	意欲	正：自分から進んで挨拶 否：意欲の低下	Vitality index
	【入院患者・施設入所者の場合は】自ら定時に起床する、もしくはリハビリへの積極性で判断		正：自ら定時に起床、またはリハビリその他の活動に積極的に参加 否：意欲の低下	
②	「これから言う言葉を繰り返して下さい（桜、猫、電車）」、「あとでまた聞きますから覚えておいて下さい」	認知機能	正：可能（できなければ④は省略） 否：復唱ができない ⇒ 難聴、失語などがなければ中等度の認知症が疑われる	MMSE、HDS-R
③	【外来患者の場合は】「ここまでどうやって来ましたか？」 【入院患者・施設入所者の場合は】「普段バスや電車、自家用車を使ってデパートやスーパーマーケットに出かけますか？」	手段的ADL	正：自分でバス、電車、自家用車を使って移動できる 否：付き添いが必要 ⇒虚弱か中等度の認知症が疑われる	IADL
④	「先ほど覚えていただいた言葉を言って下さい」	認知機能	正：ヒントなしで全部正解。認知症の可能性は低い 否：遅延再生（近時記憶）の障害⇒軽度の認知症が疑われる	MMSE、HDS-R
⑤	「お風呂は自分ひとりで入って、洗うのに手助けはいりませんか？」	基本的ADL	正：⑥は、失禁なしか集尿器で自立と判断。入浴と排泄が自立していれば、他の基本的ADLも自立していることが多い 否：入浴、排泄ともに×⇒要介護状態の可能性が高い	Barthel index
⑥	「失礼ですが、トイレで失敗してしまうことはありませんか？」			
⑦	「自分が無力だと思いますか？」	情緒・気分	正：無力と思わない 否：無力だと思う⇒うつの傾向がある	GDS-15

2）日常生活動作（ADL）

ADLの評価には、基本的ADL（BADL）と手段的ADL（IADL）のそれぞれで異なる方法を用いる。

（1）BADLの評価

BADLを評価する代表的なツールは、**Barthel index**である。このツールは「できるADL」を評価するもので、以下の10項目で構成される：食事、車椅子からベッドへの移乗、整容、トイレ動作、入浴、歩行、階段昇降、着替え、排便コントロール、排尿コントロール。それぞれの項目を2～4段階で評価し、合計点は100点満点で表される。また、**FIM**（functional independence measure）という評価ツールもあり、「しているADL」を評価するもので、各項目の評価がやや複雑な点が特徴である。

Barthel index、FIM
→３章-1「2　全身状態」参照

（2）IADLの評価

IADLを評価するためには、Lawtonの尺度や**老研式活動能力指標**がよく用いられる。これらのツールは項目が異なるが、買い物、食事の準備、金銭管理、コミュニケーションなどの活動を評価することが可能である。

IADL、老研式活動能力指標
→３章-1「2　全身状態」参照

3）認知機能

認知機能をスクリーニングするためのツールには、**MMSE**（mini-mental state examination）、**HDS-R**（改訂長谷川式認知症スケール）（表3）、**MoCA-J**（japanese version of montreal cognitive assessment）などがある。これらは、患者の特性や医療従事者の慣れに応じて使い分けるとよい。これらの検査では、合計点数だけに注目することが多いが、どの項目でどのように減点されたかを詳しくみることで、患者の障害の特徴をより具体的に把握できる。

MMSE
HDS-R
MoCA-J

4）気分・意欲・QOL

高齢者診療では、心理や精神面の評価も重要である。「気分」を評価するためには、老年期うつ病評価尺度（GDS15：geriatric depression scale 15）が使われる。「意欲」を測るにはvitality index、生活の質（QOL）の評価にはEQ5D（EuroQol 5 Dimension）やSF-6D（short form 6 dimension）といったツールが用いられる。

5）社会的背景

社会的背景は多岐にわたり、定量化が難しい要素を含むため、社会的背景を総合的に点数で評価できる標準的評価は考案されていない。一方で、高齢者の社会的孤立に注目した、Lubben Social Network Scale短縮版（LSNS-6）などが考案されており、高齢者の社会的背景のひとつの側面を評価する手段として用いられている。今後さまざまな評価法が考案されることが期待される。ただ社会的背景を評価する際には、特定のツールだけに頼るのではなく、家族構成、自宅環境、要介護認定の状況、経済状況など、幅広い情報を総合的に把握することが重要である。

表３　HDS-R（改訂長谷川式認知症スケール）（文献３より改変引用）

項目	質問・評価方法		点数
1	お年はおいくつですか？　(2 歳までの誤差は正解)		0　1
2	今日は何年何月何日、何曜日ですか？ (年／月／日／曜日、各 1 点)	年	0　1
		月	0　1
		日	0　1
		曜日	0　1
3	私達が今いるところはどこですか？　(自発的に出れば 2 点、5 秒おいて、家／病院／施設から正しく選べられれば 1 点)		0　1　2
4	これから言う 3 つの言葉を言ってみてください。後で聞くので覚えておいてください。(以下、①②どちらかを採用) ①a 桜・b 猫・c 電車　②a 梅・b 犬・c 自転車		0　1
			0　1
			0　1
5	100 から 7 を順番に引いてください。(100-7 は？、それから 7 を引くと？と順番に質問。最初の答えが不正解なら打ち切る)	93	0　1
		86	0　1
6	これから言う数字を逆から言ってください。(6・8・2／3・5・2・9 を逆に言ってもらう。3 桁の答えが不正解なら打ち切る。	2・8・6	0　1
		9・2・5・3	0　1
7	さきほど覚えてもらった言葉をもう一度言ってください。 (自発的に回答があれば 2 点、もしなければ以下のヒントを与え、正解なら 1 点) a 植物、b 動物、c 乗り物		a 0　1　2
			b 0　1　2
			c 0　1　2
8	これから 5 つの品物を見せます。それを隠しますので、なにがあったかを言ってください。(時計、鍵、タバコ、ペン、硬貨など、無関係なもの)		0　1　2 3　4　5
9	知っている野菜の名前をできるだけ多く言ってください。(答えた野菜の名前を書き留める。途中で 10 秒待ってもでないときは打ち切る) (0 〜 5＝0 点、6＝1 点、7＝2 点、8＝3 点、9＝4 点、10＝5 点)		0　1　2 3　4　5
			合計点 点

（平野浩彦）

文献

1）芳賀 博：高齢者における生活機能の評価とその活用法．ヘルスアセスメントマニュアル－生活習慣病・要介護状態予防のために－．厚生科学研究所，86-112，2000.

2）鳥羽研二：高齢者総合的機能評価ガイドライン．日老医誌 42（2），177-180，2005.

3）加藤伸司 他：改訂長谷川式簡易知能評価スケール（HDS-R）の作成．老年精医誌 2 (11), 1339-1347．1991.

2　生活機能を低下させる全身状態と疾患

1　脳血管疾患

脳血管疾患

脳血管疾患とは、脳の血管に何らかのトラブルが生じ、脳機能が失われる病気の総称で、脳卒中も脳血管疾患の代表的なひとつである（図２）。脳卒中には、脳梗塞、脳（内）出血、くも膜下出血などが含まれる（図３）。

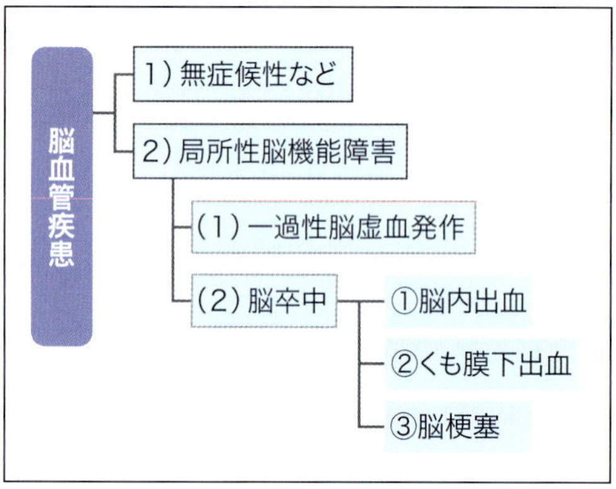

図２　脳血管疾患の分類

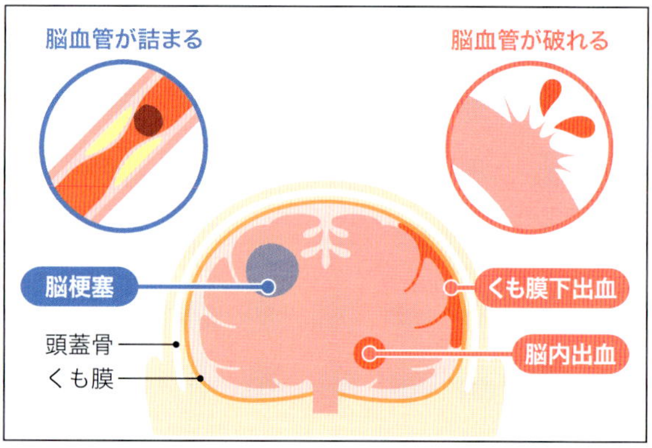

図３　脳卒中の分類

１）無症候性脳血管障害

神経症候・自覚症状はないものの、検査画像に脳血管病変があるものを指し、高齢期になるとその頻度は高くなる。

２）局所性脳機能障害

意識障害などの神経症状（麻痺、しびれなど）をともなうものを指し、症状の持続時間によって一過性脳虚血発作と脳卒中に分けられる。

（１）一過性脳虚血発作（TIA：transient ischemia attack）

一時的に脳の血流が止まり脳の血管が詰まることで、手足が痺れたり、言葉がうまく話せなくなったりする症状が突然現れる。これらの症状は、脳梗塞と似ているものの数時間以内に消失することがあるが、その後の脳梗塞発症リスクが高いとされ、適切な対応が必要である。

（２）脳卒中

脳卒中

脳の血管が詰まったり破れたりすることで、麻痺やしびれ、ろれつが回らないといった症状が突然現れる状態を**脳卒中**という。この症状は後遺症が残る場合もある。脳卒中で最も多いのは脳梗塞で、全体の約 75% を占める。

①脳内出血：脳の中に出血が起こる状態である。これは、血管が壊れて出血することが原因で、特に微小な動脈が破れることが多い。生活習慣病との関連が深く特に高血圧は危険因子である。
②くも膜下出血：くも膜下腔に出血が生じ、突然の頭痛、吐き気、意識障害が生じる。出血による脳圧上昇が長期に及ぶと致死率は高まり、運動障害や高次脳機能障害などの後遺症のリスクも高まる。
③脳梗塞：脳血管がさまざまな原因で詰まることにより、手足の麻痺や言語障害などが生じる。後遺症として残ることがあり、早期発見・早期治療とリハビリテーションが重要とされている。

2 脳血管疾患と口腔健康管理

脳血管疾患のなかで、特に脳卒中患者への的確な口腔健康管理の実施は歯科の専門性が求められる。脳卒中後は多様な合併症が存在し、急性期、回復期や維持期において、その合併症を理解し口腔健康管理を行うこととなる。合併症の具体例として、呼吸器および尿路感染症などの感染症の頻度は高く、特に呼吸器感染症の背景にある嚥下機能低下による**誤嚥（嚥下）性肺炎**への対応は歯科の専門性を高く求められる。その他の合併症としては、転落・転倒、痙攣、褥瘡、深部静脈血栓症、肺塞栓症、うつ状態、せん妄などがある。特に高齢者においては、これらの合併症の発生頻度が高まる。

誤嚥（嚥下）性肺炎

1）口腔衛生管理

脳卒中患者では、体の動きが少なくなることや、自分で口の中を清潔に保つ力（自浄性）が低下することにより、口の中の衛生状態が悪化しやすい。そのため、特に急性期には口腔衛生管理が重要である。口腔衛生管理の目的は、口腔細菌が原因で感染症（呼吸器感染症：嚥下性肺炎など）を起こさないようにすることだけでなく、口の働き（口腔機能）を活性化させて「口から食べる」という機能を回復させ、維持することにもある。

口腔衛生管理の際には、患者の状態（麻痺、意識状態など）、服薬情報（「血をサラサラにする薬（**抗血栓薬**）」など）を把握することが大切である（表4）。

抗血栓薬

表4　口腔衛生管理を行う際のポイント

項目	ポイント
安全性	嚥下機能が低下しているケースもあるため、患者が誤嚥しないように体位などに配慮する
快適さ	患者ができるだけリラックスしてケアを受けられるように、意識状態、認知機能さらには麻痺部位などを把握する
有効性	患者状態に応じた適切な口腔衛生管理用品（歯ブラシ、補助清掃用具、粘膜ブラシ、口腔ケア用スポンジ、舌ブラシ、含嗽剤・洗口剤、保湿剤など）を選択し、口腔の清潔や機能改善にしっかりつながるケアを行う

体位
→5章-3「6 体位」参照

これらを意識することで、患者にとってより良い口腔衛生管理の提供に近付けることができる。

2）口腔機能管理

脳卒中が起こると、運動麻痺や意識障害により口腔機能および摂食嚥下機能が低下し、誤嚥の原因となる。これらの機能は舌や咽頭、喉頭などが無意識に連携して行う複雑な動きであるが、脳卒中によりこの連携が困難になると、食物や唾液が気管に入り（誤嚥）やすくなる、その結果として肺炎が発生する。特に対応が困難で問題となるのは、むせをともなわない誤嚥（**不顕性誤嚥**）が原因で生じる肺炎である。誤嚥を予防し肺炎の発生を予防するためには、リハビリテーションによる嚥下機能の訓練も重要である。また、適切な評価に基づく対応、さらに前述の口腔衛生管理も欠かせない。

不顕性誤嚥

3 認知症

1）認知症の概念

認知症とは「一度正常に発達した認知機能が後天的な脳の障害によって持続的に低下し、日常生活や社会生活に支障が起きるようになった状態」とされる。またその認知機能低下の原因として、認知症と間違えられやすい症状の原因である、せん妄やうつ病などが除外されれば認知症とされる。

認知症

2）認知症の原因疾患

認知症や似た症状を引き起こす病気にはさまざまな種類があり、**アルツハイマー（Alzheimer）型認知症**が最も多い。次いで、**血管性認知症**、**レビー（Lewy）小体型認知症**、**前頭側頭型認知症**が続く。これらの特徴を表５に示す。また高齢者では、これらの病気が複数重なる場合もある。

アルツハイマー型認知症
血管性認知症
レビー小体型認知症
前頭側頭型認知症

表５　認知症の分類・割合と主な特徴や言動・行動（文献１、２より作成）

病型	割合	主な特徴	言動・行動例
アルツハイマー型認知症	67.6%	・海馬や大脳皮質を中心に、広範な神経細胞の脱落を認める ・ゆるやかに進行し、初期から物忘れが目立つ	・計画性がなくなる ・経験したことを忘れる ・時間の感覚が薄くなる
血管性認知症	19.5%	・脳血管障害に関連してあらわれる ・脳卒中発症後に急速に発症する ・段階的に進行するものと、緩徐に進行するものがある	・手足のまひ ・ろれつが回らない ・忘れやすくなる
レビー小体型認知症	4.3%	・認知症とパーキンソン症状が主症状 ・レビー小体が脳幹や大脳皮質に出現 ・調子がよい、悪いときの変動がある	・睡眠中に大声を出し、手足を動かす ・身体の動きが遅くなる ・幻覚や幻聴が起きる
前頭側頭型認知症	1.0%	・前頭葉や側頭葉の萎縮等の大脳前方領域に主因がある ・行動や人格に大きな変化が出やすい	・言葉が出ない ・意欲ややる気が出ない ・ルールや規則などが守れない

3）認知症の症状とその要因

認知症では、脳の変化によって「注意力」「実行力」「記憶」「知覚・運動」などの認知機能が低下する。**身体的要因、環境的要因、心理･社会的要因**が要因・誘因となり、**中核症状**に**記憶障害、見当識障害、失行、失語、失認、遂行機能障害（実行機能障害）**などがあり、**行動・心理症状**（BPSD：behavioral and psychological symptoms of dementia）として、不安、興奮、幻覚、妄想などが起こり、さらに、大声や乱暴な行為など強い精神症状として現れることもある。BPSDに対応するためには、その要因・誘因を理解することが求められる（表6）。

身体的要因
環境的要因
心理・社会的要因
中核症状
記憶障害
見当識障害
失行
失語
失認
遂行機能障害（実行機能障害）
行動・心理症状（BPSD）

表6　認知症の主な要因・誘因（文献3より作成）

要因・誘因	関連する症状・状況等
身体的要因	基礎疾患、血圧、疼痛、便通異常、薬の副作用、歯の痛み 等
環境的要因	自宅から病院への入院、退院など、生活環境の刺激（音、明るさ、閉鎖的な空間） 等
心理・社会的要因	不安、孤独、過度のストレス、医療･介護スタッフとのコミュニケーション不良、話し相手の不足　等

4）認知症の進行と医療ニーズの変化

認知症の進行は原因疾患や個人差があるが、アルツハイマー型認知症は比較的一定のパターンで進行する。この進行に合わせた医療ニーズを理解することで、予測した対応が可能となる。具体的なニーズとして、①認知症そのものの治療、②認知機能低下やBPSDを悪化させる要因への対応、③一般的な身体疾患の治療、④最終的な看取りを含む包括的な医療などがある（図4）。

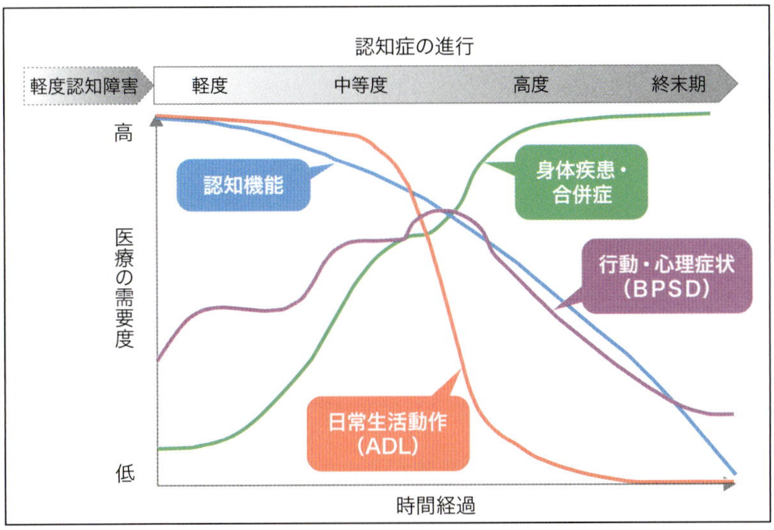

図4　認知症の進行と医療ニーズの変化
（文献4より改変引用）

歯科治療などの医療サービスを提供する際は、本人や家族の心理に配慮し、認知機能や日常生活能力、身体疾患、BPSD の変化に応じた適時適切な対応が求められる。

また、健常ではないが認知症でもない移行期は「**軽度認知障害**（MCI：mild cognitive impairment)」と呼ばれ、この段階での対応も重要とされている。

軽度認知障害（MCI）

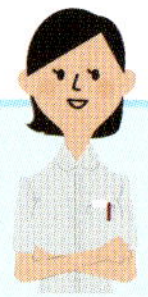

MEMO

BPSD

認知症は主に認知機能の障害が原因であり、それにともなって現れる精神症状や行動の問題は行動・心理症状（BPSD）と呼ばれる。これらの症状を理解するには、認知機能障害を中心に据え、それに付随する行動や心理の問題を分けて考えるとわかりやすい（図５）。

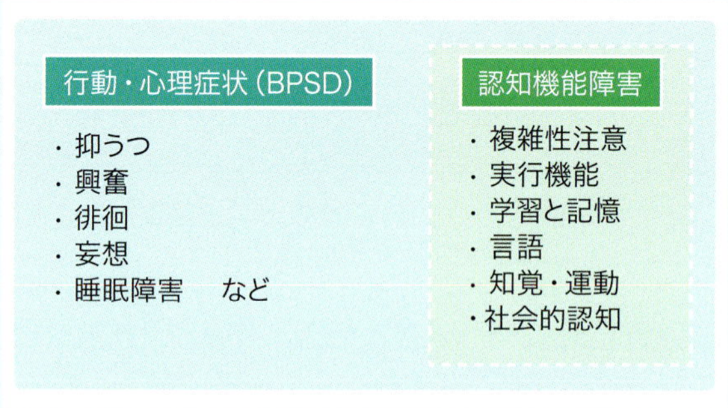

行動・心理症状（BPSD）
・抑うつ
・興奮
・徘徊
・妄想
・睡眠障害　など
認知機能障害
・複雑性注意
・実行機能
・学習と記憶
・言語
・知覚・運動
・社会的認知

図５　認知機能障害と行動・心理症状（BPSD）の関係
（文献４より改変引用）

５）歯科医療現場での対応

歯科医療現場は、健常者にとっても不安や恐怖を感じやすく、特に認知症の人にとってはBPSD の起こりやすい環境である。そのため、安心できる対応、環境づくりが重要となる（図６）。

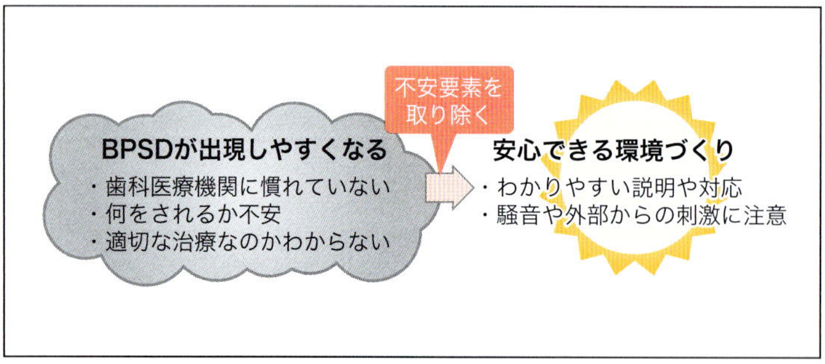

図６　認知症患者への対応
（文献４より作成）

また、認知症は進行性の病気であり症状が徐々に変化していく。そのため、以下に示す、その進行状況に応じた、適時適切な口腔衛生管理が求められる。

①軽度認知障害（MCI）から認知症初期

この段階では、うがいや歯磨きは自分でできるが、次第に自身による口腔清掃の質が下がっていく。認知機能（記憶など）低下により歯磨き自体を忘れてしまったり、その行為が雑になることがある。そのため、口腔清掃を習慣化するための支援や、歯磨きを促す声かけが必要になる。また、本人の「自分のことは自分でやりたい」という気持ちを尊重することも重要である。

②初期から中等度

この段階では、体の動きに少しずつ不具合が生じ、複雑な動作を理解するのも難しくなる。例えば、うがいの所作が難しくなり、さらに自分だけで適切な口腔清掃をするのが困難になる。一方で本人ができる行為を把握・尊重し、自尊心を傷つけないような口腔衛生に関連する支援が必要である。また、義歯を失くしてしまうことが増えるため、その管理にも注意が必要である。

③中等度から重度

この段階では、医療機関への通院が難しくなり、自宅や施設でのケアが中心となる。口腔清掃の重要性を本人が理解できなくなり、介助を拒むこともある。義歯を自分で取り外すのが難しくなり、うがいを促してもコップの水を飲んでしまうことがある。本人ができることを活かしながら、誤嚥などに注意したケアが必要である。

（平野浩彦）

文献

1）厚生労働省：「都市部における認知症有病率と認知症の生活機能障害への対応」（平成24年度厚生労働科学研究費補助金 認知症対策総合研究事業.
2）令和3年度改訂版「歯科医師、薬剤師、病院勤務の医療従事者」認知症対応力向上研修教材.
3）正木治恵 監：老年看護学 改訂版（放送大学教材）. 日本放送出版協会. 2009.
4）かかりつけ医等の認知症対応力向上研修カリキュラムに関する調査研究委員会 編：歯科医師認知症対応力向上研修テキスト. 2024.

4 うつ病・せん妄

高齢者の認知症、うつ病、せん妄は症状が似ており、混同されやすい場合がある。その特徴をとらえて対応することが重要である。

1）うつ病

うつ病は、抑うつ気分（憂うつ、気分が重い）や何事にも興味をもてなくなる、おっくうになる、思考力が落ちるなどの症状が続き、不眠や食欲不振、倦怠感などの身体症状をともなう疾患である。年齢にかかわらず発症するが、高齢者は、身体的・社会的にさまざまな喪失体験や重大なライフイベント（病気、死別、社会的役割の低下など）と慢性的ストレスを感じる場面が多いことから、うつ状態になりやすいと考えられている[1)]。

（1）原因・分類

うつ病は、ストレスや遺伝素因、性格要因、心理・社会的要因などが発症に関与するとされている。また脳内の神経伝達物質であるセロトニン、ノルアドレナリンの機能的欠乏とも考えられている[2,3]。

うつ病は、症状の現れかたで大きく２つに分類される。気分の低下、憂うつな気分などの心の状態が強くなり抑うつ状態を認める「**大うつ病性障害**」と、気分の高揚、活力や活動性が増加する躁状態と抑うつ状態の両方が起こる「**双極性障害**」がある。

大うつ病性障害

双極性障害

（2）病態・症状

うつ病の主な症状は、精神症状と身体症状がある（表７）。これらの症状は朝に悪化し、午後から夜にかけて徐々に改善するという日内変動がみられることがよくある。

（3）口腔健康管理でのポイント

三環系抗うつ薬やフェノチアジン系抗精神病薬の副作用で口腔内が乾燥し、う蝕や歯周疾患を誘発することがある[2]。また、抑うつ気分や精神運動制止などにより、口腔衛生状態が不良になりやすいといわれている。歯科衛生士が歯科保健指導を担当する機会も多くなるため、うつ病に対する知識を備えたうえで口腔内だけではなく、表情や話し方、行動などを注意深く観察し、うつ病の状態を見極め、対応する必要がある[4]。

表７　うつ病の症状

精神症状	抑うつ気分	気分が沈んだり、憂うつになったりする
	興味や喜びの喪失	これまで好きだったことに興味がわかない、何をしても楽しくない
	精神運動の障害（強い焦燥感・運動の制止）	話し方や動作が普段より遅くなっている、言葉がなかなか出てこない、声が小さい
	強い罪責感	自分を責める、些細な出来事で悩む
	思考力や集中力の低下	集中力がなくなる、物事が決断できない
	希死念慮	死にたい、消えてしまいたい、いなければよかったと思う
身体症状	食欲の減退または過多	何を食べてもおいしくない、味覚障害
	睡眠障害	入眠、熟眠障害、早期覚醒
	易疲労感・脱力感・無力感	疲れやすさ、気力の減退など
	疼痛	頭痛、腰痛、腹痛など

2）せん妄

せん妄は、急性／一過性に経過し、注意障害と意識混濁をともなう症候群で、注意力の低下や思考力の混乱を主な特徴としている。急に発症し、１日のなかでも変動しやすい。認知症やうつ病と誤認されやすいが、発症経過や症状の経過が異なる（表８）[5]。

（1）原因・分類

せん妄は一時的、可逆的な脳の機能不全状態であり、意識障害を基盤に、機能低下を起こす脳の部位により、出現する症状が異なる。せん妄を引き起

表8　せん妄・認知症・うつ病の違い（文献5より引用）

	せん妄	アルツハイマー型認知症	うつ病
発症経過	急激で発症時期が明確	年単位で進行	週または月単位、何らかの契機
発症の変化	1日のなかで変動	ほぼ一定（BPSDを除く）	ほぼ一定、夕方にやや軽減
話をすること	話題がころころ変わる 視線が一定ではない つじつまが合わない	同じ話を繰り返す 昔の話が多い	ぼそぼそ話す 悲観的、自責的 つじつまは合う
難しい質問をすると	答え（られ）ない 怒る、黙る、寝る	はぐらかす 間違える、怒る	「わかりません」と言いつつ正しく答える
食事	食べたり、食べなかったり	むらがあっても同じペース	ずっと食べられない
睡眠パターン	日中傾眠、夜間覚醒	パターンは一定	ずっと眠れない、早朝覚醒

こす原因として、薬剤、入院、脱水、感染症、発熱、睡眠不足などがある。高齢者のせん妄は、精神活動と覚醒レベルに基づいて、過活動型、低活動型、混合型の3型に分類される。過活動型は興奮、不眠、落ち着きがない、幻覚、妄想、点滴チューブを自分で抜いてしまうなどの症状を示す。低活動型は傾眠、無気力、反応が乏しい、食欲の低下、自分がどこで何をしているかわからなくなるなどの症状を示す。混合型は過活動型と低活動型の症状が混在する[5,6]。

（2）病態・症状

せん妄の症状はさまざまであるが、注意の障害、認知機能の障害、感情の変動、睡眠・覚醒リズムの障害、幻覚や錯覚などがある。これらの症状は、日内変動がみられ夕方から夜にかけて症状が強く表れる場合が多い[6]。

（3）口腔健康管理でのポイント

意識障害の場合は、昏迷や半昏睡、昏睡状態では意思疎通が困難であるため、誤嚥に注意する必要がある。過活動型で興奮している場合には、意思疎通が困難なだけでなく、口腔のケアを拒否する場合があるため、症状が出現する時間帯を多職種と共有し、介入する時間などを考慮する必要がある。

5　神経・筋疾患

神経・筋疾患は、脳、脊髄、末梢神経、筋肉などに病変が生じることで、運動に障害を起こす疾患の総称である。高齢になるほど有病率が高く、生活機能を低下させる全身疾患である。代表的な疾患には、パーキンソン病、筋萎縮性側索硬化症（ALS）、脊髄小脳変性症、筋ジストロフィー、ギラン・バレー症候群などがある。本項では、パーキンソン病と筋萎縮性側索硬化症（ALS）について解説する。

1）パーキンソン病

パーキンソン病（Parkinson's disease）は、脳内の黒質にあるドパミン産生細胞が変性・消失することにより生じる疾患である。50 ～ 60 歳代で発症することが多く、神経変性疾患ではアルツハイマー型認知症に次いで頻度が高い。神経伝達物質である**ドパミン**が減少することにより**錐体外路症状**が現れる[7]。

ドパミン
錐体外路症状

（1）原因・病態・症状

原因は現段階では不明である。主な症状を表９に示す[8]。

代表的な運動症状として、**無動**、**振戦**、**筋強剛（筋固縮）**、**姿勢保持障害**などが現れる。

無動
振戦
筋強剛（筋固縮）
姿勢保持障害

表９　パーキンソン病の症状

運動症状	1. 無動（運動緩慢）：動作が遅い、動けない 2. 振戦：安静時に、手、足、あごなどの震えが生じる 3. 筋強剛（筋固縮）：全身の筋肉がこわばり、スムーズに動かしにくい 4. 姿勢保持障害：身体のバランスが悪く、倒れやすくなる 5. その他（姿勢異常）：同時に２つの動作ができない、自由にリズムを作る能力の低下
非運動症状	1. 睡眠障害：入眠障害、日中の過眠、レム睡眠行動障害 2. 精神・認知・行動障害：意欲の低下、抑うつ、幻視・妄想 3. 自律神経障害：便秘、頻尿、起立性低血圧、発汗異常、むくみ、冷え 4. 感覚障害：嗅覚低下、痛み 5. その他の非運動症状：体重減少、疲労、流涎

（文献８より作成）

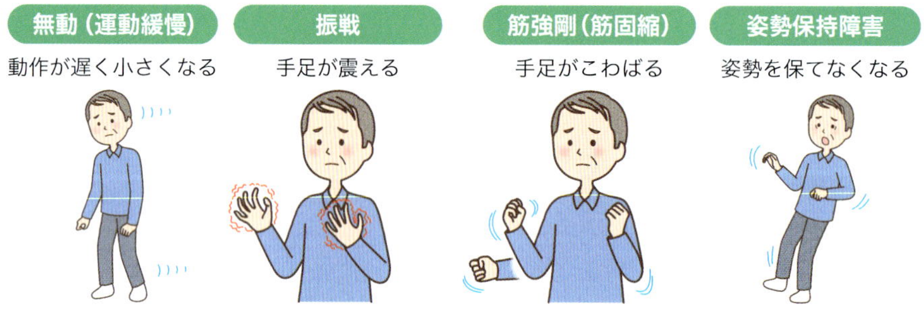

上記の運動症状に加えて、意欲の低下、幻視、妄想、自律神経症状（便秘、起立性低血圧、食事性低血圧、発汗、むくみなど）、認知障害、嗅覚障害、睡眠障害、精神症状などのさまざまな非運動症状が認められる。また運動合併症であるジスキネジア、ジストニアなどがある。ジスキネジアとジストニアはともに錐体外路症状の一種で、意思に反して筋肉が収縮したり、硬くなり、姿勢保持や動作が困難になる[8]。

パーキンソン病の進行度を示す指標として、ホーン・ヤール（Hoehn-Yahr）の重症度分類および生活機能障害度がある（表 10）。

表 10 ホーン・ヤールの重症度分類と生活機能障害度

ホーン・ヤールの重症度分類	生活機能障害度
I 度 ふるえや筋肉のこわばりが、片側の手足のみに出現	**1 度** 日常生活、通院にほとんど介助を要しない
II 度 ふるえや筋肉のこわばりが、両側の手足に出現	
III 度 姿勢反射障害（姿勢保持障害）が出現	**2 度** 日常生活、通院に部分的介助を要する
IV 度 起立や歩行はかろうじてできるが、日常生活に部分的な介助が必要	
V 度 起立や歩行が困難となり、車椅子または寝たきりの状態で、全介助が必要となる	**3 度** 日常生活に全面的介助を要し、独立では歩行起立不能

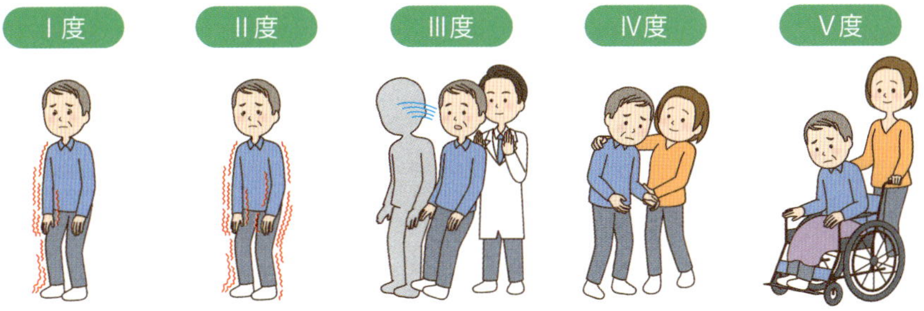

（2）口腔健康管理でのポイント

振戦や筋強剛などの運動症状から、自身で義歯の着脱や口腔清掃がうまくできない場合がある。また、**オーラルジスキネジア**により、義歯の使用困難や、開口保持が難しいなどの問題から口腔内の衛生状態が悪化することも多い。体調が時刻によって大きく変動することがあるため、本人や介助者と相談し、口腔健康管理の時間などを調整することが望ましい。また、約半数に嚥下障害が存在するとの報告から、誤嚥や誤嚥性肺炎に注意が必要である[9)]。

> **オーラルジスキネジア**
> 口腔に起こる不随意運動。

> **不随意運動**
> 自分の意思とは関係なく、体が勝手に動いてしまう現象。

2）筋萎縮性側索硬化症（ALS：amyotrophic lateral sclerosis）

筋萎縮性側索硬化症（ALS）は、進行性に筋力低下を生じる運動神経系の難病である。筋肉そのものが障害されるのではなく、筋肉を動かすための神経（運動ニューロン）が侵される疾患である。徐々に全身の骨格筋が萎縮して、四肢の筋力低下（四肢の運動麻痺（まひ）、摂食嚥下障害、呼吸麻痺）などが生じる[7)]。

（1）原因・病態・症状

一次運動ニューロン（上位運動ニューロン）と二次運動ニューロン（下位運動ニューロン）が選択的にかつ進行性に変性・消失していく原因不明の疾患である[10)]。症状の進行にともない、四肢体幹の筋力低下、**球麻痺**にともなう運動症状、呼吸筋麻痺にともなう呼吸不全症状が出現する。これらに加

球麻痺

えて、認知機能低下、情動調節障害、身体各所の疼痛、抑うつ、倦怠感、睡眠障害、筋痙攣、流涎、便秘などの非運動性症状を生じる可能性がある[11]。また、運動症状の発症様式により特徴が分かれる。上肢型（普通型）は、上肢の筋萎縮と筋力低下が主体で、下肢は痙縮を示す型である。球型（進行性球麻痺）は、言語障害、嚥下障害など球麻痺が主体となる型である。下肢型（偽多発神経炎型）は、下肢から発症し、下肢の腱反射低下・消失が早期にみられ、下位運動ニューロンの障害が前面にみられる型である[2]。

（2）口腔健康管理でのポイント

球麻痺症状には摂食嚥下障害、構音障害ならびに舌筋の萎縮など口腔と関係する症状が多く認められるため、誤嚥や誤嚥性肺炎に注意が必要である。また、筋力低下にともないセルフケアが困難になるため、発症後早期から継続した口腔健康管理が必要である。

（森下志穂）

文献

1）厚生労働省：高齢者のうつについて.〈https://www.mhlw.go.jp/topics/2009/05/dl/tp0501-siryou8-1.pdf〉
2）橋本賢二，増本一真：歯科衛生士のための全身疾患ハンドブック，第１版，医歯薬出版，2021.
3）岡村 仁：うつ病のメカニズム，バイオメカニズム会誌 35（1）：3-8，2011.
4）橋本和佳，松田秀人，高田和夫，他：職場における抑うつ状態と口腔の自覚症状，障歯誌 35：601-607，2014.
5）長谷川真澄，粟生田友子：チームで取り組むせん妄ケア予防からシステムづくりまで，第１版，医歯薬出版，2019.
6）長谷川典子，池田 学：認知症とせん妄，日老医誌 51：422-427，2014.
7）佐藤裕二，植田耕一郎，菊谷 武：よくわかる高齢者歯科学，第２版，永末書店，2023.
8）日本神経学会：パーキンソン病診療ガイドライン 2018.〈https://www.neurology-jp.org/guidelinem/parkinson_2018.html〉
9）野崎園子：パーキンソン病の摂食・嚥下障害，医療 61（2）：99-103，2007.
10）日本医師会：診断基準及び重症度分類等.〈https://www.med.or.jp/dl-med/doctor/report/nanbyou/01_20141211.pdf〉
11）日本神経学会：筋萎縮性側索硬化症（ALS）診療ガイドライン 2023.〈https://neurology-jp.org/guidelinem/als_2023.html〉

6 フレイル、サルコペニア

1）フレイル

（1）概念と定義

フレイル

フレイルとは、frailty の日本における呼称で、2014 年５月に日本老年医学会が公表した。高齢期に生理的予備能が低下することでストレスに対する脆弱性が増し、生活機能障害、要介護状態、死亡などに陥りやすい状態を指す。単一の原因ではなく、多面的に相互に影響し合う状態とされ、身体的な問題（筋力低下など）だけでなく、精神・心理的問題（認知機能障害やうつなど）、社会的問題（独居や社会とのつながりなど）を包含している（図7）[1]。

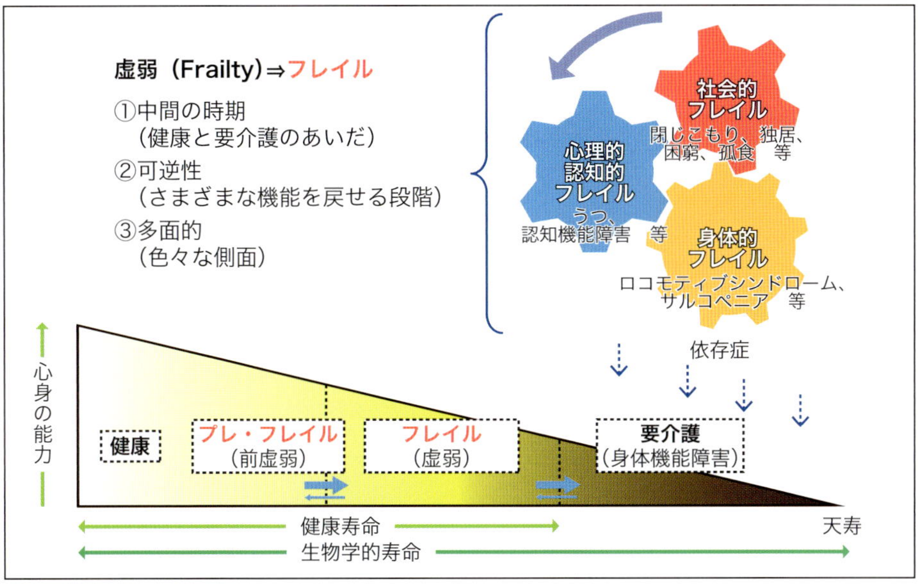

図7　フレイルの概念と定義
（文献1より改変引用）

（2）評価

改定日本版CHS基準では、体重減少、疲労感、身体活動、筋力低下、歩行速度の5項目中、3項目以上該当した場合、フレイルと判定される（表11）。また、介護予防の現場で活用されている**基本チェックリスト**を用いて25項目中8項目以上該当した場合をフレイルと判定することもできる。

改定日本版CHS基準

基本チェックリスト

→4章-3「1　介護予防」参照

表11　改定日本版CHS基準（2020年）

項目	評価基準
体重減少	6か月で、2kg以上の（意図しない）体重減少【基本チェックリスト #11】
筋力低下	握力：男性＜28kg、女性＜18kg
疲労感	（ここ2週間）わけもなく疲れたような感じがする【基本チェックリスト #25】
歩行速度	通常歩行速度＜1.0m／秒
身体活動	①軽い運動・体操をしていますか？ ②定期的な運動・スポーツをしていますか？ 上記の2つのいずれも「週に1回もしていない」と回答

3項目以上に該当：フレイル／1-2項目に該当：プレフレイル／該当なし：健常

2）サルコペニア

（1）病態・症状

サルコペニアとは、骨格筋量が低下し、筋力や身体機能が低下した状態を指す[2]。骨格筋は、タンパク質の主要な貯蔵・供給源、エネルギー代謝の主要組織であるが、30歳頃から骨格筋量の低下が進行する。特にサルコペニアになると、抗重力筋と呼ばれる、広背筋、腹筋、膝伸筋群などの低下が起

サルコペニア

こるため、立ち上がりや歩行などに影響を及ぼす。また、加齢の影響で起こる一次性（加齢性）と加齢以外の原因から起こる二次性に分類される。二次性サルコペニアには、悪性腫瘍や臓器不全などの全身疾患が原因となるもの、生活習慣や身体活動などが関連する不活動性によるもの、消化器疾患や食欲不振を起こす薬剤使用などにより摂取エネルギーやタンパク質の摂取不足に起因する栄養によるものなどがある[3]。

（2）評価

日本ではアジアにおけるサルコペニアワーキンググループ（AWGS：asian working group for sarcopenia）が報告した診断基準を用いることが推奨されている[4]（図8）。

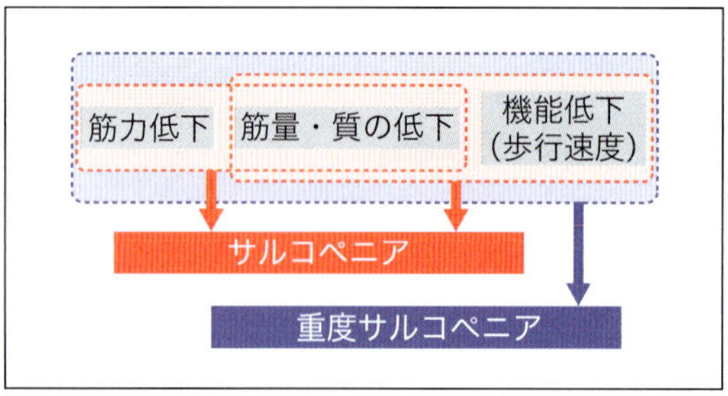

図8　AWGS2019による診断
（文献４より作成）

3）歯科との関連

老年症候群とフレイルの特徴的な症状は重なる部分が多く、いずれも高齢期に共通の課題であり、サルコペニアはフレイルの身体的な側面の中核となる概念である。フレイルやサルコペニアは、認知症や要介護認定、死亡と関連することが数多く報告されている。さらに全身と嚥下筋のサルコペニアによって生じる摂食嚥下障害は、嚥下リハビリテーションと栄養介入の両方が必要であるとされる[3]。多面的な問題がかかわることから、医師、リハビリテーション職、管理栄養士・栄養士などと対応することが重要である。

（白部麻樹）

文献

1）飯島勝矢：VII. 高齢者と社会（オーラルフレイルを含む）. 日内会誌 107（12）, 2469-2477, 2018.
2）山田 実：イチからわかる！ サルコペニアQ & A. 医歯薬出版, 2019.
3）若林秀隆：高齢者の摂食嚥下サポート ― 老嚥・オーラルフレイル・サルコペニア・認知症. 新興医学出版社, 2017.
4）サルコペニア診療ガイドライン作成委員会 編：サルコペニア診療ガイドライン2017年版一部改訂. ライフサイエンス出版, 2020.

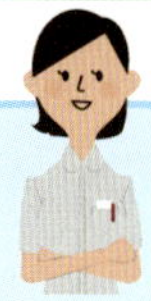

MEMO

指輪っかテスト

四肢の筋肉量の簡単なセルフチェックである（下腿周囲長）。両手でふくらはぎの最も太い部分を囲み、隙間ができるとサルコペニアの可能性が高いとされる。

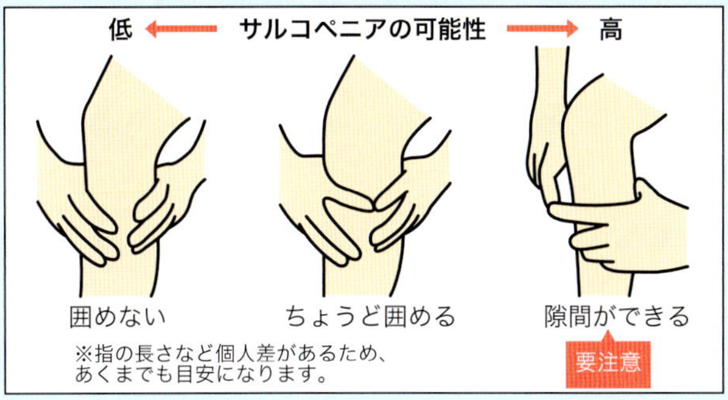

図9　指輪っかテスト
（東京大学高齢社会総合研究機構・田中、飯島より作成）　（鈴木啓之）

指輪っかテスト

7 骨・関節疾患

1）ロコモティブシンドローム

（1）定義と概念

ロコモティブシンドローム

ロコモティブシンドローム（locomotive syndrome）（ロコモ：運動器症候群）とは、「骨や関節、筋肉などの運動器の障害によって立つ、歩くなどの移動するための機能が低下した状態」[1]のことを指し、2007年に日本整形外科学会により提唱された概念である。ロコモが進行すると、生活活動や社会生活が制限され、いずれは要支援・要介護へとつながっていく。したがって、運動器の健康を維持することは、介護予防に効果的であると考えられる。

運動器の障害には、筋力や身体のバランス、柔軟性などの運動機能の低下と、高齢者に多い骨粗鬆症、変形性関節症、変形性脊椎症などの運動器疾患がある。高齢者の運動器障害は、ひとつの疾患だけで生じるのではなく、複数の運動器の不具合が複合して起こることが多い[2]。また、加齢のほかに運動習慣の欠如や身体活動量の低下、必要な栄養素の不足はロコモを進行させる要因となる（図10）。

ロコモーションチェック（ロコチェック）
ロコモ度テスト

（2）評価

ロコモティブシンドロームの評価には、**ロコモーションチェック**（**ロコチェック**）と**ロコモ度テスト**が用いられている。ロコチェックは簡便な自己チェック法で、7項目のうちひとつでも該当するとロコモのリスクがあると判定される（表12）。

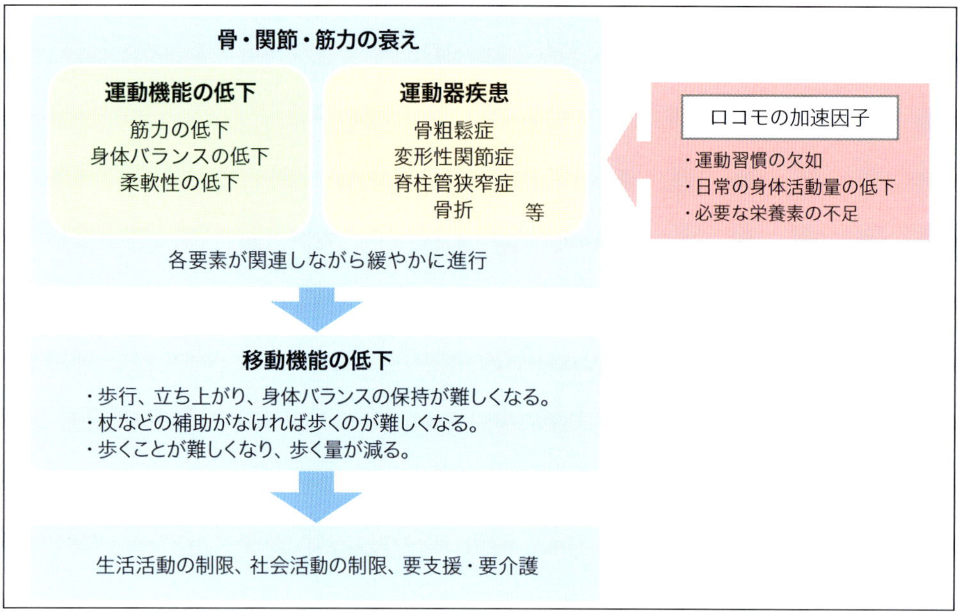

図 10　ロコモティブシンドロームの概念

ロコモ度テストは、ロコモの有無や程度を判定するための評価法である。下肢筋力を評価する「立ち上がりテスト」、歩幅を計測して下肢筋力やバランス能力、柔軟性を評価する「2 ステップテスト」、身体状態、生活状況を知るための質問票「ロコモ 25」の３種のテストから構成されている[3)]。

表 12　ロコチェック

	評価項目
1	片脚立ちで靴下がはけない
2	家の中でつまづいたりすべったりする
3	階段を上がるのに手すりが必要である
4	家のやや重い仕事が困難である
5	2 kg 程度の買い物をして持ち帰るのが困難である ＊１リットルの牛乳パック２個程度
6	15 分くらい続けて歩くことができない
7	横断歩道を青信号で渡りきれない

2）ロコモティブシンドロームを引き起こす運動器疾患

ロコモティブシンドロームを引き起こす運動器疾患には、**変形性膝関節症**や**変形性股関節症**、**頸椎症性脊髄症**などがある（表 13）。

変形性膝関節症
変形性股関節症
頸椎症性脊髄症

（1）変形性膝関節症

変形性膝関節症は、膝の軟骨がすり減り膝に痛みを生じる疾患であり、加齢や肥満にともなって生じる一次性と半月板・靱帯損傷、骨折などにより続発した二次性に分類される。

初期には歩き始めに痛みを生じることが多いが、進行すると歩行時だけでなく安静時にも痛みが持続するようになる。また、可動域の制限や歩行速度の低下など日常生活動作が制限される。

表 13　ロコモティブシンドロームを引き起こす運動器疾患の例

- 骨折
- 骨粗鬆症
- 成人脊柱変形
- 変形性膝関節症
- 変形性股関節症
- 頸椎症性脊髄症
- 腰部脊柱管狭窄症

（2）変形性股関節症

変形性股関節症は、股関節の変形が徐々に進行するにともない、疼痛、圧痛、可動域の制限などの症状を生じる疾患である。最も一般的な症状は鼠径部（そけいぶ）痛であるが、鼠径部以外に痛みが出ることもあり、臀部、大腿部や下肢痛を生じる場合もある。

3）歯科における注意点・対応

変形性関節症の治療で人工関節手術を行っている場合、抜歯やSRPなどの観血的処置を行う際に口腔内の細菌が血液中に入り人工関節の周りで感染を引き起こす可能性がある。そのため、処置前から抗菌薬の投与等を考慮する必要がある。

その他にも、運動器障害により手指の巧緻性や筋力が低下している場合、歯ブラシが上手く操作できず口腔衛生管理が不十分となることがある。そのため、患者の状態に合わせた清掃用具やブラッシング方法を提案することや定期的な歯科健診の受診を促すことが重要である。

8 骨折

1）骨粗鬆症

（1）骨粗鬆症の病態

骨粗鬆症

骨粗鬆症とは「骨量が減ることにより骨強度が低下し、骨折のリスクが高まっている状態」と定義されている[4]。骨は、破骨細胞により古い骨を壊し、骨芽細胞により新しい骨を作ることを繰り返している（骨のリモデリング）。

エストロゲン

このリモデリングの過程において、閉経（女性ホルモンの低下）や身体運動量の低下（運動不足）、加齢などが原因で破骨細胞による骨の吸収が進むことにより骨量が減少し、骨粗鬆症を発症する。特に、女性ホルモン（**エストロゲン**）には、破骨細胞の働きを抑制する作用があり、閉経により急激にエストロゲンが低下すると、骨量の減少に大きな影響を与える。その他にも、過度な飲酒などの生活習慣も骨粗鬆症の危険因子である（表14）。

骨粗鬆症は、明らかな原因が存在しない原発性骨粗鬆症と、ほかの基礎疾患や薬物に起因する続発性骨粗鬆症に分類される。原発性骨粗鬆症には、閉経後骨粗鬆症や若年性骨粗鬆症などがある。

（2）骨粗鬆症と脆弱性骨折

脆弱性骨折とは、わずかな外力で生じる骨折のことで、立った高さからの転倒を基準とし、それより弱い力で生じた骨折のことを指す[4]。たとえば、患者本人が自覚しない程度の軽い力で骨折する場合や軽く手をついただけで骨折する例もある。また、重度の骨粗鬆症により骨がもろく弱くなっている場合、長期の寝たきり高齢者では、おむつ交換などで容易に骨折することもある。脆弱性骨折により骨折しやすい部位を図11に示す。

表14　骨粗鬆症の危険因子

身体的要因	加齢 女性ホルモンの減少 骨粗鬆症による骨折の家族歴 痩せすぎ
生活習慣	過度の飲酒 喫煙 カルシウム摂取不足 運動不足、日光浴の不足
その他	骨代謝に影響を与える薬の服用 内科的疾患 卵巣摘出の既往

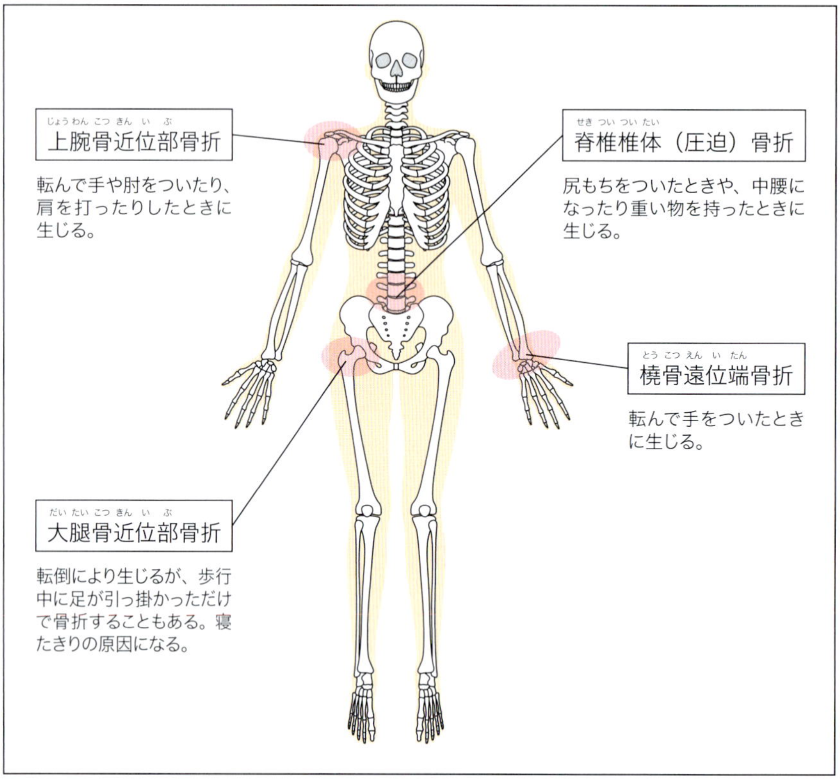
上腕骨近位部骨折
転んで手や肘をついたり、肩を打ったりしたときに生じる。
脊椎椎体（圧迫）骨折
尻もちをついたときや、中腰になったり重い物を持ったときに生じる。
橈骨遠位端骨折
転んで手をついたときに生じる。
大腿骨近位部骨折
転倒により生じるが、歩行中に足が引っ掛かっただけで骨折することもある。寝たきりの原因になる。

図 11　骨粗鬆症にともなう主要な脆弱性骨折

骨粗鬆症の代表的な症状には、①背中や腰が丸くなる、②背中や腰が痛くなる、③身長が縮む、などがあるが多くの場合は自覚症状なく進行し、骨折してはじめて気付くことも多い。

2022（令和 4）年「国民生活基礎調査」によると、介護が必要となった主な原因の第 3 位は「骨折・転倒」（13.9%）であり、脆弱性骨折は移動機能を低下させ自立を損なうことから、要支援・要介護の原因になりやすい。

脆弱性骨折の多くは転倒により発生するため、運動機能の維持・改善による転倒予防が脆弱性骨折の防止につながる。

（3）骨粗鬆症の治療

骨粗鬆症の治療は、薬物療法が中心となる。骨粗鬆症治療薬は大きく骨吸収抑制薬（**ビスホスホネート製剤**、デノスマブ等）と骨形成促進薬（副甲状腺ホルモン薬等）に分かれている。日常臨床においては、これらの薬と活性型ビタミン D_3 などを併用して治療を行うことが多い[4)]。

また、薬物療法に加えて、食事療法や運動療法を行い骨強度を高めることが重要である。食事指導としては、基本的な栄養素の摂取状況について確認し、**カルシウム**や**ビタミン D** を多く含む食品の摂取を勧める。

ビスホスホネート製剤

カルシウム
ビタミン D
→５章「5 高齢者への食生活指導」参照

（4）歯科における注意点

薬剤関連顎骨壊死

a．薬剤関連顎骨壊死（MRONJ：medication-related osteonecrosis of the jaw）

ビスホスホネート製剤やデノスマブを服用している場合、抜歯などの侵襲的な歯科治療や局所感染により顎骨壊死を生じることがあるため注意が必要である。しかし、侵襲的歯科治療時の休薬については、骨折リスクを考慮して個々に判断する必要がある。基本的にはすみやかに適切な歯科処置を行うことが重要であり、原則的には投薬を継続しながら抜歯等を行う[5)]。

顎骨壊死を防ぐために、歯科治療を始める際は患者に骨粗鬆症の治療をしているのかを確認する必要がある。また、医科歯科連携を充実させ、骨粗鬆症治療の前に感染巣となりうる歯の治療を行ったり、骨吸収抑制薬服用中は定期的に歯科を受診して口腔衛生状態を良好にすることが重要である。

また、ブラッシング指導などを行い、患者自身で口腔衛生管理を実施できるよう支援することは歯科衛生士の大切な役割である。

b．歯周病との関連

骨粗鬆症により骨がもろくなると、歯槽骨の骨形成能も低下する。また、エストロゲンの減少によって炎症性サイトカインが多く産生されるため、特に閉経後骨粗鬆症の場合は歯周病のリスクが高い状態といえる。歯を失うことは**低栄養**や社会活動の制限にもつながり、骨粗鬆症を悪化させる要因ともなるため、定期的な歯科健診の受診や、日頃からの口腔衛生管理が重要となる。

低栄養

c．転倒や骨折の予防

骨粗鬆症患者は軽い力で簡単に骨折する可能性があるため、デンタルユニットへの移乗時やユニットの操作時には十分注意しなければならない。また、転倒は骨折を引き起こすリスクが高いため、デンタルユニットへの誘導の際には、①足元に動線の妨げになるものを置かない、②フットペダルや術者用椅子の配置に注意する、③移乗時には見守りを行う、などの配慮が必要である。

（三分一恵里）

文献

1）大江隆史 監，増田和也 編著：ロコモティブシンドロームビジュアルテキスト，学研メディカル秀潤社，2021.
2）太田博明 監，中藤真一，鈴木敦詞 編著：医師・メディカルスタッフのための図表で学べる骨粗鬆症，中外医学社，2022.
3）日本整形外科学会：ロコモティブシンドローム予防啓発公式サイト ロコモONLINE.〈https://locomo-joa.jp/check/test〉
4）骨粗鬆症の予防と治療ガイドライン作成委員会 編：骨粗鬆症の予防と治療ガイドライン2015年版，ライフサイエンス出版，2015.
5）顎骨壊死検討委員会：薬剤関連顎骨壊死の病態と管理：顎骨壊死検討委員会ポジションペーパー2023，2023.

3　生活機能の低下と介護

1　介護予防

介護予防とは、「要介護状態の発生をできる限り防ぐ（遅らせる）こと、そして**要介護**状態にあってもその悪化をできる限り防ぐこと、さらには軽減を目指すこと」である[1]。65 歳以上の要介護者等の介護が必要となった主な原因は、認知症が最も多く、次いで脳血管疾患（脳卒中）、高齢による衰弱、骨折・転倒が挙げられる（図 12）。認知症や骨折・転倒は、死亡の原因疾患とは異なり、特に介護予防に取り組むうえで重要なポイントとなる。

介護予防
要介護

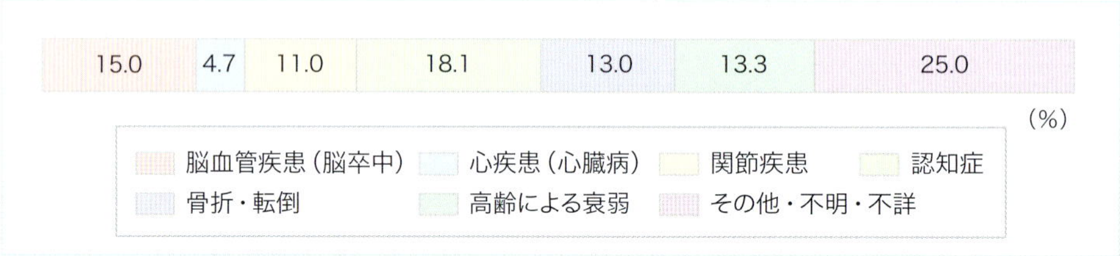

図 12　65 歳以上の要介護者等の介護が必要となった主な原因と割合
（文献 12 より改変引用）※四捨五入の関係で、足し合わせても 100.0%にならない場合がある

1）介護保険制度

2000（平成 12）年に介護保険制度が創設され、2005（平成 17）年の介護保険法改正において、できる限り要介護状態等にならない、または重度化しないよう、介護予防をより重視したシステムを確立する観点から、予防給付の見直しや地域支援事業が創設された[3]。

予防重視型のシステムへの転換として、ハイリスク者を把握する**基本チェックリスト**（表 15）が作成され、口腔に関しては「13（咀嚼困難感）」「14（むせ）」「15（口腔乾燥感）」の３つの質問で構成される[4]。抽出されたハイリスク者に対する運動器の機能向上、低栄養対策、口腔機能向上、認知機能向上、閉じこもり予防、抑うつ対応といった、**介護予防ケアマネジメント**に基づいたサービスが受けられるように全国的に整備された。その後、2014（平成 26）年の改正で、**地域包括ケアシステム**の構築に向けた**地域支援事業**の充実とともに、「地域づくりによる介護予防」に重点をおいた新しい介護予防・日常生活支援総合事業が開始された。

基本チェックリスト
介護予防ケアマネジメント
地域包括ケアシステム
地域支援事業

2）地域づくりによる介護予防

このようなさまざまな取り組みや制度等が整備されているものの、高齢化にともない医療や介護を必要とする人が増加している現状がある。そこで、全世代が協力し、高齢者だけでなく障害者や子どもなどの地域住民が参画し、一緒に地域づくりに取り組むことが大切である。

その取り組みのひとつとして、住民主体の**通いの場**がある（表 16）[3]。通いの場は、高齢者を中心とした地域の住民が集い、つながりが生まれ、高齢者がときに担い手となり、ときに支えられる立場となりながら活躍できる場である[5]。

通いの場

表 15　基本チェックリスト（文献 4 より引用）

	質問項目	回答		
1	バスや電車で 1 人で外出していますか	0. はい	1. いいえ	
2	日用品の買い物をしていますか	0. はい	1. いいえ	
3	預貯金の出し入れをしていますか	0. はい	1. いいえ	
4	友人の家を訪ねていますか	0. はい	1. いいえ	
5	家族や友人の相談にのっていますか	0. はい	1. いいえ	
6	階段を手すりや壁をつたわらずに昇っていますか	0. はい	1. いいえ	
7	椅子に座った状態から何もつかまらずに立ち上がっていますか	0. はい	1. いいえ	
8	15 分くらい続けて歩いていますか	0. はい	1. いいえ	運動
9	この 1 年間に転んだことがありますか	1. はい	0. いいえ	
10	転倒に対する不安は大きいですか	1. はい	0. いいえ	
11	6 か月間で 2 ～ 3 kg 以上の体重減少がありましたか	1. はい	0. いいえ	栄養
12	身長　　cm　　体重　　kg　（BMI =　　　）（注）			
13	半年前に比べて固いものが食べにくくなりましたか	1. はい	0. いいえ	
14	お茶や汁物等でむせることがありますか	1. はい	0. いいえ	口腔
15	口の渇きが気になりますか	1. はい	0. いいえ	
16	週に 1 回以上は外出していますか	0. はい	1. いいえ	閉じこもり
17	昨年と比べて外出の回数が減っていますか	1. はい	0. いいえ	
18	周りの人から「いつも同じ事を聞く」などの物忘れがあると言われますか	1. はい	0. いいえ	
19	自分で電話番号を調べて、電話をかけることをしていますか	0. はい	1. いいえ	認知機能
20	今日が何月何日かわからない時がありますか	1. はい	0. いいえ	
21	（ここ 2 週間）毎日の生活に充実感がない	1. はい	0. いいえ	
22	（ここ 2 週間）これまで楽しんでやれていたことが楽しめなくなった	1. はい	0. いいえ	
23	（ここ 2 週間）以前は楽にできていたことが今ではおっくうに感じられる	1. はい	0. いいえ	うつ
24	（ここ 2 週間）自分が役に立つ人間だと思えない	1. はい	0. いいえ	
25	（ここ 2 週間）わけもなく疲れたような感じがする	1. はい	0. いいえ	

（注）BMI（= 体重（kg）÷ 身長（m）÷ 身長（m））が 18.5 未満の場合に該当とする。

表 16　介護予防に資する住民主体の通いの場（文献 3 より作成）

①体操や趣味活動等を行い介護予防に資すると市町村が判断する通いの場であること
②住民が主体的に取り組んでいること（運営主体は、住民に限らない）
③通いの場の運営について、市町村が財政的支援を行っているものに限らない
④月 1 回以上の活動実績がある

3）地域における効果的・効率的なかかわり方

自治体で行われている一般介護予防事業や住民主体の通いの場の取り組みに対して、専門職が講座や実技などを行って住民を支援できる仕組み（**地域リハビリテーション活動支援事業**）がある（→７章-6「2 地域支援事業」参照）。地域における介護予防の現場においては、口腔に関する新たな知識の提供や口腔機能向上に資するトレーニング等の指導、また歯科受診勧奨など、歯科衛生士が果たす役割は大きい。ただし、通いの場などの住民主体の取り組みの場では特に、歯科衛生士などの専門職は支援者の一人として後方支援をし、あくまでも住民が自分たちで活動を続けられるようサポートすることが重要である[6]。

地域リハビリテーション活動支援事業

支援のポイントは、**ヘルスプロモーション**の基本戦略から、主に３つの点が挙げられる[7]。

ヘルスプロモーション

①唱導：住民が自ら「やりたい！」と思う意欲を引き出す。

②能力の付与：住民主体で実践・運営できるような手法等を伝達する。

③調停：活動継続に向けた課題解決等の調整役としてかかわる。

歯科衛生士が関与しない日常の活動日においても、住民が自ら実践できる環境を整えることが大切である。この姿勢を心がけることが、効果的な地域づくりによる介護予防の実現につながる。

MEMO

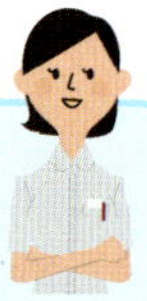

ヘルスプロモーション

人々が自らの健康をコントロールし、改善できるようにするプロセスのこと。当事者の主体性を重視し、各個人が健康のための行動をとることができるような政策や環境を整えることが重要とされる。

4）多角的なアプローチ

介護予防においても、フレイル予防と同様に、口腔だけではない多角的なアプローチが重要である。運動・栄養・社会参加のどれか１つだけを実践するより、3つとも実践するほうが、介護予防やフレイル予防の効果が高くなる[8]。

全国では各自治体によるさまざまな介護予防の取り組みが進んでおり、例えば住民主体の通いの場は令和４年度時点で145,641か所にのぼる[5]。このような状況をふまえると、新たに口腔に特化した活動を立ち上げるだけでなく、既存の活動に口腔の要素を加える支援も求められるといえる。

例えば、運動や栄養の活動を中心とする通いの場では、**口腔機能向上訓練**などの取り入れやすい内容を提案し、活動の一部として“ちょい足し”[8]してもらうことで、継続的な取り組みにつなげることが重要である（→７章-4「1 口腔機能低下予防への口腔機能訓練と指導」参照）。このような活動状況に応じ

口腔機能向上訓練

た柔軟な提案や支援は、歯科衛生士の重要な役割のひとつである。さらに、他職種への啓発活動も欠かせない。歯科衛生士が関与しない現場においても、他職種が口腔機能低下や歯科受診が必要な方を早期に発見できるよう、口腔の重要性を伝え、連携を促進することが大切である。**多職種連携**の促進により、地域全体での介護予防が効果的に進むことが期待される。

多職種連携

（白部麻樹）

文献

1）エビデンスを踏まえた介護予防マニュアル改訂委員会：介護予防マニュアル，第４版，生活機能が低下した高齢者を支援するための領域別プログラム，野村総合研究所，2022.
2）内閣府：令和４年版高齢社会白書.
3）厚生労働省：介護予防の取組強化・推進のための市町村マニュアル（厚生労働省委託事業令和３年度介護予防活動普及展開事業）（2022年３月）.
4）厚生労働省：介護予防のための生活機能評価に関するマニュアル（改訂版）.
5）厚生労働省：通いの場の課題解決に向けたマニュアル Ver.1（令和６年３月）.〈https://www.mhlw.go.jp/content/001244024.pdf〉
6）日本能率協会総合研究所：地域づくりによる介護予防を推進するための手引き【都道府県による市区町村支援・総合事業展開編】（平成29年３月）.
7）日本能率協会総合研究所：アフターコロナにおける通いの場の展開ハンドブック（2024（令和６）年３月）.
8）東京都健康長寿医療センター研究所 社会参加とヘルシーエイジング研究チーム：地域で取り組む！フレイル予防スタートブック.〈https://www.healthy-aging.tokyo/startbook#h.pi8auge2rxhd〉

第4章　やってみよう

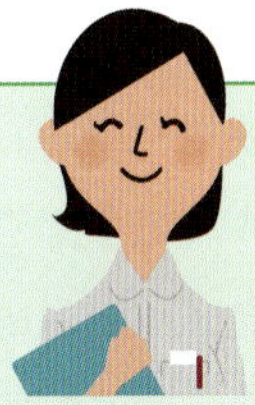

以下の問いに○×で答えてみよう（解答は巻末）

1．基本チェックリストは、身体機能等を実際に測定する評価法である。
2．認知症の人への歯科医療では、特に安心できる対応や環境づくりが重要となる。
3．躁状態と抑うつ状態の両方が起こるのは「大うつ病性障害」である。
4．パーキンソン病の代表的な運動症状は「無動」「振戦」「筋強剛」「姿勢保持障害」である。
5．一次性サルコペニアの原因は、加齢以外の問題である。
6．ロコモティブシンドロームを引き起こす運動器疾患には変形性膝関節症がある。
7．女性ホルモンの低下は、骨粗鬆症の危険因子である。
8．65歳以上の要介護の主な原因の第一位は、脳卒中である。
9．通いの場は、高齢者を中心とした住民が集まり、つながりが生まれる場である。

第５章
通院困難者の病態と対応

1　歯科訪問診療
2　栄養管理・食生活指導
3　医療・介護技術
4　服薬管理

おぼえよう

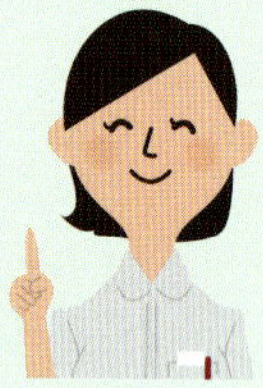

❶ 歯科訪問診療を行う場として「病院」「介護施設」「在宅」の3つがある。
❷ 患者のステージには疾患の発症と関連して、「急性期」「回復期」「生活期（維持期）」「緩和期(終末期)」がある。
❸ 患者の病期（ステージ）により病態が異なるため、状況に応じた管理目標と内容を検討する必要がある。
❹ 歯科訪問診療は、歯科医療職のみではなく多職種との連携が必要である。
❺ 歯科訪問診療用器材とその管理方法について理解し、治療内容に沿った準備をする。
❻ 移動手段や訪問先での診療スペースを考慮し、持参する器材を準備する。
❼ エックス線撮影時の撮影介助での立ち位置や適切な距離を理解する。
❽ 自宅や施設で生活する高齢者には、医療、リハビリテーション、介護・福祉など、生活にかかわる職種が携わっているため、他職種の役割や連携について理解する。
❾ 低栄養は要介護リスクや感染症発症や重症化のリスクになる。
❿ 栄養の指標にはBMI（体格指数）や体重減少がある。
⓫ 低栄養スクリーニングには、MNA-SF、SGAなどがある。
⓬ 在宅患者が受ける医療的ケアの背景疾患、患者の状態、配慮すべき事項、利用される機器等について理解する。
⓭ 口腔・鼻腔吸引は、自身で鼻腔や気管内の貯留物を排泄できない患者に行われる。
⓮ 車いすや介護ベッドの介助をするうえで、基本操作を覚えることは重要である。
⓯ 口腔機能や摂食嚥下機能に影響を及ぼす薬剤があるため、在宅療養高齢者の服薬管理は重要である。

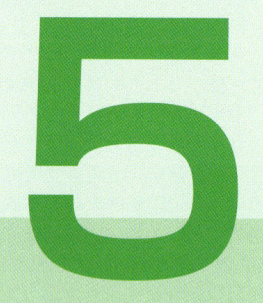

1　歯科訪問診療

1　歯科訪問診療とは

歯科訪問診療（図 1）とは、患者が住まう場所などに訪問して歯科診療を行うことである。

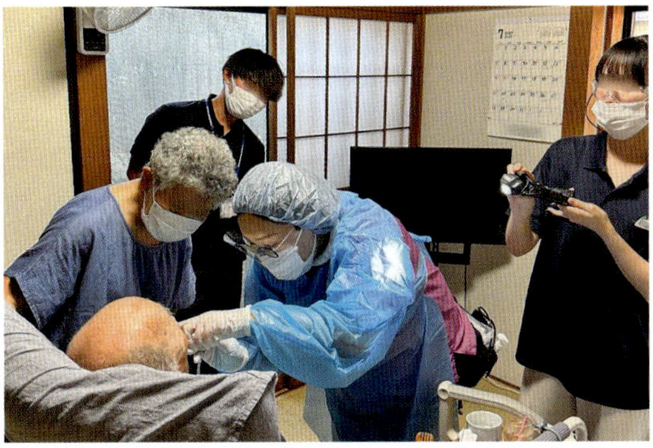

図 1　歯科訪問診療の様子
担当歯科衛生士が 口腔ケアの方法を家族に指導している

医療システム論上、**往診**と**訪問診療**は別のものとして扱われている。往診とは、依頼時のみ実施される緊急対応で、外来診療の延長線上に位置し、訪問診療は、長期的な医療計画のもとに実施され、外来診療とは異なる診療を指す。

歯科訪問診療

往診
訪問診療

訪問診療は地域の「**かかりつけ歯科**」が担当することが望ましいとされ、歯科医療の提供方法には、外来診療、病棟（入院）診療そして訪問診療の選択肢があることを理解し、患者（および家族）の希望にも配慮して、個別に適応を判断して対応することが望ましい。例えば、抜歯処置が必要な際には安全管理上、外来診療を選ぶこともある。また、地域との連携、**多職種との連携**、生活機能に配慮した診療を行う必要がある場合には、通院可能な ADL を維持していたとしても、訪問診療で対応する場合もある。

かかりつけ歯科

多職種連携

1）意義

1．訪問診療とは外来診療で実施する診療を単に患者宅や施設等で実施することではない。
2．外来診療は、診療を安全に効率的に行うために整備された診療室で実施される。一方、訪問診療は、**生活の場**で行う診療であり、その特異性は大きく異なる。
3．訪問診療によって行われる診療の範囲や診療によって得られる効果は一般に多くは期待できない。
4．しかし、生活の場を基盤とする訪問診療は、患者の生活を支援する意義においてその効果が期待できる。
5．訪問診療においては、患者の生活環境を把握し、他職種等と連携するこ

生活の場

とによって生活支援を達成することに心がける。

2）対象患者

訪問診療の対象者は、外来診療室に身体的理由、健康上の理由により通院が困難である者とされる。一方で、通院困難かどうかではなく、診療において、生活環境での対応が必要、もしくはより望ましいと判断される者ともされ、心身や家族・介護・看護者の支援状況、**生活・療養環境**の状態を個別に勘案して決定することが望まれる。また、近年では、新興感染症の蔓延で自宅や宿泊施設での療養を余儀なくされている、あるいは希望している者も対象となっている。

生活・療養環境

3）範囲

1. 生活の場で実施する診療であることを考慮し安全で確実な診療を心がける。
2. 診療内容や患者の状態、生活環境に応じて、外来診療や入院診療などと組み合わせながら行う。
3. 診療内容を制限する要件（表１）

表１　診療内容を制限する要件

制限する要件
・診療器具機材（検査機器等を含む）の有無
・患者の心身機能（疾患の状態、予備力、生活動作能力、認知機能など）
・診療を実施する場所の衛生レベル
・診療を実施する場所での患者の体幹保持の可否
・患者の生活環境（同居者、介護スタッフの問題、経済的問題）

（菊谷　武）

2 治療の場における考慮[1,2]

歯科訪問診療を行う場として、「病院」「介護施設」「在宅」の３つが挙げられる。これらは外来診療の場とは異なり、特に介護施設や在宅は患者の「生活の場」であることを理解する必要がある（表２）。「生活の場」は清浄度分類上、外来診療環境より衛生レベルが１段階低いため、抜歯や抜髄処置など比較的高度な衛生管理が求められる処置には、次の２点に配慮する必要がある。

①患者の状態に合わせて、治療による侵襲をできるだけ低くする。

②できる限り安全で清潔な診療環境を整える。

例えば、リスクの高い手術や広範囲な手術などは避け、高次医療機関との連携を検討する。また、治療の場によって、患者の病態やステージが異なるため、治療時の配慮点や多職種との連携方法も異なることを理解しておくことが重要である。

表2　それぞれの治療の場の患者の特徴と多職種連携

	病院	介護施設	在宅
対象となる患者の状態	医療介入を必要とする原因疾患を有する	要介護となった原因疾患を有する。要介護度３以上である	病状は比較的安定している
患者のステージ	急性期、回復期、慢性期、緩和期	主に生活期	主に生活期が多い。終末期の患者も増えてきている
多職種連携	病院内の多職種と直接またはカルテなどを介して連携する	施設内の多職種と直接または文書を介して連携する	職種により別の事業所に所属することが多いため、文書を介して連携する

1）病院

入院患者の病状は大きく変化することがあるため、訪問診療時には医療情報を収集・分析し、安全な歯科診療を提供する必要がある。病院には、機能に応じてさまざまなステージの患者が入院しており、それぞれのステージにおいて治療目標が異なるため、その治療目標に応じた歯科診療が求められる。また、患者の入院期間を考慮した診療方針を立てることも重要である。

2）介護施設

介護保険法の定める施設として、**介護老人保健施設**、**介護老人福祉施設**がある（表3）。いずれも原則として、要介護度が３以上の高齢者が入所する施設である。これらの施設に入所する高齢者は、要介護状態に至った原因となる疾患を有していることが多いため、歯科診療においては全身状態の把握が重要である。診療時は、看護師や介護職員から体調を聴取し、**バイタルサイン**を確認してリスクを判断することが必要である。

介護保険法外の施設には、老人福祉法に基づく有料老人ホームがあり、食事、介護、家事支援、健康管理などのサービスを提供している。

介護保険法
介護老人保健施設
介護老人福祉施設

バイタルサイン

呼吸、脈拍、血圧、体温の４項目を指し、「意識レベル」などを含むこともある。

表3　介護施設における勤務職種

	介護老人保健施設	介護老人福祉施設
医師	常勤	非常勤
配置が必須である職種	看護師、理学療法士、作業療法士または言語聴覚士	看護師 ※リハスタッフは必須でない。

3）在宅

在宅とは、自宅または入居施設が生活の場となることを指す。このような入居施設の例として、介護保険に基づく居宅サービスを提供する認知症高齢者グループホームがある。グループホームは、認知症の要介護者が共同生活を送りながら、日常生活に必要な支援を受ける施設である。

在宅には、病状が安定した患者が多い一方で、認知症患者や高齢者では服薬アドヒアランス低下や低栄養が課題となる。近年の医療技術の進歩により、人工呼吸器や経管栄養などの高度な医療を在宅で受けるケースも増えている。長く在宅生活を維持するためには、多職種連携が重要である。

また、終末期を在宅で過ごす患者も増加しており、在宅医や訪問看護師との連携が欠かせない。診療時には病状把握や全身状態の確認を徹底し、変化に対応できる体制が求められる。

今後の在宅医療では、**地域包括ケアシステム**の一環として、医療・介護・福祉サービスが相互に補完しあうことが求められる。従来の文書による連携（郵送やFAXなど）だけでなく、電子情報通信技術（ICT）などを活用した効率的な情報共有を進める必要がある。

地域包括ケアシステム

→１章-1「1　超高齢化社会での歯科の役割の変遷」参照

ICT

３　患者のステージによる配慮[3,4]

疾患の発症と関連して、急性期、回復期、生活期、緩和期のステージがある（図２）。各ステージで病態が異なるため、口腔管理においても状況に応じた目標と管理内容を検討する必要がある（表４）。ステージが変わっても患者の口腔環境を守るために、シームレスな歯歯連携や多職種連携が重要である。

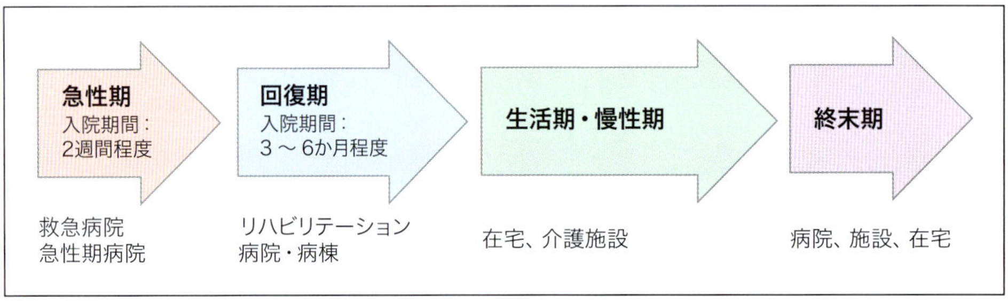

図２　急性期から終末期までの流れ

表４　各ステージに応じたリハビリテーションの役割と口腔機能管理の内容（文献３より改変引用）

	急性期	回復期	生活期
目標	早期離床、早期リハビリテーションによる廃用症候群の予防	集中的リハビリテーションによる機能回復・ADL向上	多職種によって構成されるチームアプローチによる生活機能の維持・向上、自立生活の推進、介護負担の軽減、QOLの向上
治療の場	救急病院、急性期病院（入院期間：2週間程度）	リハビリテーション病院・病棟（入院期間：３～6か月）	在宅・施設
口腔衛生管理・口腔機能管理の目的	口腔の状況、環境により引き起こされる合併症やトラブルの予防	心身機能の改善やADLの向上に必要な栄養摂取が行え、食べる楽しみの充実	口腔機能の維持
口腔機能管理の内容	周術期において、感染源の除去や疼痛除去などのために口腔衛生管理、歯科治療などを行う	咀嚼機能、嚥下機能の改善を支援するための歯科治療、口腔機能管理を実施する	多職種連携を基に口腔機能管理を通じて、口腔機能の維持を図る。機能改善が認められない場合にも、QOLの向上を目指す

1）急性期

急性期は疾病や外傷など急性発症した疾患や慢性疾患の急性増悪の治療を行う時期を指す。全身状態に応じた必要十分な口腔衛生管理・口腔機能管理を行う。急性期に行う口腔衛生管理の対象は主に**周術期**の患者と**化学療法**・**放射線治療**を受ける患者である。周術期の患者には、感染源や疼痛の除去を目的に口腔衛生管理と口腔機能管理を行う。化学療法や放射線治療を受ける患者には、それらが誘因となる口腔粘膜炎などの合併症やトラブルの予防を目的に行う。

急性期
周術期
化学療法
放射線治療

2）回復期

回復期は、手術や服薬によって疾患が回復に向かいつつある時期である。集中的にリハビリテーションを行い、身体機能の改善や日常生活動作の向上を目標とする。機能回復するために、必要な栄養摂取ができる口腔環境を整えることに配慮する。う蝕治療や歯周処置だけでなく、咬合支持を失うことで咀嚼機能の低下がみられる場合は、義歯製作などの補綴処置も積極的に行う。さらに、嚥下障害がみられる患者に対して**摂食嚥下リハビリテーション**も実施する。看護師だけでなく、言語聴覚士や理学療法士などのリハビリテーション職とも連携し、口腔機能管理を行う。

回復期
摂食嚥下リハビリテーション

3）生活期（維持期）

生活期（維持期）は急性期、回復期を経て、症状と障害の程度が安定した後に在宅や施設で生活をしている時期を指す。病状が安定しているとはいえ、要介護高齢者は日々変化するため、生活期においても患者の全身状態に配慮する。口腔状態や口腔機能はさまざまな全身の問題と関連し、ADLや栄養状態に影響を与えるため、全身問題に関連する要因のひとつとして配慮する。生活期における口腔機能管理・口腔衛生管理は、口腔機能の維持を目的に行う。認知機能や口腔機能により咀嚼障害の回復が困難な場合は、補綴装置による咀嚼機能の回復を目指すのではなく、食事による工夫などの代償的なアプローチも検討して、QOLの向上を目指すことも検討する。

生活期（維持期）

4）緩和期（終末期）

緩和ケアとは、生命を脅かす病に関連する問題に直面している患者とその家族のQOLを、痛みやその他の身体的・心理社会的・スピリチュアルな問題を早期に見出し的確に評価を行い対応することで苦痛を予防し和らげることを通して向上させるアプローチである。この緩和ケアを行う期間を**緩和期（終末期）**という。

人生の残り時間を自分らしく少しでも穏やかに過ごし、満足した最期を迎えられるように、身体的、精神的な負担を軽減するように配慮し、口腔機能管理・口腔衛生管理を行う。「**DNAR**：do not attempt resuscitation」指示も含めた

緩和ケア
緩和期（終末期）
DNAR

急変時の対応について、家族や多職種と共有しておくことも重要である。

（佐藤路子）

文献

1）日本老年歯科医学会：在宅歯科医療の基本的考え方 2022.〈https://www.gerodontology.jp/publishing/file/guideline/guideline_20220328.pdf〉
2）厚生労働省：令和６年度診療報酬改定の概要.〈https://www.mhlw.go.jp/content/12400000/001251542.pdf〉
3）高橋賢晃，戸原 雄，田中公美，他：多摩クリニックにおける患者の各ステージ応じた歯科訪問診療を通じた関わり，歯界展望 140（3）：564-577．2022.
4）日本医師会生命倫理懇談会：第 XV 次生命臨懇談会答申 超高齢社会と終末期医療，平成 29 年 11 月.

４　歯科訪問診療用器材と管理

歯科訪問診療では、外来診療に使用している器材が使用可能である。移動手段や訪問先での診療スペースによっては、持参できる器材に制限がでてしまうこともあるため、可能な限り荷物をコンパクトにまとめる必要がある。また、ポータブル器材等を活用することで、限られた環境でも外来診療と同等の診療を行うことができる。

１）診療所から持ち出すもの

常に携行する器材として、基本トレーセットやグローブ等、診療内容にかかわらず必要なものが挙げられる（表５）。これらは、診療時すぐに取り出せるように、用途別に分類し格納するとよい（図３、４）。また、診療内容によって必要な器材を準備するが、使用頻度の高い器材は、あらかじめまとめて１つの箱やかごに入れておくとよい（図５、表６）。

表５　常に携行する器材

分類	準備器具
基本トレーセット	ミラー、ピンセット、探針、エキスカベータ、ストッパー、ディスポーザブルトレー、テーブルシート、エプロン
個人防護具	グローブ、マスク、ガウン、キャップ、ゴーグルまたはフェイスシールド
手指衛生用品	手指消毒剤、ハンドソープ、ペーパータオル
衛生材料	カット綿、ポール綿、ガーゼ、アルコール綿
口腔清掃用具	歯ブラシ、歯間ブラシ、デンタルフロス、歯磨剤、保湿剤、スポンジブラシ、口腔ケア用ティッシュ等
口腔内写真撮影器材	口腔内写真撮影用カメラ、口角鉤、口腔内撮影用ミラー等
その他	ライト（ヘッドライト、ペンライト）、血圧計、パルスオキシメータ、汚染器具格納容器、消毒用アルコールシート、医療廃棄物運搬袋、書類（説明書、同意書、処方箋等）、薬、吸引器等

個人防護具
口腔清掃用具
スポンジブラシ
口腔ケア用ティッシュ
血圧計
パルスオキシメータ

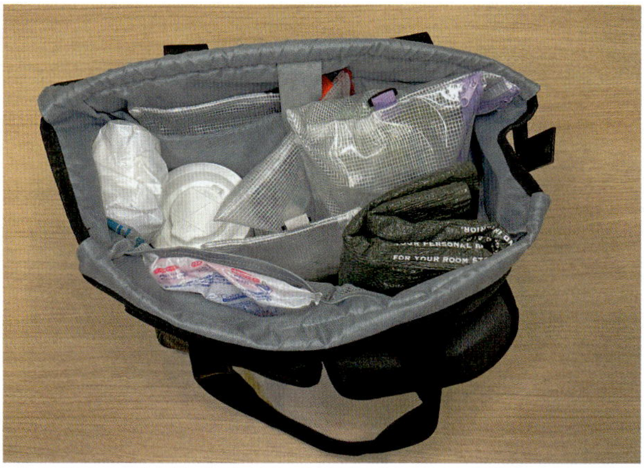

図３　常に携行する器材の格納例
用途別に分類し、コンパクトにまとめる

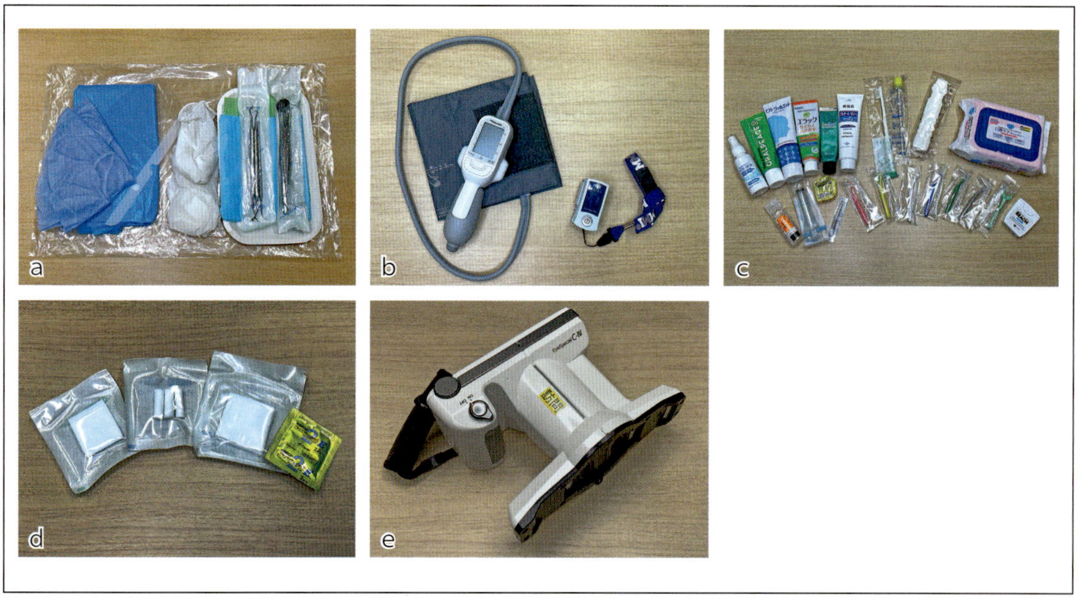

図４　常に携行する器材
a：個人防護具と基本トレーセット　b：血圧計とパルスオキシメータ　c：口腔清掃用具
d：衛生材料（滅菌済みで小分け包装のものが便利）　e：口腔内写真撮影用カメラ

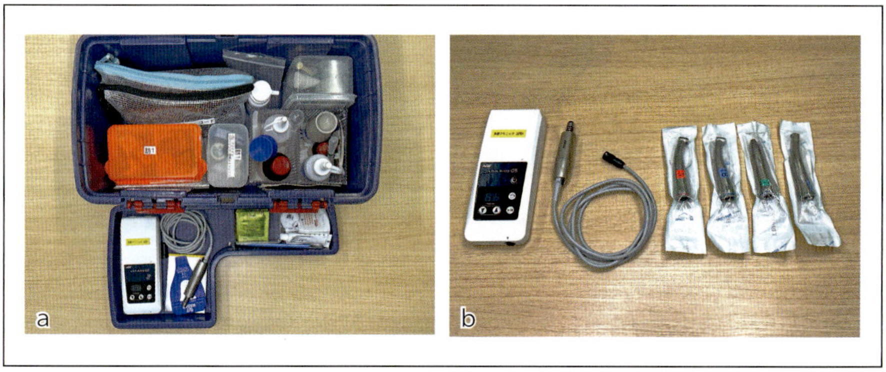

図５　治療器材
a：格納例　b：ポータブル歯科用エンジン（マイクロモーター）とハンドピース各種

表６　治療器材（仕切りのあるケースや、工具箱等に格納するとよい）

分類	準備器具
義歯関連	常温重合レジン、暫間裏装材、リベース剤、適合試験用材料、ラバーカップ、小筆、スパチュラ、咬合紙、ワックス、咬合平面板、ガスバーナー等
セメント関連	グラスアイオノマー系セメント、仮封セメント、スパチュラ、紙練板、CRシリンジ等
切削器材	ポータブル歯科用エンジン、ハンドピース各種、バー類
その他	口腔内用エアースプレー、プライヤー、金冠ばさみ、錬成充填器、スプーンエキスカベータ等

ポータブル歯科用エンジン

これらのほかに、診療内容に応じた治療器材セットを作成しておくと準備時間を短縮することができる（表７）。使用後は、器材の補充を忘れずに行う。

表７　必要に応じて持ち出すセット

分類	準備器具
印象採得関連	アルジネート印象材、ラバーボウル、スパチュラ、計量カップ、シリコン印象材、ワックス、歯科用硬石膏、印象体消毒材、印象トレー等
修復処置関連	コンポジットレジン、歯科用象牙質接着剤、光照射器、成形充填器、隔壁用ストリップス、ウェッジ、研磨用ストリップス、咬合紙等
歯内療法関連	根管長測定器、リーマー、エンドゲージ、生理食塩水、洗浄用シリンジ、ニードル、ペーパーポイント、根管消毒用薬剤、仮封材等
歯科小手術関連	局所麻酔器材、小手術用器具、縫合器材、創部消毒用綿球、吸収性局所止血材等
その他	ポータブルエックス線撮影装置、ポータブル歯科ユニット等

２）訪問先で借用可能なもの

ガーグルベースン

歯ブラシなどの口腔清掃用具やコップ、**ガーグルベースン**等は原則として患者本人が普段から使用しているものを借用するが（図６）、口腔清掃用具が不足していたり、汚染や劣化により使用できない場合があるため、ディスポーザブルの口腔清掃用具を携行しておくとよい。

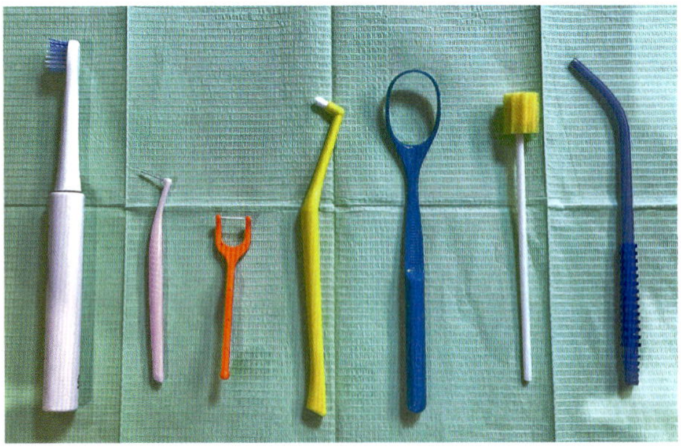

図６　家庭で借用できる口腔清掃用具の一例

3）器材の管理

（1）診療前の準備

訪問先で器材の不足があると診療を円滑に行うことができないため、出発前に確認を行う。その際に、充電式器材のバッテリー残量や、ガスバーナーのガスの残量、口腔内用エアースプレーの残量等、一見不足が分かりにくい器材の確認も行う。また、誰が何を持ち出すかスタッフ間で周知しておく必要がある。

（2）訪問先での注意点

a．環境設定時

荷物は、いろいろな場所に置いてしまうと動線の妨げとなったり、忘れ物の原因となったりするため、一か所にまとめて置くことを心がける。

b．診療時

訪問診療では、各家庭や施設に入室・入館した際には靴を脱ぎ、生活の場で診療を行う場合が多く、鋭利な器材の落下や踏みつけなどは医療事故につながるおそれがある。したがって、器具の取扱いには十分に注意をはらう必要がある。

バー類は、本数がすべて揃っているか確認してから滅菌バッグから取り出す。収納ケースにまとめている場合は、定数を記載しておくと管理しやすい。また、歯科材料を使用する際は、テーブルや椅子、床に材料が付着しないよう注意する。

c．診療後

使用済みの汚染器具は耐貫通性の容器に入れて持ち帰る。蓋が密閉できる容器が望ましい。また、仕切りのある容器は、バー類などの細かい器具を分別できるため便利である（図7）。撤収時にもバー類の本数がすべて揃っているか、歯科材料がこぼれていないかを確認し、診療スペースの原状復帰を行うと同時に忘れ物がないか確認する。ペーパータオルやティッシュペーパー、ハンドソープといった日用品や、口腔ケア用ティッシュなどの口腔清掃用具は、診療所と訪問先が同じ製品を使用している場合もあるため、取り違えに十分注意する。取り違え防止のために、油性ペン等で箱や容器に診療所名を記載しておくのもよい。

口腔内に使用していない器材や滅菌の難しい器材は、消毒用アルコール等で拭掃する。診療で使用した机なども拭掃するが、消毒用アルコールを使用する際は、素材の変形・変色等に注意が必要である。

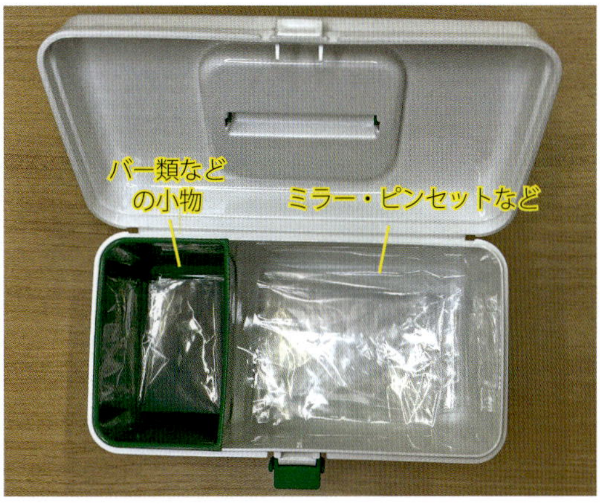

図7　汚染器具格納容器の一例

医療廃棄物

鋭利物を除く医療廃棄物（グローブやエプロンなど）の廃棄は、移動用車両の汚染を防ぎ他の患者への感染リスクを低減させるために、各家庭や施設に依頼してもよい[1]。ただし、医療用廃棄物のポリ袋などへの収容は、歯科医療従事者自身が行う。注射針や替刃メスなどの鋭利な器具については、持ち運び可能な針捨てボックスを持参し、現場で収容することが望ましい。

（3）帰院後の片付け

使用済みの汚染器具の洗浄や医療廃棄物の廃棄は速やかに行う。使用した器材の洗浄・消毒後、補充を行う。充電式の器材は、バッテリー残量を確認し、必要に応じて充電する。

（波多野朱里）

引用文献

1）日本老年歯科医学会：歯科訪問診療における感染予防策の指針 2022年版.〈https://www.jstage.jst.go.jp/article/jsg/36/supplement/36_76/_article/-char/ja〉

参考図書

A）佐藤裕二，水口俊介，小笠原 正，他 監，猪原 光，金久弥生，古屋純一，他 編著：よくわかる歯科訪問診療，第1版，76-84，永末書店，2023.

B）全国歯科衛生士教育協議会 編：器材準備マニュアル，第7版，口腔保健協会，2019.

C）全国歯科衛生士教育協議会 監：歯科衛生学シリーズ 歯科予防処置論・歯科保健指導論，第1版，医歯薬出版，2024.

D）日本老年歯科医学会 編：老年歯科医学用語辞典，第3版，医歯薬出版，2023.

5 歯科衛生士の役割と多職種連携

1）歯科訪問診療における多職種連携

多職種連携

通院困難な高齢者は、口腔機能の低下にともない口腔衛生状態が悪化し、歯科疾患や誤嚥性肺炎等を引き起こす危険性が高まる。このような対象者に対する歯科訪問診療は、歯科診療の提供のみを目標としたものではなく、生活のサポートという視点で行われることが望ましい[1]。自宅や施設で生活する高齢者には、歯科関連職を含む医療、リハビリテーション関連、介護・福祉など、生活にかかわる職種も多岐にわたる（図8、表8）。これらの多職種と連携することにより、患者の生活をサポートすることができる。また、高齢者施設では、介護保険により利用者の口腔衛生の管理が義務となったことにより、歯科医師や歯科衛生士との連携が強化された。

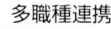

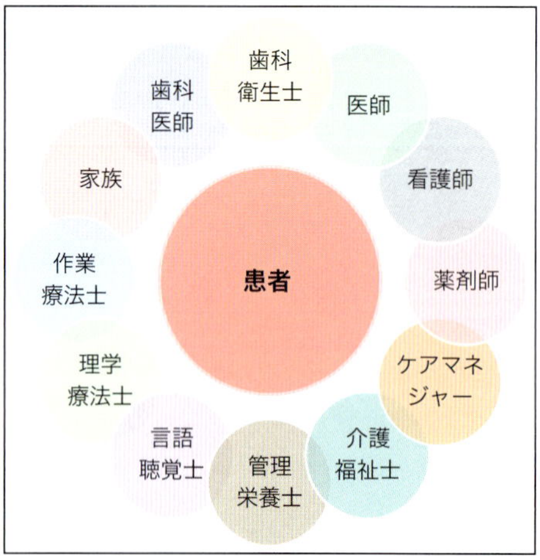

図8　患者を取り巻く環境

また、医療的、介護的なサービスを必要とする場合、医科の主治医のほかに多職種も介入しており、摂食嚥下リハビリテーションや食事、口腔ケアの場面で歯科と連携している。しかし、すべての職種が協働できるとは限らないため、柔軟な対応が必要となり、患者や家族の希望を理解し、適切な介入を行うことが求められる。

表8 連携する主な職種とその役割（文献2より作成）

分野	職種	主な役割
医療	医師	疾病の診察を行い、治療や投薬を行う
	看護師	疾病を有する人に対して、療養上の世話や診療の補助を行う
	薬剤師	医師、歯科医師の処方箋に基づいて薬の調合や服薬指導、管理などを行う
	管理栄養士	栄養に関する指導・助言や食事の管理などを行う
リハビリテーション	言語聴覚士（ST）	ことばによるコミュニケーションや摂食嚥下の障害に対して訓練、指導等を行う
	理学療法士（PT）	身体の機能障害を有する人等に、運動療法や物理療法を行う
	作業療法士（OT）	身体や精神に障害を有する人に日常生活での作業や動作などを用いて訓練・指導・援助を行う
介護・福祉	介護支援専門員（ケアマネジャー）	要介護者や要支援者の介護サービス等の計画作成やサービス事業者・施設等との連絡調整を行う
	介護福祉士	要介護認定を受けている高齢者や、障害支援区分の認定を受けている障害のある人の居宅を訪問して、身体介護や家事支援を行う

2）歯科衛生士の役割

歯科訪問診療における歯科衛生士の役割は、歯科診療が円滑に進められるようにすることを基本とし、口腔衛生管理や口腔機能管理に加え、家族や看護・介護職に対する**口腔のケア方法の指導**を担う。口腔のケア方法の指導では、歯科衛生士が介入しない期間に、口腔ケアを実施してもらう必要があるため、患者本人のみならず、ケアの担い手である家族や多職種との連携が重要となる。患者や家族の希望や介護力を考慮しつつ、看護・介護職による口腔のケア方法の統一と手技の均てん化を図る。

口腔のケア方法の指導

口腔のケア方法の共有には、医療保険制度や介護保険制度による訪問歯科衛生指導や居宅療養管理指導等の書式を利用する。そのほか、個別に作成する**口腔のケア方法の説明書**（図9）や**医療介護専用コミュニケーションツール**を利用する方法がある（図10）。また、歯科衛生士の行う口腔衛生管理は、患者のステージ（生活期、緩和期など）を考慮して目標設定を行わなければならない。

口腔のケア方法の説明書

医療介護専用コミュニケーションツール

歯科衛生士は、歯科訪問診療において多職種と連携することにより、口腔健康管理を通じて患者の生活を支える職種としての役割を担っている。

（田中祐子）

文献

1）日本老年歯科医学会：在宅歯科医療の基本的考え方 2022.〈https://www.gerodontology.jp/publishing/file/guideline/guideline_20220328.pdf〉
2）厚生労働省：職業情報提供サイト（日本版 O-NET).〈https://shigoto.mhlw.go.jp/User〉

[redacted]さん　口腔ケアについて

目的：口腔環境を整え、誤嚥性肺炎を予防すること

➢ 準備する物品
- 歯ブラシ
- スポンジブラシまたは口腔ケア用ウエットティッシュ
- 歯間ブラシ
- ペーパータオル
- コップ 2 個　（水とうがい薬入りのもの、分量は 6 分目程度）

➢ 口腔ケアの手順

1. 姿勢を整え、口腔内を観察します。
2. スポンジブラシ等で口の中をふき取ります。
3. スポンジブラシは、振り洗いをします。使用した歯ブラシ等も同じように振り洗いして使用してください。また、歯ブラシ等は、水気を切ってお口の中へ入れるようにします。
4. 歯ブラシで歯を磨きます。適宜、唾液等をスポンジブラシでふき取ります
5. スポンジブラシ等で口の中をふき取ります。
6. できそうなときは、歯間ブラシで歯と歯のの間を磨きます。
6. スポンジブラシ等で口の中をふき取ります。
7. 口腔内を観察し、終わります。

➢ 歯ブラシの振り洗いについて
一つのコップで歯ブラシを洗うと、汚い水が口の中に戻ってしまいます。歯ブラシを、口の中⇒一つ目のコップ⇒二つ目のコップ⇒水きり⇒お口の中というように、一方通行にすると、汚い水が口の中に戻りません。
また、マウスリンスは、二つ目のコップに入れると効果的です。

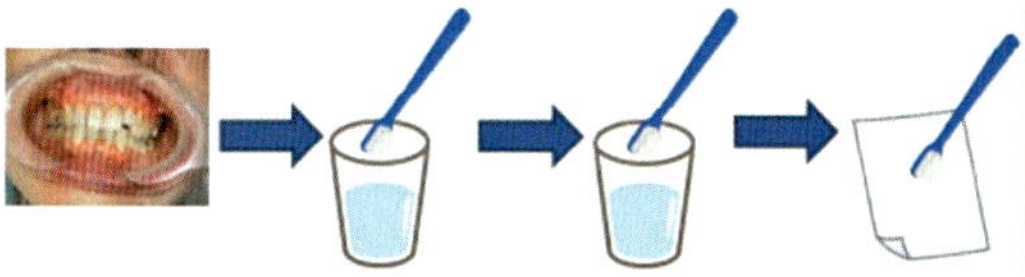

➢ 注意が必要なところ
丸印の歯並びの引っ込んでいるところは、歯ブラシを縦にして磨いてみてください。

正面

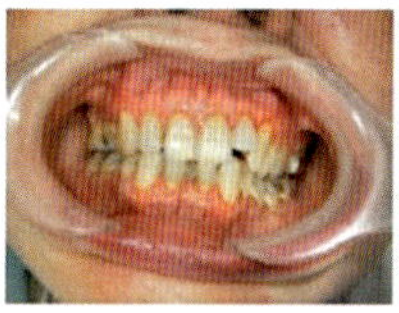

上顎

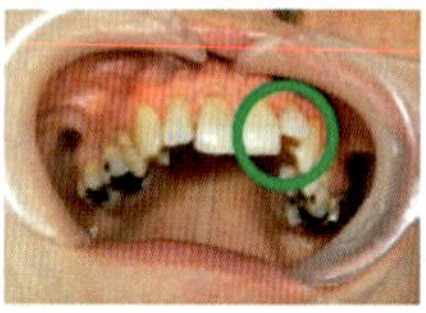

下顎

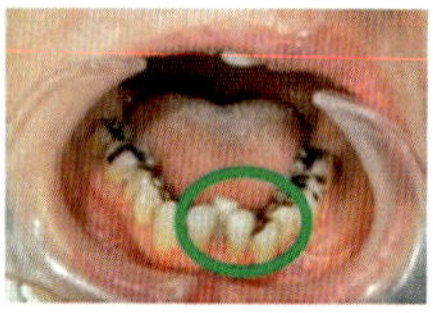

図９　口腔のケア方法の説明書

7/4 17:44
歯科医師（日本歯科大学口腔リハビリテーション多摩クリニック）
平素よりお世話になっております。
本日より口腔衛生管理を開始いたしました。
歯石や着色が多く見られるため、数回に分けてケアを行っていきます。

また、ベットサイドに口腔ケアのマニュアルを置かせていただきましたので、今後の日常ケアの際にお役立ていただければ幸いです。
後ほど、衛生士のよりマニュアルのデータも送らせていただきます。
よろしくお願いいたします。

5　(5人)

7/5 17:01
看護師（訪問看護ステーション）
先生
口腔ケアのファイルありがとうございました。いままで保湿ジェルも使用していましたが、口腔ケアの最後に使用でよろしいですか？それとも控えたほうがよろしいですか？教えていただけたらと思います。
訪問看護ステーション

3　(3人)

7/5 17:59
歯科医師（日本歯科大学口腔リハビリテーション多摩クリニック）
様
お世話になっております。
保湿ジェルについては口腔ケアの最後に、スポンジブラシなどに適量とり、層にならないくらいに薄く全体的に塗布していただければと存じます。
何卒よろしくお願いいたします。

4　(4人)

1/27 17:41
歯科衛生士（日本歯科大学口腔リハビリテーション多摩クリニック）
お世話になっております。
日本歯科大学口腔リハビリテーション多摩クリニック　歯科衛生士です。
乾燥した痰を軟化させるジェルがお宅にありませんでしたので，サンプルをお渡しし，またご主人には購入していただくようにお願いしました．商品名や写真をお見せして一般的なものをお願いしています．
どうぞよろしくお願い申し上げます．

1　1　2　(4人)

1/29 09:19
看護師（訪問看護ステーション）
調整していただきありがとうございます。保湿ジェルは洗面台にあったのでわかりづらかったと思います。歯ブラシなどと一緒に置いておくようにしておきます。　訪問看護

2　1　1　(4人)

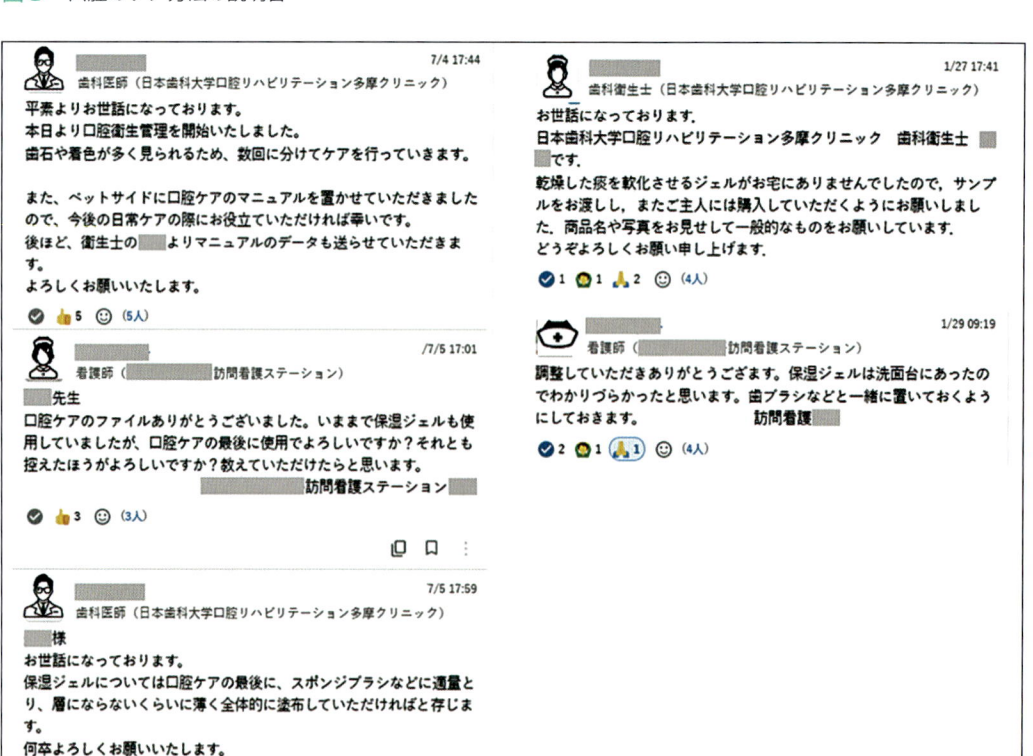

図 10　医療介護専用コミュニケーションツールの例（メディカルケアステーション MCS）

⑥ 地域における食の支援と意思決定支援、倫理的配慮

地域包括ケアが提唱されている現代の医療現場では、患者の病気だけではなく、患者を全人的に捉えて本人の価値観や生活といった視点も考慮しながら患者に寄り添うことが求められる。そのためには、それぞれの症例に対して、診断・治療・予後などを知り対応すると同様に倫理的な配慮をすることが必要となる。

1）倫理４原則

倫理4原則

臨床現場において倫理的問題を考える時に必要なものとして、「**倫理４原則**」がある。①自律尊重原則（autonomy）、②善行原則（beneficence）、③無危害原則（non-maleficence）、④公正原則（justice）からなる（図 11）。

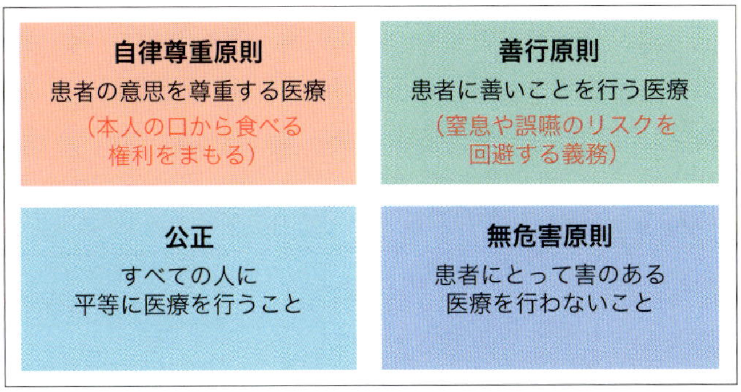
自律尊重原則
患者の意思を尊重する医療
（本人の口から食べる
権利をまもる）
善行原則
患者に善いことを行う医療
（窒息や誤嚥のリスクを
回避する義務）
公正
すべての人に
平等に医療を行うこと
無危害原則
患者にとって害のある
医療を行わないこと

図 11　倫理４原則

2）倫理４原則の対立

先に示した倫理４原則は医療現場において治療方針などを決める際に一定の方向を指し示すものになる。しかし、どの原則が優先されるというものではなく、それぞれのケースによって異なってくる。さらに、倫理原則同士が対立することもある。例えば、重度の摂食嚥下障害患者の症例において、本人はできれば口から食べたいと願っている。一方で、口から食べることは、誤嚥性肺炎や窒息のリスクが高まる。このような時に、食べたいという患者の意思を尊重すれば（自律尊重原則）、生命に危険が及ぶ可能性があり、食べないことを強く勧めれば善行原則にかなうことになる。この場合、２つの原則が対立することになる。このように倫理的価値の対立を**倫理的ジレンマ**と呼ぶ（図 12）。

倫理的ジレンマ

3）意思決定支援

どのような治療法を選ぶのか、どのような治療は受けたくないのかといったことは、患者自身が決定し、それは、自己決定の権利として保障される（自律尊重原則）。患者が自己決定するには、正しい医学的事実が伝えられ、患者がそれを正しく認識する必要がある。一方で、認知症をはじめ高齢や疾患による

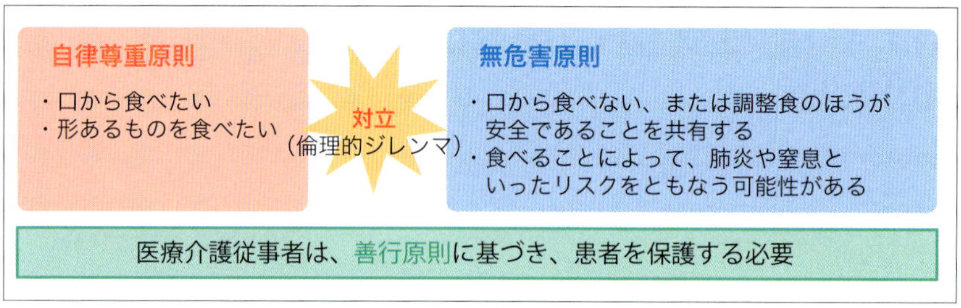

図 12　倫理４原則の対立の例（倫理的ジレンマ）

心身機能の低下により意思決定能力が低下した患者も存在する。残存能力を引き出すなど、自己決定の権利を奪わないように本人の意思をできるだけ尊重できるように**意思決定の支援**（shared decision making）をする必要がある。

意思決定の支援

4）事前指示

事前指示とは本人に意思決定能力があるうちに、自分自身で将来の終末期医療ケアなどについて、前もって指示をしておくことを指す。事前指示は、現在意思表示ができない人の「かつての自己決定権」を延長し、尊重するものである。

事前指示

5）アドバンス・ケア・プランニング（ACP）

ACP は、将来の人生をどのような生活をして、どのような医療や介護を受けて最期を迎えるかを計画して、自分の考えを心づもりとしてご家族や近しい人、医療やケアの担当者にあらかじめ表しておく取り組みをいう。「**人生会議**」ともよばれ、環境や体調の変化により、繰り返して話し合いを行うことが推奨され、その話し合いのプロセスを指す。

ACP
人生会議
→１章 -1「2 歯科衛生士に求められること」参照

6）地域における食支援

療養生活を余儀なくされた人の多くは、住み慣れた自宅で暮らすことを希望する。しかし、摂食嚥下障害により、食べることが困難になると在宅療養が中断される場合が多い。在宅においては、「食」を生活の一部として捉えるために、経口摂取の再開や継続によるリスク、食形態の固形化によるリスクを重視する無危害原則よりも、患者の意向、好みを把握し重視する自律尊重原則を重んじる事例が多い。しかし、自律尊重原則をただ前提とするのではなく、適切な医学的事実をもって危害のレベルを評価し、患者本人や家族と共有するべきであり、その根拠を考慮したうえで、十分に話し合って意思決定を支援する必要がある。

（菊谷　武）

7 術式と診療補助（ポータブル歯科ユニット）

使用機材

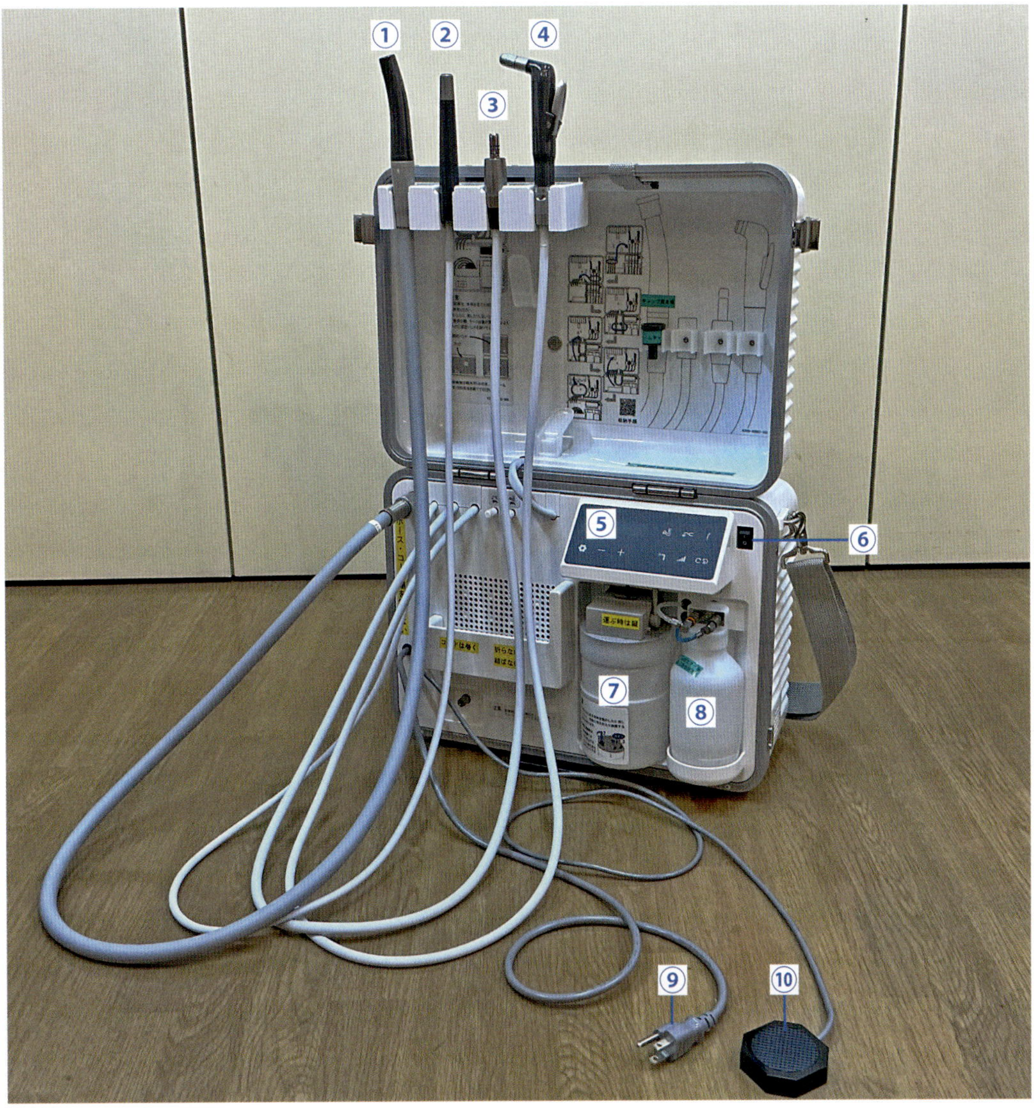

①バキュームシリンジ　②超音波スケーラー　③マイクロモーター
④スリーウェイシリンジ　⑤操作パネル　⑥メインスイッチ
⑦バキュームタンク　⑧給水ボトル　⑨電源コード
⑩フットコントローラー

診療手順	術者手順（歯科医師・歯科衛生士）	診療補助および留意点（歯科衛生士）
1　環境の整備	診療スペースの決定	診療スペースの環境を整え、清潔域を確保する。
2　本体の準備 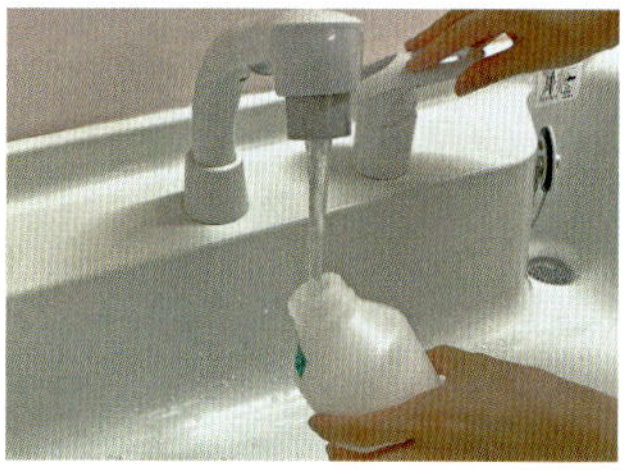	電源借用の許可を得てから展開する。 電源コード（⑨）のプラグをコンセントに差し込み、メインスイッチ（⑥）を入れる。	本体は安定した水平な場所に置く。 給水ボトル（⑧）に水を入れる。
3　施術	注水下での処置は、注水量に注意する。	バキュームシリンジ（①）をハンドピースの近くに正しく配置し、エアロゾルの飛散を最小限にする。
4　汚水の廃棄	バキュームタンク（⑦）内の汚水を廃棄する。	給水ボトルの水を廃棄する。
5　片付け 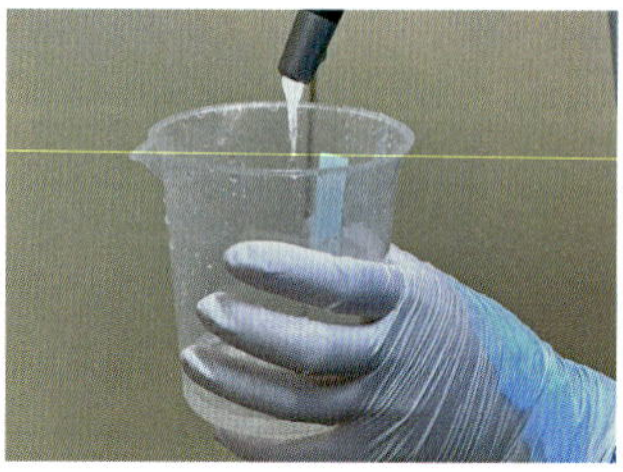	コップなどを使用し、各インスツルメントの管路内の水抜きを行う。	各製品の取扱説明書に従って片付ける。
6　帰院後の片付け		洗浄・滅菌が可能な部品は、取扱説明書に従い洗浄・滅菌する。 洗浄・滅菌が困難なものは、消毒用アルコールで拭掃する。

8 術式と診療補助（ポータブルエックス線撮影装置）

使用機材

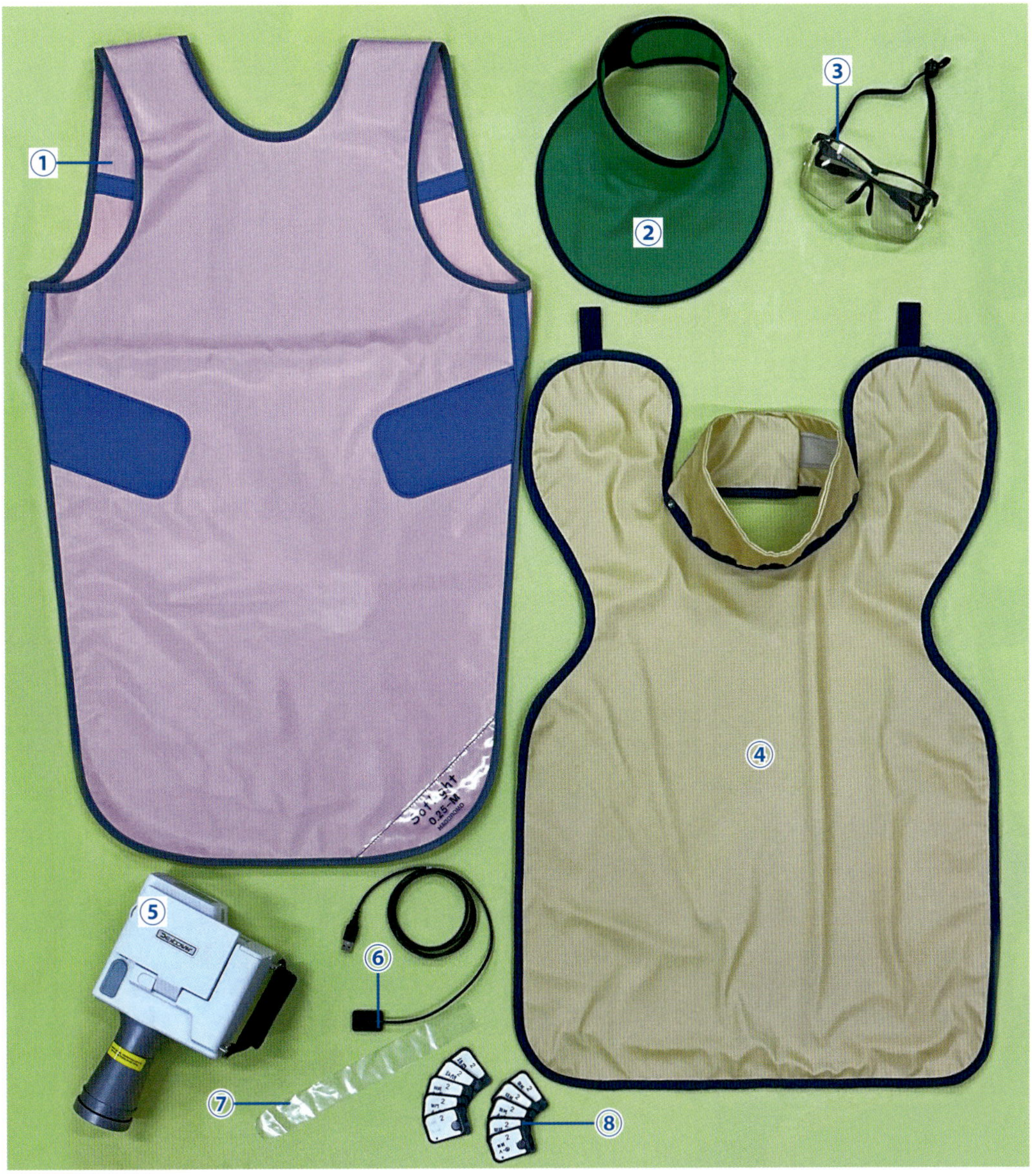

①エックス線防護衣（術者用）　②エックス線防護カラー　③エックス線防護眼鏡
④エックス線防護衣（患者用）　⑤エックス線撮影装置　⑥半導体センサー（CCD）
⑦半導体センサー（CCD）カバー　⑧イメージングプレート（IP）

診療手順	術者手順（歯科医師・歯科衛生士）	診療補助および留意点（歯科衛生士）
1 撮影の説明と同意の取得	患者や家族へエックス線撮影の必要性を説明し同意を得る。	
2 防護衣・防護眼鏡の着用 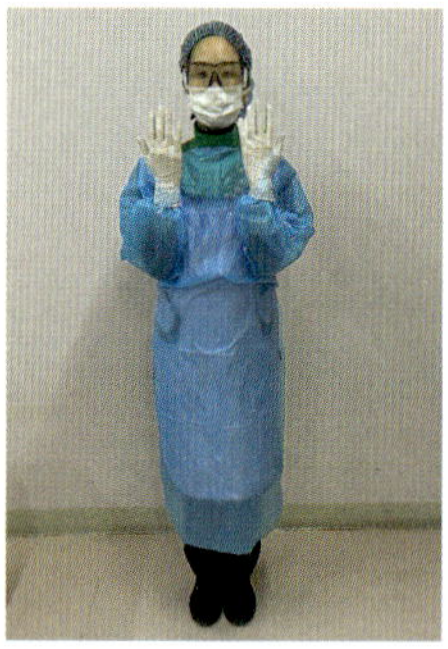	0.25 mm 鉛当量以上の防護衣（①②）および防護眼鏡（③）を着用する。さらに感染症対策のため個人防護具を着用する。	術者と同様に防護衣および防護眼鏡を着用する。さらに個人防護具を着用する。患者に防護衣（④）を着用させる。
3 撮影装置の起動・設定	撮影部位を確認し、部位に応じた照射量を撮影装置（⑤）に設定する。	撮影部位に応じて設定をする。CCD（⑥）を使用する場合はセンサーカバー（⑦）を付ける。IP（⑧）を使用する場合は、撮影部位に応じて使用枚数を決定する。
4 位置付け		患者の身体を支える場合、直接エックス線による被曝を防ぐために、エックス線の照射方向に立たないようにする。
5 撮影 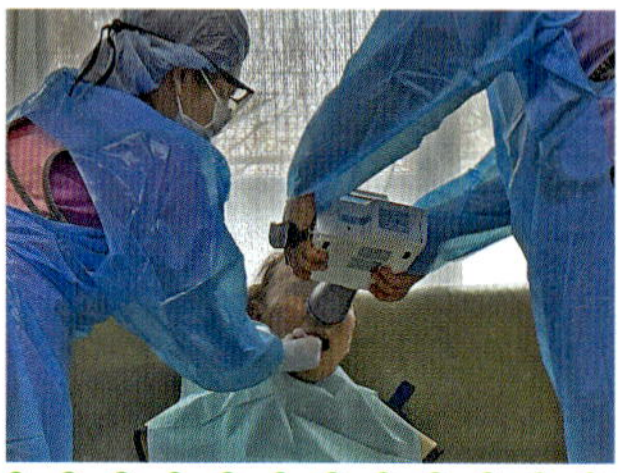	撮影後は速やかに電源を切ったり、モードを変更したりして、エックス線の誤照射を防止する。 撮影後、CCD 使用時は画像データの確認を行う。	撮影時は、撮影介助をしない者には２m以上離れてもらう。
6 片付け	IP 使用時は、帰院後にセンサー読み取り器を使用し IP の読み取りを行う。さらにエックス線画像を確認し、保存する。	撮影に使用した IP は、ポリ袋等に入れ患者の名前を書いておく。

（波多野朱里）

文献

1）日本歯科放射線学会：携帯型口内法Ｘ線装置による手持ち撮影のためのガイドライン 2023 年改定版.〈https://www.jsomfr.org/wp2024/wp-content/uploads/2023/04/portable_guideline2023rev.pdf〉

2 栄養管理・食生活指導

1 栄養管理等に必要な知識

高齢者は、身体機能や臓器機能の低下、慢性的な基礎疾患や合併症（それにともなう炎症も含む）、多剤服用、摂食嚥下機能の低下など、さまざまな要因により栄養状態が低下しやすい。この**低栄養状態**は、要介護状態の前段階として知られるフレイルなどを誘発する一因となることから、高齢期において重点的に対応するべき課題といえる。

低栄養状態

口腔の健康状態は、食事摂取や栄養管理と密接に関係しているため、歯科保健指導や専門的な口腔衛生管理、さらには口腔機能の維持管理を含む口腔健康管理を担う歯科衛生士も栄養に関する基本的な知識を習得しておく必要がある。高齢者の低栄養やそのリスクを初期の段階で発見するためには、栄養スクリーニングが必須であり、患者・医療者の両者にとって負担が少なく、簡便で効率的な手法を用いて低栄養状態や低栄養のリスクのある患者を抽出する。

1）高齢者の低栄養と原因

高齢期に至るまでの栄養の問題は、過栄養やメタボリックシンドロームであり、栄養管理の目的は、生活習慣病や疾病の予防であった。しかし、超高齢社会における栄養の問題としては、低栄養、サルコペニア、フレイルといった問題の重要性が高くなり、栄養管理の目的としても、健康寿命の延伸や介護予防を目指すという、「メタボ予防」から「**フレイル予防**」へのシフトチェンジが求められている。

フレイル予防

低栄養状態とは、身体機能を維持するために必要なエネルギー量やタンパク質量が欠乏している状態を指す。高齢者の低栄養の要因は、社会的要因、精神・心理的要因、加齢、疾病などによる要因などがいくつか挙げられており、また低栄養に至るまでには複数の要因が絡み合っている場合も多い（図 13）[1)]。口腔の問題に関係する項目も複数あるが、口腔の問題が高齢者の栄養状態に直結し、**低栄養**に至ることも少なくない。

低栄養
→7章-2「6 栄養状態の把握」参照

口腔リハビリテーションの目的のひとつに低栄養の改善がある。低栄養は余命、また健康余命に対する独立したリスクである[2)]。低栄養になると、免疫能が低下して感染症に患りやすくなる。また筋肉量が減少し、筋力が低下することで、身体機能が低下する。傷が治りにくく、褥瘡ができやすくなる。これらは身体的な問題だけでなく、QOL の低下にもつながる。

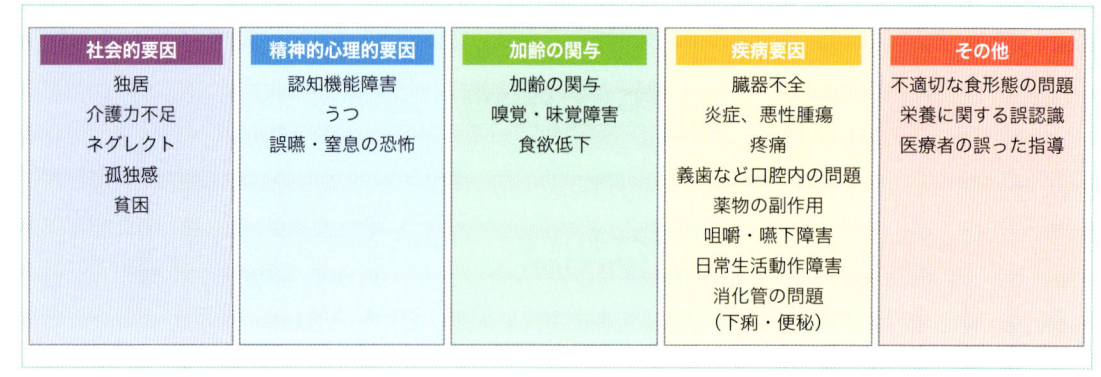

社会的要因	精神的心理的要因	加齢の関与	疾病要因	その他
独居	認知機能障害	加齢の関与	臓器不全	不適切な食形態の問題
介護力不足	うつ	嗅覚・味覚障害	炎症、悪性腫瘍	栄養に関する誤認識
ネグレクト	誤嚥・窒息の恐怖	食欲低下	疼痛	医療者の誤った指導
孤独感			義歯など口腔内の問題	
貧困			薬物の副作用	
			咀嚼・嚥下障害	
			日常生活動作障害	
			消化管の問題（下痢・便秘）	

図 13　高齢者の低栄養の要因（文献１より作成）

2）栄養の指標

（1）体重の計測

栄養状態を評価するための第一歩として、体重を知ることは非常に重要である。患者本人や家族の申告による値でもよいが、外来で立位が可能な場合は、その場で体重計に乗ってもらうのがよい。

立位が難しい場合は、車椅子用の体重計を利用する。まず車椅子の重量を測定してから、患者に車椅子に座ってもらい、車椅子ごと重量を測定して、車椅子の重量分を差し引いて体重の値とする。

（2）BMI

BMI

BMI（body mass index）は、「体重÷身長の二乗」で求められ、18.5～25 kg/m^2 未満を「標準」、25kg/m^2 以上は「肥満」、18.5kg/m^2 未満は「やせ」とされる。一般的には 25kg/m^2 以上は肥満とされるが、高齢の場合は、25kg/m^2 以上は低栄養リスクが低いと評価する。BMI は最も汎用される身体測定項目のひとつである（表９、10）。

表９　BMI（体格指数）の判断基準

BMI（kg/m^2）	肥満度判定
18.5 未満	痩せ
18.5～22（標準体重）～24.9	普通
25 以上	肥満

（日本肥満学会）

表 10　年齢ごとの目標とする BMI の範囲（18 歳以上）（文献３より引用）

年齢（歳）	目標とする BMI
18 ～ 49	18.5 ～ 24.9
50 ～ 64	20.0 ～ 24.9
65 ～ 74	21.5 ～ 24.9
75 以上	21.5 ～ 24.9

（日本人の食事摂取基準 2025）

（3）体重減少率

体重減少率

体重の変動も高齢者において有用な栄養評価指標となる。例えば、１か月で 5%以上の体重減少がある場合や、半年で 10%以上の体重減少がある場合には、低栄養のリスクが高いと判断できる。

体重減少率は、「（通常体重－現体重）÷通常体重× 100」で求められる。

通常体重から現体重にまで減少した期間によって、リスク評価が異なる。

（4）食事摂取量

食事摂取量

食事摂取量は、必要栄養量に基づいて提供した食事量に対し、どれくらい食べられたかを示し、喫食率ともいう。喫食率が低く、必要栄養量を充足できないことが続くと、体重減少や脱水などにつながる。

（5）血清アルブミン値

血清アルブミン値

血清アルブミン値は、従来は低栄養の指標とされていたが、さまざまな報告から、アルブミンは炎症の指標であって栄養の指標として使用しない、というのが、共通認識となりつつある。

（6）その他

さらに、上記以外にも、上腕周囲長、下腿周囲長などを測定することによっても低栄養のリスクを評価することが可能である。

3）低栄養スクリーニング

高齢者施設などでリスク分類をする際に用いられる指標を表 11 に示す。

表 11　高齢者の低栄養状態のリスク評価（文献 4 より作成）

リスク分類	低リスク	中リスク	高リスク
BMI 〈体重 kg ÷（身長 m）^{2}〉	18.5-29.9	18.5 未満	
体重減少率 〈（通常体重－現体重）÷通常体重× 100〉	変化なし（減少 3%未満）	1 か月に 3-5%未満 3 か月に 3-7.5%未満 6 か月に 3-10%未満	1 か月に 5%以上 3 か月に 7.5%以上 6 か月に 10%以上
食事摂取率（喫食率）	76-100%	75%以下	
血清アルブミン値	3.6g/dL 以上	3.0-3.5g/dL	3.0g/dL 未満

（1）低栄養スクリーニングツール

a．MNA-SF

MNA-SF

65 歳以上の高齢者の低栄養スクリーニングツールとして、**MNA-SF**（簡易栄養状態評価表：mini nutritional assessment-short form）[5] がよく用いられる。MNA-SF は、問診と身体計測値から、A から F までの 6 項目に回答して点数化する。最大 14 点で、12 ～ 14 点は栄養状態良好、8 ～ 11 点は低栄養のおそれあり、0 ～ 7 点は低栄養と評価する。各項目では、食事量減少の有無、体重減少の有無、ADL（歩行の不可）、急性疾患やストレスの有無、認知・精神的問題の有無、BMI または CC（**下腿周囲長**：calf circumference）について回答する。身長や体重の値が不明な場合は BMI で評価できないため、CC の測定値を代用する。下腿周囲長は、体重や腹囲と高い相関を示すことから、筋肉量と脂肪量の両方を反映していると考えられている。MNA-SF では、CC は 31cm 以上あれば良好とされている。ただし、下肢に浮腫がある場合は、測定値が高くなるため注意が必要である。

下腿周囲長

→ 4 章 -2「6 フレイル、サルコペニア」MEMO 参照

b．主観的包括的評価

主観的包括的評価
(SGA)

主観的包括的評価（SGA：subjective global assessment）は、患者の病歴と身体症状に関する評価項目で構成され、栄養アセスメントツールとして最も汎用されている（表 12）。

採血は必要とせず、体重変化、食物摂取の変化、消化器症状、身体機能、疾患および栄養必要量との関係、身体症状の評価から、栄養状態を主観的包括的に評価して、良好、中等度の不良、高度の不良の３段階で評価する。

表 12　SGA（文献６より引用）

A　患者の記録
1．体重の変化 過去６か月間の体重減少：　　kg　減少率：　　% 過去２週間の体重変化：□増加　□変化なし　□減少（　　kg）
2．食物摂取の変化 □変化なし □変化あり：（期間）＿＿＿＿週（　　　　　　　　） 食事内容：□固形食　□完全液体食　□水分　□食べられない
3．消化器症状 □なし　□悪心　□嘔吐　□下痢　□食欲不振 その他（　　　　　　　　）
4．機能状態 □機能障害なし □機能障害あり：（持続期間）＿＿＿＿週 タイプ：□日常生活可能　□歩行可能　□寝たきり
5．疾患と栄養必要量の関係 初期診断： 代謝需要（ストレス）：□なし　□軽度　□中等度　□高度
B　身体症状（スコア：0＝正常、1＝軽度、2＝中等度、3＝高度）
•皮下脂肪の喪失（三頭筋、胸部）＿＿＿＿＿＿
•筋肉喪失（四頭筋、三角筋）＿＿＿＿＿＿
•下腿浮腫＿＿＿＿＿＿
•仙骨浮腫＿＿＿＿＿＿
•腹水＿＿＿＿＿＿
C　主観的包括的評価
□栄養状態良好　□中等度の栄養不良　□高度の栄養不良

（2）低栄養アセスメント

GLIM 基準（global leadership initiative on malnutrition）[7] は、2018 年に発表された成人の低栄養診断基準であり、2024 年度の診療報酬改定より、急性期・回復期リハ病棟での栄養評価に導入された。

GLIM 基準

GLIM 基準は、まず MNA-SF のような既存のスクリーニング法を用い、次にアセスメント、さらに診断と低栄養の重症度判定を行うものである。今後、低栄養の診断と重症度判定として、GLIM 基準が国際基準となり、医療や介護の現場でも広く用いられるようになる可能性がある。

2　口腔機能低下と食形態

よく噛めるグループに比較して、噛めないグループは多くの栄養素、食品群の摂取が低下すると報告されている（図 14）[8]。摂取栄養量を確保するためには、噛める機能を維持することと、噛めないとしても食べやすい形態に調整することが必要である。

1）食品摂取の多様性

口腔機能障害の有無にかかわらず、高齢者の食事には、十分なタンパク質の摂取だけでなく、さまざまな食品を摂取することが重要で、食品摂取の多様性が求められる。

（1）タンパク質の摂取

高齢期であっても、食事から摂取したタンパク質を自分の筋肉に合成することはできるが、成人期に比べるとその同化作用は弱くなる。高齢期においては1.0g/kg体重／日以上のタンパク質を摂取することが望ましい。

（2）DVS

食品摂取の多様性を評価するには「食品摂取の多様性スコア（DVS：dietary variety score）[9]」を用いるとよい。DVSは7点以上が望ましいとされる（表13）[10]。

（3）食品摂取の選択に影響を及ぼす因子

口腔機能の低下が栄養素の摂取量に影響していることから、歯数や咬合支持の回復は重要である。その一方で、適合の良い義歯と食事全体の質の高さは関連しないという報告もある[11]。これは、口腔の状態だけでなく、性別や年齢、経済状況、家族形態、身体機能や生活機能などのさまざまな因子が食品摂取の選択に影響を及ぼしていると考えられるためである。また、栄養に関する知識や調理技術の有無によっても、栄養バランスが影響されることがある。

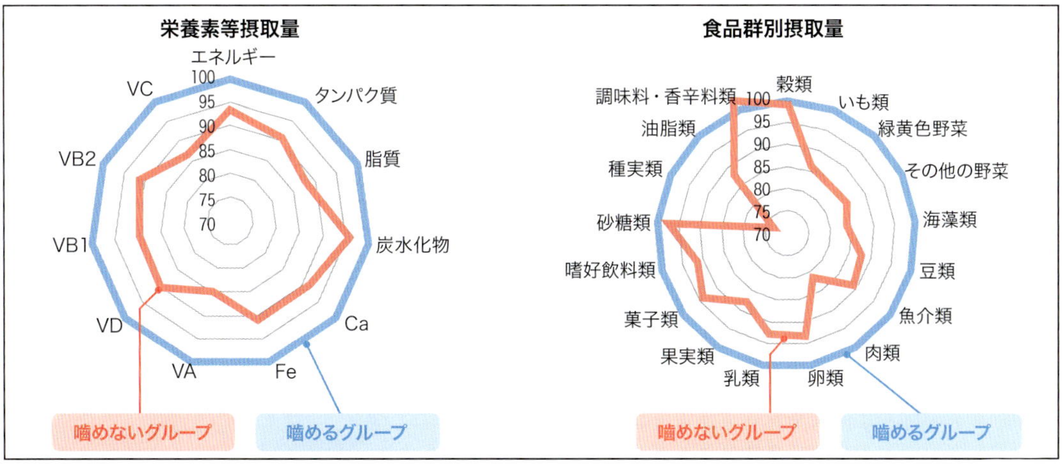

図14 咀嚼機能と栄養素等摂取量（文献8より改変引用）

表13 食品摂取の多様性スコア（DVS）（文献2より作成）
10品群の一週間の摂取頻度を10点満点で評価し、得点が高いほど筋量が多く、身体機能が高い

①肉類	点	⑥緑黄色野菜	点
②魚介類	点	⑦海藻類	点
③卵	点	⑧いも類	点
④大豆（大豆製品）	点	⑨果物	点
⑤牛乳（乳製品）	点	⑩油を使った料理	点

③ 口腔機能障害と食形態

１）食形態の選択

食形態

口腔機能に障害がある場合、不適切な**食形態**の選択は誤嚥や窒息のリスクと高めるために、食形態への配慮が必要となる[12)]。不適切な食形態での食事は誤嚥性肺炎や窒息につながる。一方で、適切な食形態に調整することによる弊害もある。食形態の軟食化には、加水が必要となるために、食事の容積当たりの栄養量が低下することが知られている[13)]。

患者一人一人に適した食事指導を行うためには、適切な口腔機能の評価と口腔機能の低下のタイプに対応する食事の摂り方を提案する必要がある。

２）ユニバーサルデザインフード

ユニバーサルデザインフード

食事を準備する者に知識や技術がなかった場合や、食事の準備に負担がある場合は、食形態を調整した市販の介護食品などを活用することができる。**ユニバーサルデザインフード（UDF）**[14)] は、日本介護食品協議会によって、どのメーカーの商品にも「硬さ」や「粘度」から４つの区分に分類し、消費者が適切な物性の商品を購入できるように、「容易にかめる」「歯ぐきでつぶせる」「舌でつぶせる」「かまなくてよい」の区分を表示している（図 15）。

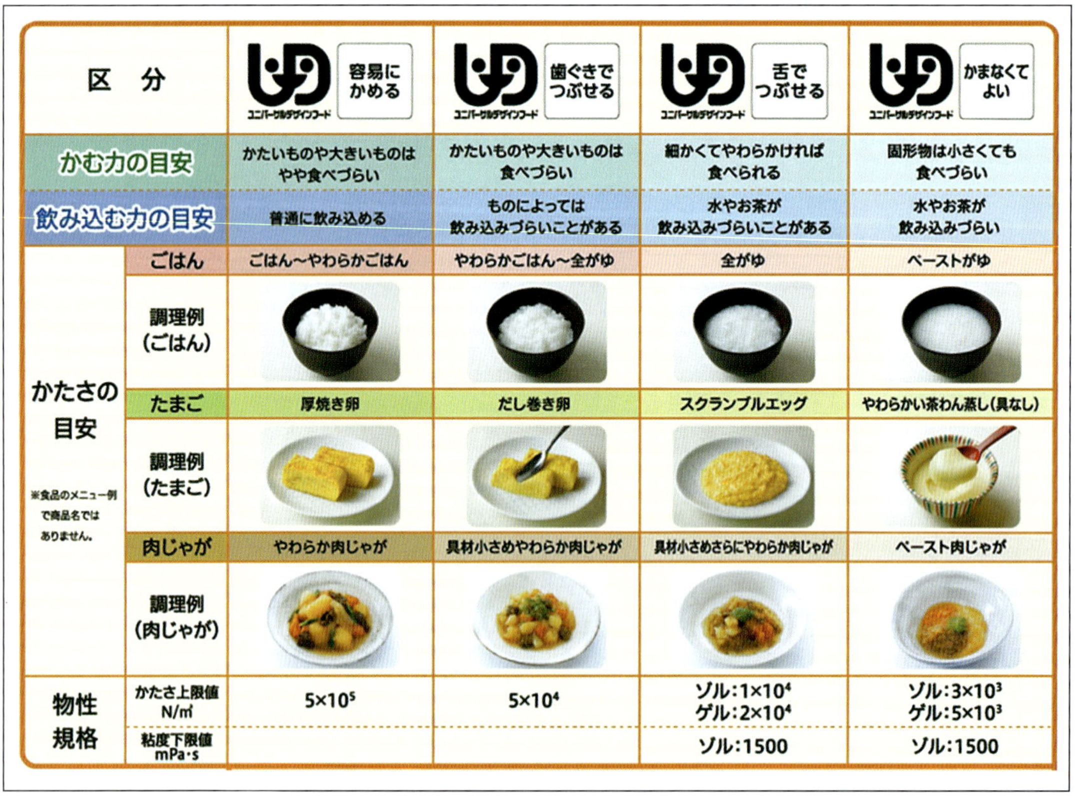

区分		容易にかめる	歯ぐきでつぶせる	舌でつぶせる	かまなくてよい
かむ力の目安		かたいものや大きいものはやや食べづらい	かたいものや大きいものは食べづらい	細かくてやわらかければ食べられる	固形物は小さくても食べづらい
飲み込む力の目安		普通に飲み込める	ものによっては飲み込みづらいことがある	水やお茶が飲み込みづらいことがある	水やお茶が飲み込みづらい
かたさの目安 ※食品のメニュー例で商品名ではありません。	ごはん	ごはん～やわらかごはん	やわらかごはん～全がゆ	全がゆ	ペーストがゆ
	調理例（ごはん）				
	たまご	厚焼き卵	だし巻き卵	スクランブルエッグ	やわらかい茶わん蒸し（具なし）
	調理例（たまご）				
	肉じゃが	やわらか肉じゃが	具材小さめやわらか肉じゃが	具材小さめさらにやわらか肉じゃが	ペースト肉じゃが
	調理例（肉じゃが）				
物性規格	かたさ上限値 N/㎡	5×10^5	5×10^4	ゾル:1×10^4 ゲル:2×10^4	ゾル:3×10^3 ゲル:5×10^3
	粘度下限値 mPa･s			ゾル:1500	ゾル:1500

図 15　ユニバーサルデザインフード（日本介護食品協議会）（文献 14 より引用）

なお、摂食嚥下障害患者の食事（嚥下調整食）と水分のとろみについては、日本摂食嚥下リハビリテーション学会が段階分類を示している。第6章を参照されたい。

Column

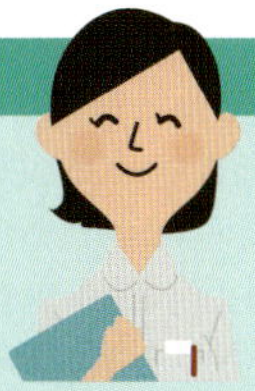

歯科治療と栄養指導の効果

近年、歯科治療と食事・栄養指導を同時に実施することの重要性が明らかになっている。例えば、管理栄養士によるテーラーメイドの栄養指導もしくは、歯科医療従事者が「食事バランスガイド」（図16）を使用して簡便な食事指導を全部床義歯製作時に行うことにより、無歯顎高齢者の食品・栄養素摂取量や栄養状態を改善できることが報告[15,16]されている。歯科診療の場は、患者と1対1で対応可能な環境であり、食事指導の実施にも適した環境であることから、栄養の専門家ではない歯科医師や歯科衛生士など歯科医療従事者も積極的に食事面への介入を行うことが重要であるといえる。

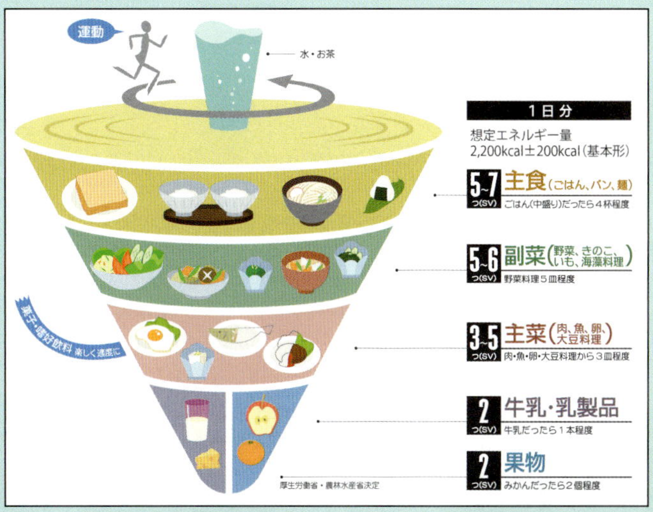

図16　食事バランスガイド
（農林水産省：「食事バランスガイド」について）（文献17より引用）

（鈴木啓之）

食事バランスガイド

（鈴木啓之、尾関麻衣子）

文献

1）葛谷雅文：4. 低栄養；新老年医学，第3版．大内尉義，秋山弘子 編，東京大学出版；579-590，2010.
2）新開省二，成田美紀，横山友里，他：地域在住高齢者における栄養の特性と課題．地域高齢者等の健康支援を推進する配食事業の栄養管理の在り方検討会，2016.
3）厚生労働省：日本人の食事摂取基準（2025年版）策定検討会報告書．〈https://www.mhlw.go.jp/stf/newpage_44138.html〉
4）厚生労働省：栄養改善マニュアル（改訂版），2009.
5）Kaiser MJ, Bauer JM, Ramsch C, et al. Validation of the Mini Nutritional Assessment Short-Form (MNA-SF): a Practical Tool for Identification of Nutritional Status. J Nutr Health Aging 13. 782-788, 2009.

6）Detsky AS, McLaughlin JR, Baker JP, Johnston N, Whittaker S, Mendelson RA, Jeejeebhoy KN: What is subjective global assessment of nutritional status? JPEN J Parenter Enteral Nutr. Jan-Feb; 11(1): 8-13. 1987.
7）日本栄養治療学会：GLIM 基準について.〈https://www.jspen.or.jp/glim/glim_overview〉
8）本川佳子，枝広あや子，渡邊 裕，他：地域在住高齢者における咀嚼機能と栄養素・食品群別摂取量および低栄養との関わり．第 59 回日本老年医学会学術集会（名古屋）．2017.
9）熊谷 修，渡辺修一郎，柴田 博，他：地域在宅高齢者における食品摂取の多様性と高次生活機能低下の関連．日本公衆衛生雑誌 50，1117-1124，2003.
10）Yokoyama Y, Nishi M, Murayama H, et al.: Dietary variety and decline in lean mass and physical performance in community-dwelling older Japanese: a 4-year follow-up study. J Nutr Health Aging 21, 11-16, 2017.
11）Shinkai, R.S., Hatch, J.P., Rugh, J.D., Sakai, S., Mobley, C.C., and Saunders, M.J.: Dietary intake in edentulous subjects with good and poor quality complete dentures, J Prosthet Dent, 87(5): 490-498. 2002.
12）Kikutani T, Tamura F, Tohara T, Takahashi N, Yaegaki K. Tooth loss as risk factor for foreign-body asphyxiation in nursing-home patients. Arch Gerontol Geriatr. 2012.
13）林 静子：高齢者栄養ケアにおける疑問と検証（1）刻み食、ミキサー食の落とし穴．臨床栄養 100：145，2002.
14）日本介護食品協議会：ユニバーサルデザインフードとは.〈https://www.udf.jp/outline/udf.html〉
15）Suzuki H, Kanazawa M, Komagamine Y, et al.: The effect of new complete denture fabrication and simplified dietary advice on nutrient intake and masticatory function of edentulous elderly: A randomized-controlled trial. Clin Nutr. 2018;37(5):1441-1447.
16）Suzuki H, Kanazawa M, Komagamine Y, et al.: Changes in the nutritional statuses of edentulous elderly patients after new denture fabrication with and without providing simple dietary advice. J Prosthodont Res. 2019; 63(3): 288-292.
17）農林水産省：「食事バランスガイド」について.〈https://www.maff.go.jp/j/balance_guide/〉

4　食支援・栄養管理における歯科衛生士の役割

口腔衛生管理
口腔機能管理

歯科衛生士は、「口から食べる楽しみ」を支える口腔のスペシャリストの一人である。食べる楽しみは、患者の生活の質に大きく影響するため、その果たす役割は大きい。食べる楽しみを維持するためには、口腔内が清潔であること（**口腔衛生管理**）と食べる機能が維持されていること（**口腔機能管理**）の両方のバランスがとれていなければならない。

食べる機能があっても、口腔乾燥が顕著で口腔衛生状態が不良であれば、食べたいという意欲につながらなかったり、食事をおいしく感じないことがある。また、嚥下機能が十分に備わっている場合でも、使用している義歯が不適合の場合は食べることができないかもしれない。介入時には口腔衛生だけでなく、口腔機能の評価も行うことが重要である。さらに患者がどのような環境で生活をしているのか（病院や施設、在宅など）、今後の方向性なども踏まえたうえで支援を考えていく必要がある。

歯科衛生士には高度なアセスメント能力と、口腔に関する問題解決のマネジメント能力が求められる。

1）病院における食支援

入院患者などを対象とした食支援･栄養管理を行う場合は、**栄養サポートチーム**（NST：nutrition support team）の一員としてかかわることが多い。NSTとは、栄養障害にある患者や栄養障害になる可能性のある患者の感染症予防や治癒促進、QOLの向上を目的とした多職種から構成されるチームである。医師や看護師、薬剤師、管理栄養士のほか、歯科医師や歯科衛生士、言語聴覚士などさまざまな職種がかかわる。

栄養サポートチーム
NST

他職種では解決できない口腔衛生状態のときに、専門的技術を生かした口腔衛生管理を行うことは非常に有効であるが、歯科衛生士の役割はそれだけではない。例えば摂食嚥下訓練が必要となった際に、口腔健康管理の延長線上の間接・直接訓練でよいのかそれとも言語聴覚士などの専門家に依頼し、より高度なリハビリを実施してもらうのか見極めることも必要となる。常に専門職が介入することは難しいため、セルフケアが重要となるが、介護者や本人、他職種への管理方法に関する指導も重要な役割のひとつである。

2）施設における食支援

施設入居者を対象とした場合では、食事場面を実際に観察しながら入居者の摂食状況や咀嚼能力、口腔機能などを多職種で評価する**ミールラウンド**（**摂食嚥下ラウンド**）に参加する（図17）。医師や看護師、管理栄養士、介護職員、歯科医師、歯科衛生士などがチームメンバーとして含まれる（図18）。

ミールラウンド
摂食嚥下ラウンド

ミールラウンドでは、利用者が安全に食事をとれているのかを確認し、入居者の栄養管理を実施する。食環境や食事姿勢、食具、食形態、食事摂取量、摂食嚥下機能などのアセスメントを行う（図19）。

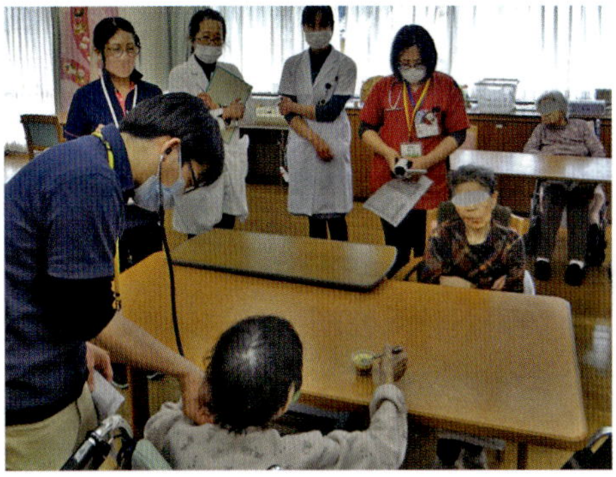

図17 ミールラウンド
（写真提供：日本歯科大学 田中祐子先生）

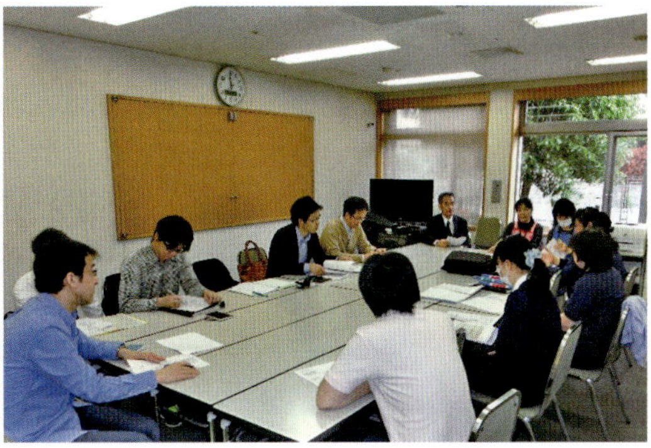

図18 多職種によるカンファレンス
（写真提供：日本歯科大学 田中祐子先生）

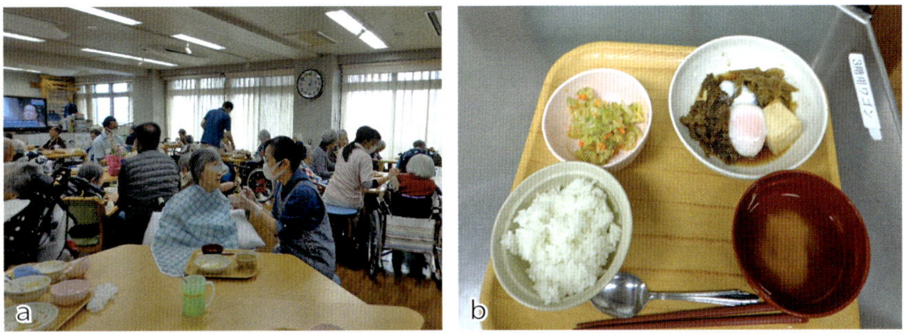

図 19　施設での食事
a：食事風景　b：食事の内容

3）在宅における食支援

歯科訪問診療では、「むせる」「食事に時間がかかる」「少しでも口から食べさせたい」といった本人やご家族の訴えをもとにかかわるケースが多い。実際の食事の様子を見ながらアセスメントを行うのは病院や施設での支援と同様であるが、それ以外にご家族の介護力や生活環境なども考慮したうえでの支援が必要となる。また、かかわっている職種が限られているケースもあり、歯科衛生士は口腔や摂食嚥下のアセスメントだけでなく、栄養評価や調理の工夫などの助言指導も行う場合がある。

（日高玲奈）

3　医療・介護技術

1　在宅患者が受ける医療的ケア

高齢在宅患者は、身体機能の低下や疾患の罹患により医療的ケアを受けながら在宅で暮らしている場合も多い。歯科衛生士は、その医療的ケアの背景疾患、患者の状態、配慮すべき事項、医療的ケアに利用される機器等について十分に配慮することが求められる。

1）酸素療法

酸素療法

カニューレ

（1）鼻カニューレによる酸素療法（図 20a）

カニューレと呼ばれる鼻腔から酸素を取り入れる器具を使い、酸素を補う方法で、在宅では酸素濃縮装置を用いて、空気から酸素を濃縮し酸素を供給する。酸素供給装置にチューブをつなぎ、チューブの長さは調整可能なことから、カニューレを付けたまま、家の中を移動したり、トイレ、シャワーや入浴、睡眠も可能である。

（2）人工呼吸療法（図 20 b～e）

マスクを使用して実施する方法（NPPV）と、気管切開をして実施する方法（TPPV）がある。

①マスクを用いた非侵襲的陽圧換気（NPPV：noninvasive positive pressure ventilation）

気管挿管や気管切開を行わず、上気道から陽圧を用いて換気を行う。嚥下・食事・会話の機能が保持でき、療養者本来の咳嗽（がいそう）・加温加湿機能が損なわれず、声帯損傷・下気道の感染を防ぐことが可能である。

②気管切開下陽圧換気（TPPV：tracheostomy positive pressure ventilation）

気管切開を行った患者に対して行われ、気管切開孔を経て気管にチューブを挿入し、そのチューブを通じて陽圧換気を行う。

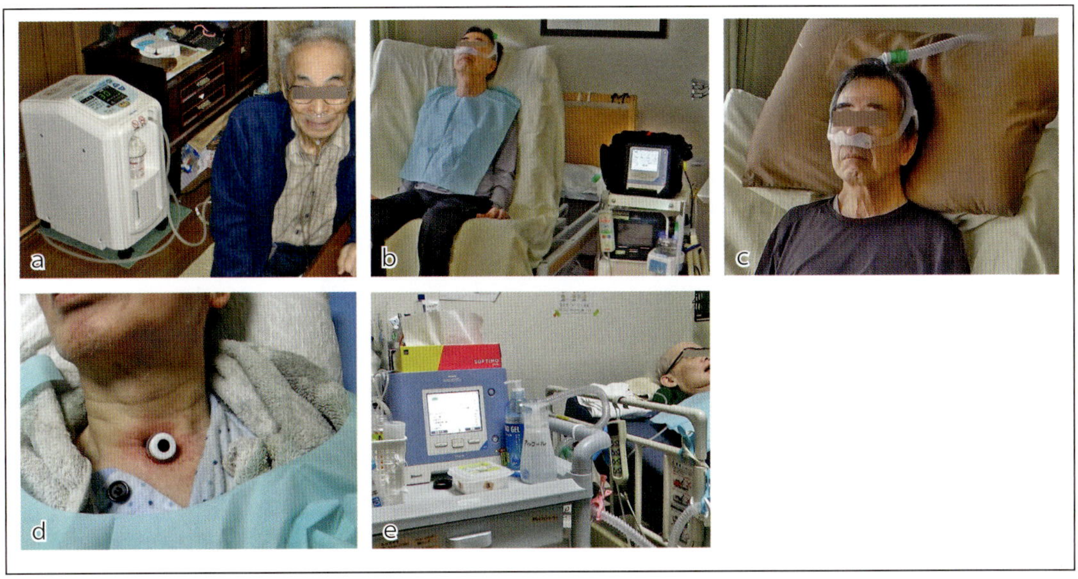

図 20　在宅での酸素療法
a：鼻カニューレによる酸素療法（患家に設置される酸素濃縮装置）　b：NPPV で用いられる呼吸器　c：NPPV で用いられる鼻マスク　d：気管切開孔に装着されたスピーチカニューレ（呼気時は発声用バルブが閉じて空気が口に抜けるため発声が可能）　e：気管切開孔に挿入されるカニューレと人工呼吸器が接続されている

2）栄養療法

栄養療法
経鼻経管栄養

（1）経鼻経管栄養（図 21 a）

鼻腔から挿入したカテーテルを介して消化管内に栄養剤や水分を注入する。

胃瘻
腸瘻

（2）胃瘻（いろう）、腸瘻（図 21 b、c）

腹部から直接、胃や腸に孔を開けて消化管内に栄養剤や水分を注入する。

（３）完全静脈栄養、末梢静脈栄養

静脈から輸液の形で栄養素を補給する栄養方法を「経静脈栄養法」といい、輸液を投与する部位によって「末梢静脈栄養（PPN：peripheral parenteral nutrition）」と「完全（中心）静脈栄養（TPN：total parenteral nutrition）」の２つに分類される。皮下に留置したカテーテルを介して、輸液をする。

経静脈栄養法

完全静脈栄養法（TPN）は、血管が太く血流量が多い鎖骨下静脈からカテーテルを挿入する（図21 d）。末梢静脈栄養は、腕などの末梢静脈から投与する。

（４）皮下点滴

皮下点滴

皮下に留置したカテーテルより輸液を行う。可能な輸液量には制限があり、終末期の患者などに用いられる。

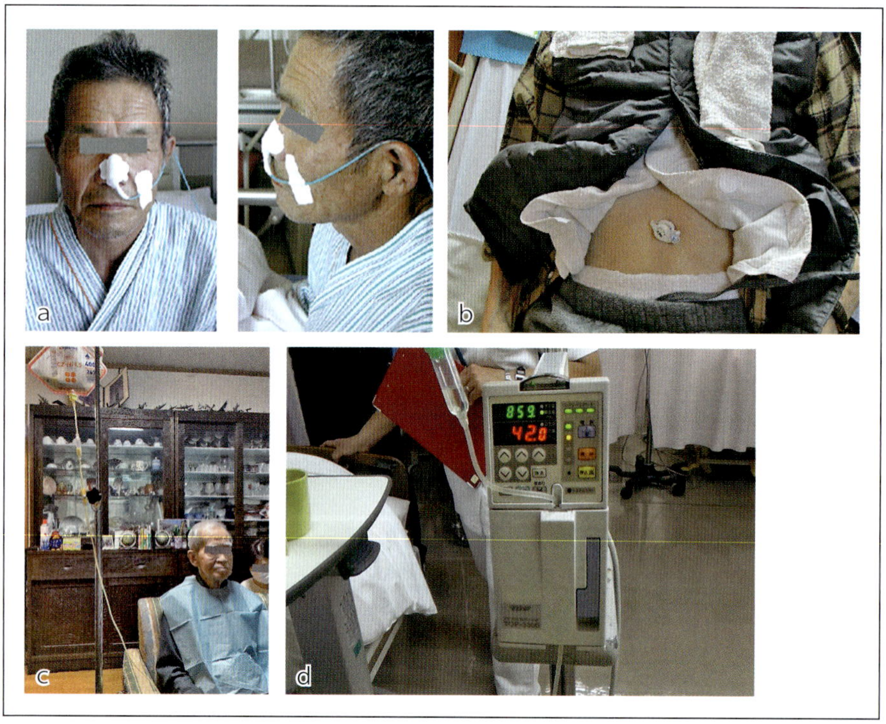

図21　在宅での栄養療法
a：経鼻経管栄養　b：腹部に設置された胃瘻孔　c：栄養剤の入ったバックと接続される
d：完全静脈栄養は、流量を調整する輸液ポンプが用いられる

3）薬物療法（疼痛管理）

薬物療法

経静脈的疼痛管理を目的に鎮痛剤などの持続点滴を用い行われる。

4）排泄、その他

排泄

バルーンカテーテル（尿道留置カテーテル）や、イレウス管などがある。

（菊谷　武）

2 口腔・鼻腔吸引

口腔・鼻腔吸引は、呼吸器系疾患、神経・筋疾患、脳疾患などによって呼吸や嚥下機能機能が低下し、自身で鼻腔や気管内の貯留物を排泄できない者に対して実施するものである。

歯科訪問診療や高齢者施設に勤務する歯科衛生士が増加傾向にある現在、呼吸や嚥下機能が低下し、誤嚥や肺炎のリスクのある患者の口腔衛生管理を担う機会も増えている。歯科衛生士は、口腔衛生管理を実施する際に咽頭の貯留物のほか、機械的清掃によって飛散する口腔内細菌を適切に吸引する必要がある。

口腔・鼻腔吸引

1）歯科衛生士の行う口腔・鼻腔吸引

歯科衛生士の行う吸引行為は、歯科衛生士法第二条第２項に定める歯科診療補助行為のひとつに位置付けられており、主治の歯科医師から指示を受け実施することができる。ただし、病態の急変など危機回避にともなう臨時応急の手当として吸引を行う場合は、この限りではない（表 14）。このような事態に直面した場合には、対応終了後すみやかに事後報告を行う必要性がある。

表 14　歯科衛生士法第十三条の二

歯科衛生士は、歯科診療の補助をなすに当たっては、主治の歯科医師の指示があった場合を除くほか、診療機械を使用し、医薬品を授与し、又は医薬品については指示をなし、その他歯科医師が行うのでなければ衛生上危害を生じるおそれのある行為をしてはならない。ただし、臨時応急の手当をすることは、さしつかえない。

2）口腔・鼻腔吸引の目的[1)]

吸引の目的は、主に口腔、鼻腔、気管内の貯留物や分泌物を吸引カテーテルで除去することで、呼吸困難感の軽減や肺胞での**ガス交換**を維持・改善する目的で行うものである。また、口腔衛生管理実施によるバイオフィルム破壊にともない飛散する口腔内細菌や貯留物が気道に入り、誤嚥性肺炎を引き起こすことを予防する目的もある。

ガス交換
呼吸によって肺胞に送り込まれた酸素が血液中に取り込まれ、逆に二酸化炭素が血液中から肺胞に放出されること。

貯留物や分泌物には口腔内細菌のほか、主に次のものが挙げられる[2)]。

・唾液
・鼻水
・痰（咽頭・喉頭・気管から分泌、排出される分泌物、老廃物、誤嚥したもの等を含んだ粘液）
・咽頭に貯留した食物や水分（主に嚥下障害の場合）
・胃食道逆流による胃液など

3）口腔・鼻腔吸引実施のリスク管理

適切な吸引が行われないと患者に苦痛を与えるだけではなく、吸引にともなう合併症を起こすことがあるため、鼻腔から咽頭の構造（図 22）や鼻腔内吸引時に出血しやすい部位（**キーゼルバッハ部位**）を十分に理解しておく。

口腔内吸引では口蓋垂を吸うことで嘔吐の誘発、鼻腔内吸引では出血、低酸素血症、気道粘膜の損傷、気道感染、血圧低下、徐脈、頭蓋内圧亢進、などを引き起こすことがある。実施中の異変を確認するために、表情を観察するほかにモニタリングしながら行うことが望ましい。また、実施時に症状が出現せず時間が経過してから起こることもある。

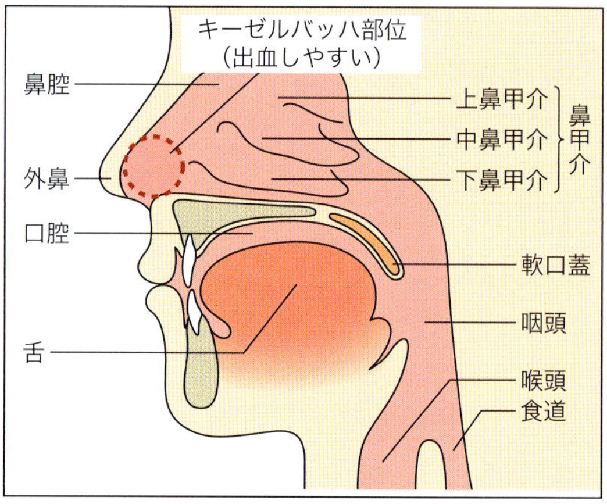

図 22　鼻腔から咽頭の構造

キーゼルバッハ部位

4）口腔・鼻腔吸引の適応条件[3)]

吸引は侵襲をともなうため不必要な吸引を避ける。貯留物を喀出させる第一条件は、患者自身で咳嗽させることである。吸引が必要な患者は、基本的に表 15 の条件を満たされた時に実施する。

表 15　口腔・鼻腔吸引の適応条件

- 意識レベルが低下している
- 貯留物が気道を狭窄・閉鎖している
- 自身で気道内分泌物の喀出ができない
- 貯留物の位置が吸引できる範囲にある

吸引実施に際してはまず、口腔内吸引から鼻腔内吸引の順になるが口腔内吸引で開口しない、吸引カテーテルを噛みこむ、異常絞扼反射があり操作できない場合には、鼻腔内吸引を優先してもよい。

5）口腔内吸引[4)]

吸引カテーテルは、10～14Fr を用いる。吸引カテーテルの挿入の目安は 10～13cm で、吸引圧は 20kPa（150mmHg）以内とする。吸引カテーテルは舌の側面と歯列の間から挿入し、咽頭側壁に沿わせて進めていく（図 23）。その際に、口蓋垂を刺激しないように注意する。舌で吸引カテーテルの挿入が困難な場合には、舌を前に出してもらう、「あー」と声を出してもらうことで挿入しやすくなる。1 回の吸引時間は、10～15 秒以内とする。

吸引カテーテル

6）鼻腔内吸引[4)]

吸引カテーテルは 10～14Fr を用いる。吸引カテーテルの挿入の目安は 15～20cm で、吸引圧は 10kPa（80mmHg）～16kPa（120mmHg）程度とする。1 回の吸引時間は、10～15 秒以内とする。吸引カテーテルは、キーゼルバッハ部位を刺激しないようにしながら下鼻甲介を通して貯留物を吸引する（図 24）。

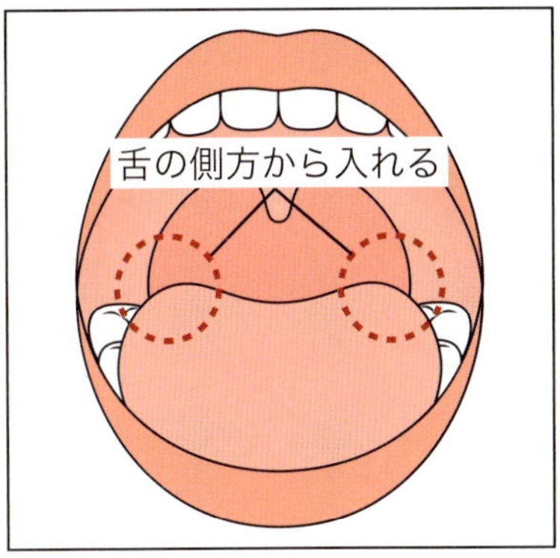

図 23　口腔内吸引のカテーテル挿入部位

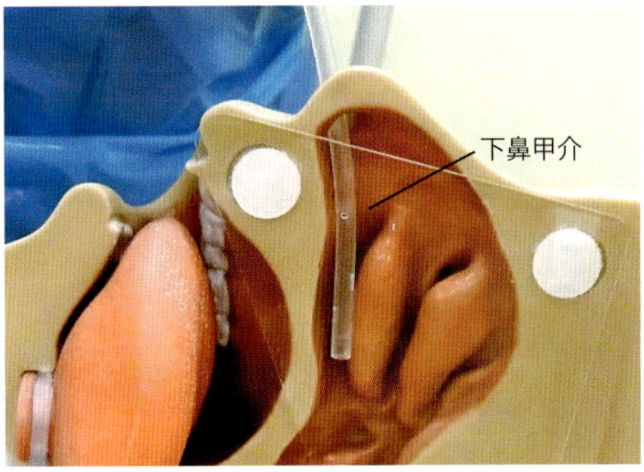

図 24　鼻腔内吸引のカテーテル挿入部位

（水上美樹）

3　車椅子の扱い

1）車椅子の各部名称

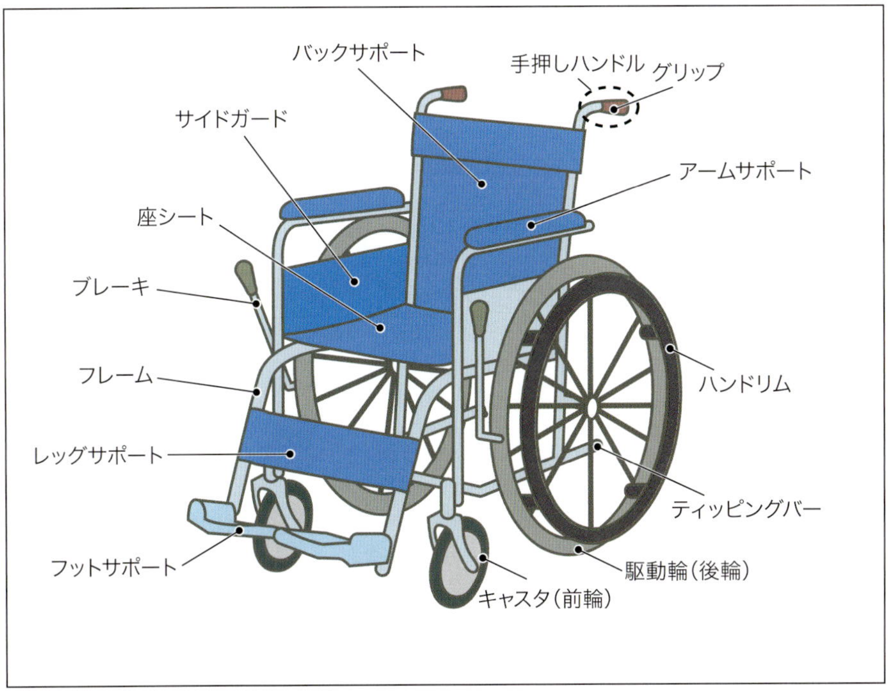

図 25　車椅子の各部名称

2）車椅子の種類

車椅子の種類は駆動方式によって「手動」と「電動」に分類される。手動車椅子は「自走式」と「介助用」に分けられる。電動式は「自操用」と「介助用」

車椅子

に分けられる。

3）介助用車椅子の基本操作

①介助用車椅子の基本操作は、車椅子の停止時はブレーキをかける。その際に介助者の片手は必ずグリップを持つ。

②患者を座シートに深く座らせ、フットサポートを下ろし患者の足を乗せる。動き出すときや操作時には声をかける。

③坂道を下りるときは、介助者は後方を確認し後ろ向きにゆっくりと進む。

④坂道を上るときは、介助者は前傾し介助者の腕とハンドルが直線になるように伸ばし、前向きで一歩づつ上る。

⑤段差を越える場合は、ティッピングバーを踏み込みながらグリップを押し下げてキャスタ（前輪）を浮かせ前進しキャスタ（前輪）を段差に乗せる。その後、駆動輪（後輪）もゆっくり段差に押し上げる（図 26）。

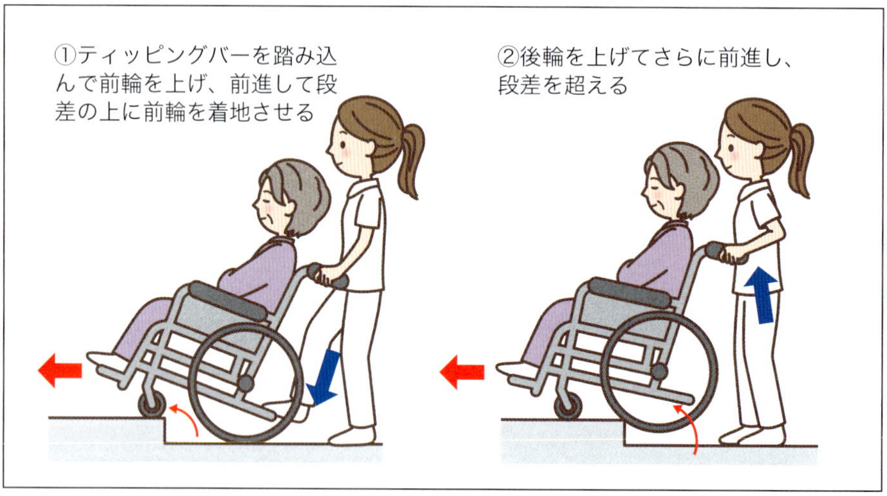

①ティッピングバーを踏み込んで前輪を上げ、前進して段差の上に前輪を着地させる
②後輪を上げてさらに前進し、段差を超える

図 26　介助用車椅子での段差の超えかた

4）車椅子の位置付け

車椅子はベッドの側面に対してななめ（20～30°）に配置する。片麻痺がある患者の場合、健側に配置する。移乗の際に本人が健側の手を使用し、移乗することが可能になる。

5）歯科診療室への移動

（1）エレベーター

①介助者がいる場合、エレベーターに乗るときは正面から乗る。エレベーター内で方向転換を行い、降りるときも前向きで降車する。エレベーター内で方向転換ができない場合は、後ろ向きで降車する。

②介助者がいない場合、エレベーターに乗るときは正面から乗り、降りると

きはエレベーター内に設置されている大きな鏡で後ろの安全を確認しながら、後ろ向きで降車する。

（2）歯科用ユニット

①自身で歯科用ユニットに移動する場合は、歯科用ユニットに対し車椅子を健側になしなめ（20～30°）に配置し、ブレーキをかける。健側の手足を使用し、歯科用ユニットへ移動する。

②麻痺（まひ）などがある患者には、介助を行う（➡参照「5．移乗・介助」）。

4 介護ベッドの扱い

1）介護ベッドの各部名称

介護ベッド

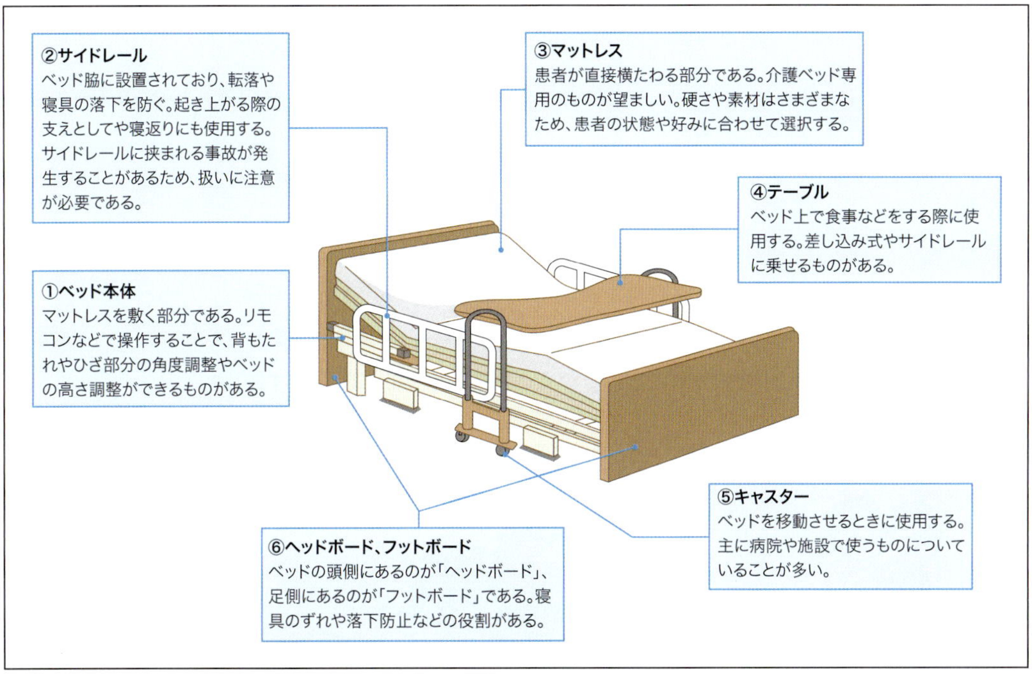

②サイドレール
ベッド脇に設置されており、転落や寝具の落下を防ぐ。起き上がる際の支えとしてや寝返りにも使用する。サイドレールに挟まれる事故が発生することがあるため、扱いに注意が必要である。
③マットレス
患者が直接横たわる部分である。介護ベッド専用のものが望ましい。硬さや素材はさまざまなため、患者の状態や好みに合わせて選択する。
④テーブル
ベッド上で食事などをする際に使用する。差し込み式やサイドレールに乗せるものがある。
①ベッド本体
マットレスを敷く部分である。リモコンなどで操作することで、背もたれやひざ部分の角度調整やベッドの高さ調整ができるものがある。
⑤キャスター
ベッドを移動させるときに使用する。主に病院や施設で使うものについていることが多い。
⑥ヘッドボード、フットボード
ベッドの頭側にあるのが「ヘッドボード」、足側にあるのが「フットボード」である。寝具のずれや落下防止などの役割がある。

図27　介護ベッドの各部名称

2）介護ベッドの種類と機能

手動と電動があり、手動はハンドル、電動は付属のリモコンで、介助のしやすさや患者の立ち上がりやすさにあわせて、高さや立ち上がりの角度を調整する。食事や会話などの際は、ベッド本体の背中部分が起き上がり、座位や半座位をとりやすくできる。また、膝部分が山のように盛り上がり、膝を曲げることができるため、患者がベッドの足元にずれるのを防ぐこともできる。

ベッドの角度調整だけでなく、ベッド本体がスライドして椅子のように変化するものも存在する。ベッドによって機能が異なるため、患者の状況によって選択する。

⑤ 移乗・介助

移乗
介助

麻痺

症例：Ｂさんは、左半身に麻痺がある状態で一部介助が必要な状態である。

①車椅子の準備

介助者は、患者の健側に車椅子をななめに（20 ～ 30°）近付ける。

車椅子のブレーキがかかっている、フットサポートが上がっているかを確認する。

②患者に浅く座り直してもらう。

健側の足底が床につき安定している状態でベッドに浅く座ってもらう。

③ベッドから車椅子への移動（図 28）

健側の足を後に引いてもらい、健側（右手）の手でサイドレールをつかみ、健側（右手足）に力を入れ、立ち上がってもらう（図 28 a）。

補助者は、患側に立ち、患者の麻痺側の膝折れ防止のために膝頭を保持し、患者の重心移動を誘導する（図 28 b）。または、補助者の膝を使って患者の膝を押さえる場合もある。

患者には、健側を軸足にした身体の回転を促しながらゆっくりと車椅子に深く座ってもらう（図 28 c）。

④移乗後

介助者は、フットサポートに患側の足を乗せる。健側は、自分でできる場合は見守るが、難しい場合はサポートをする。両足がフットサポートに乗ったことを確認し、患者の体調を口頭だけでなく、表情・顔色などを観察する。

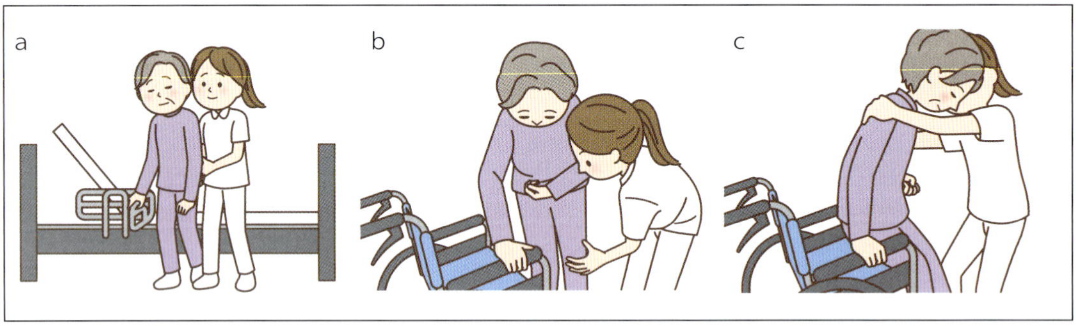

図 28　ベッドから車椅子への移乗介助

＊麻痺がある患者の移乗は麻痺の程度によっても介助方法が異なるため、十分に把握する必要がある。

＊現在では、厚生労働省から「改訂 職場における腰痛予防対策指針」などが出され、「持ち上げない、かかえ上げない、引きずらない」を目指す介護（ノーリフティングケア）が示されている。移動の際に、スライディングボードなどの福祉用具を活用することを推奨されている。

体位
誤嚥

⑥ 体位

ベッド上で口腔健康管理を行う場合の姿勢として、患者に負担がなく**誤嚥**しにくい姿勢が望まれる。また、医療者側も口腔健康管理が行いやすい姿勢を心がけることが必要である。

ベッド上で実施する場合は、ベッドをギャッチアップし、必要に応じてクッション等も使用してファーラ位の姿勢を保つようにする（図29）。

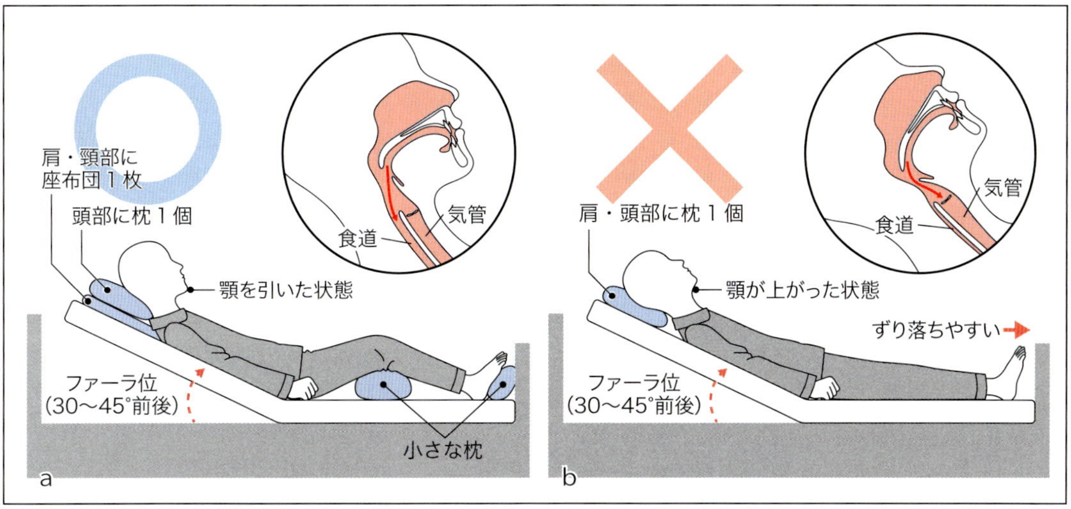

図29　口腔健康管理時の姿勢
a：誤嚥が少ない姿勢　b：誤嚥しやすい（むせやすい）姿勢

（関口洋子、相澤直依、小倉千幸）

文献

1）佐藤裕二，植田耕一郎，菊谷 武 編：よくわかる高齢者歯科学，第2版，永末書店，2023.
2）介護福祉養成講座編集委員会：最新介護福祉士養成講座6 生活支援技術Ⅰ，第2版，151-155，中央法規出版，2022.
3）テクノエイド協会：福祉用具のニーズ・苦情・事故に関する情報提供システムの調査研究事業報告書.〈https://www.techno-aids.or.jp/research/rouken100716.pdf〉
4）医療・介護ベッド安全普及委員会：在宅介護における電動介護ベッドハンドブック.〈http://www.bed-anzen.org/pdf/bed_handbook.pdf〉
5）医療・介護ベッド安全普及委員会：介護ベッドの種類.〈http://www.bed-anzen.org/kind/〉
6）パラマウントベッドホームページ.〈https://www.paramount.shop/feature/care-bed/parts.html〉
7）米山武義，篠原弓月：歯科衛生士のための訪問歯科ハンドブック，第1版，80-83，医歯薬出版，2018.

⑦ 術式と診療補助（口腔・鼻腔吸引）

使用機材

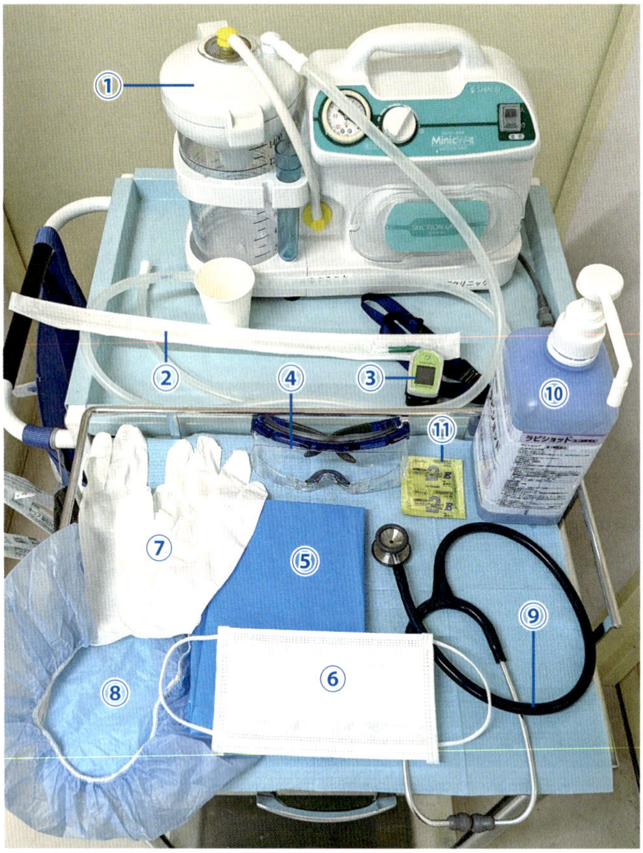

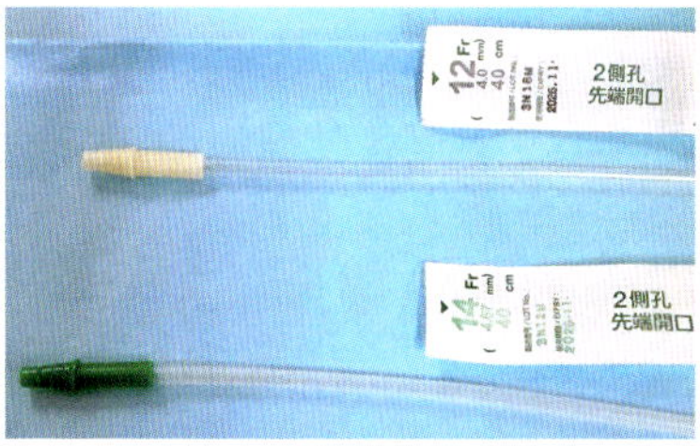

太さの違う吸引カテーテル（上 12Fr、下 14Fr）。太さによってコネクター部の色が決まっている（青：8Fr、黒：10Fr、白：12Fr、緑：14Fr）

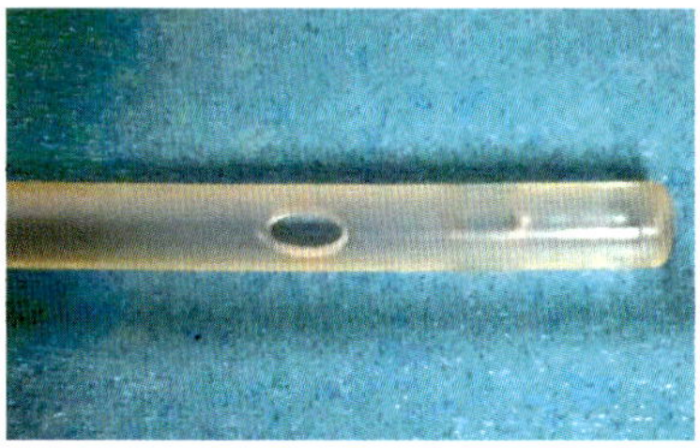

多孔式吸引カテーテル

①ポータブル吸引器　②吸引カテーテル
③パルスオキシメータ（経皮的動脈血酸素飽和度）　④ゴーグル
⑤ガウン　⑥マスク　⑦グローブ
⑧キャップ　⑨聴診器　⑩速乾性手指消毒剤
⑪アルコール綿

診療手順	術者手順（歯科医師・歯科衛生士）	診療補助および留意点（歯科衛生士）
1　実施前に患者へ吸引の説明と同意を得て、身支度を整える 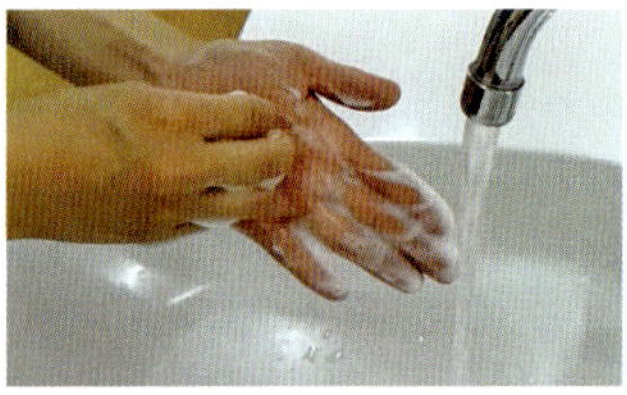 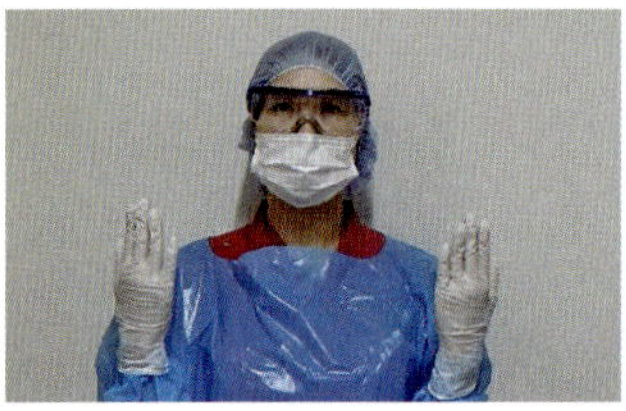	手指消毒を行い、個人防護具を着用する。	誤嚥防止の姿勢調整を行い、吸引中に経皮的動脈血酸素飽和度（SpO_2）を確認できるように、パルスオキシメータを装着する。可能であれば、頸部聴診を行い、貯留物の確認をする。
2　吸引カテーテルを準備する 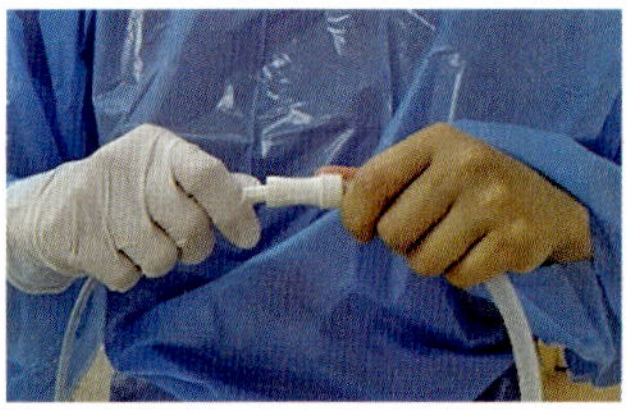	吸引カテーテルを吸引管に接続する。	包装から吸引カテーテルを取り出す際に、カテーテルが周囲に触れて不潔にならないようにする。
3　吸引器のスイッチを入れる 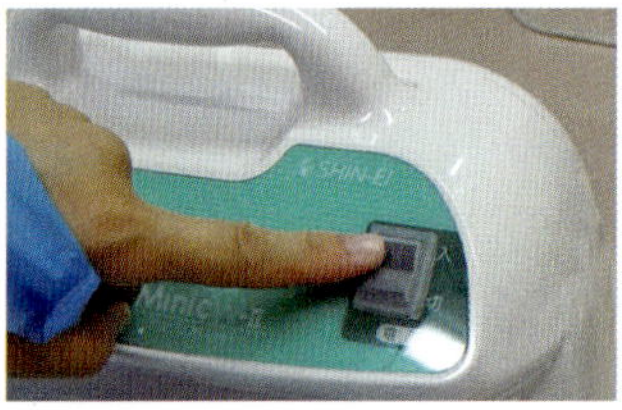		非利き手で行う。
4　吸引圧を設定する 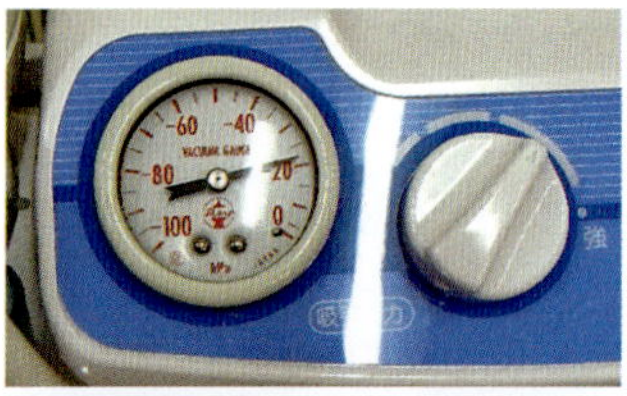 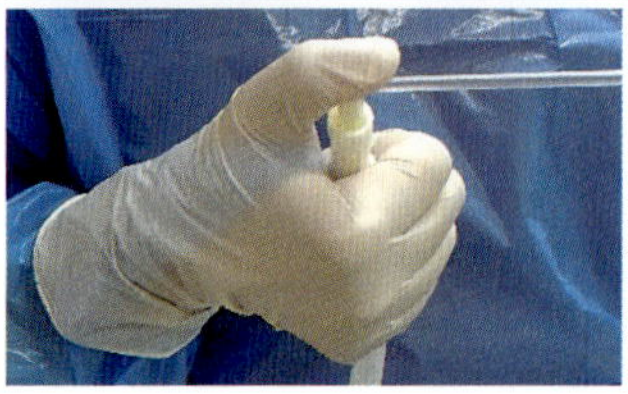	利き手で吸引カテーテルの接続部を折り曲げ、非利き手で吸引圧を調整する。	口腔吸引時の圧： 20kPa（150mmHg）以内、 鼻腔吸引時の圧： 10kPa（80mmHg）～ 16kPa（120mmHg）程度

診療手順 ／ **術者手順（歯科医師・歯科衛生士）** ／ **診療補助および留意点（歯科衛生士）**

5　吸引カテーテルに通水する

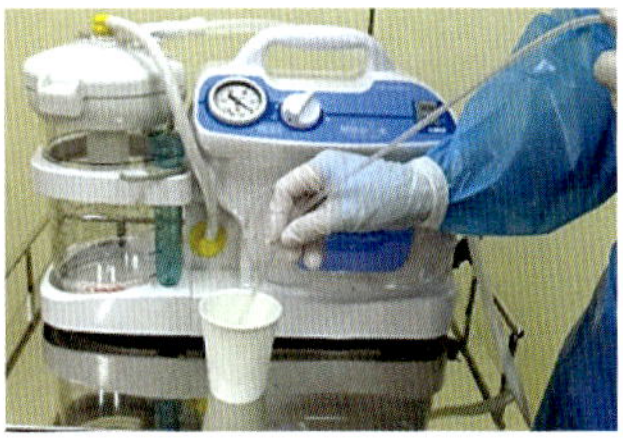

術者手順（歯科医師・歯科衛生士）

利き手で吸引カテーテルの先端を鉛筆持ちで把持する。非利き手で吸引圧を解放して通水した後、再度吸引カテーテルの接続部を折り曲げる。

診療補助および留意点（歯科衛生士）

通水ができない場合は、吸引チューブの接続や配管に問題ないか確認する。

6　吸引カテーテルを挿入する

口腔内吸引

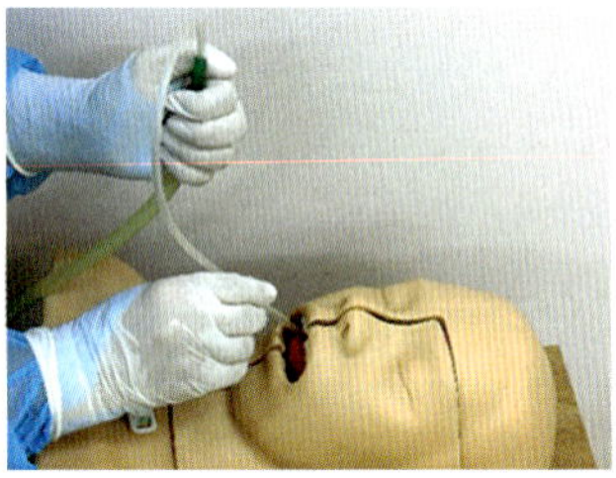

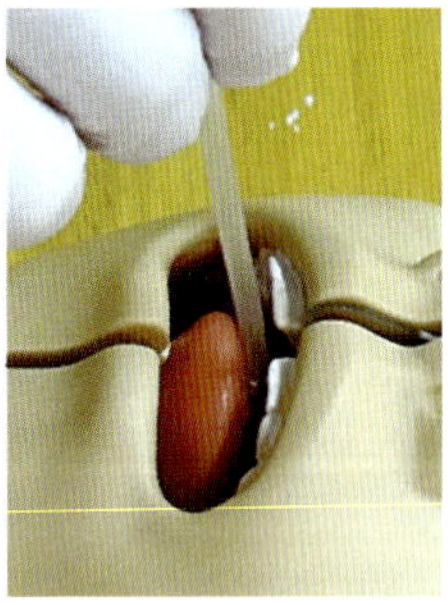

術者手順（歯科医師・歯科衛生士）

挿入前に再度患者に実施を伝える。

舌の側方と歯列の間から挿入し、咽頭側壁に沿わせて進めていく。
１度の挿入で除去しきれない場合は、患者の状態が落ち着いてから再度吸引を行う。

診療補助および留意点（歯科衛生士）

吸引圧はかけずに挿入する。

開口が困難な場合には、バイトブロックなどを使用することもある。口腔内吸引では、口蓋垂を刺激しないように注意を払う。

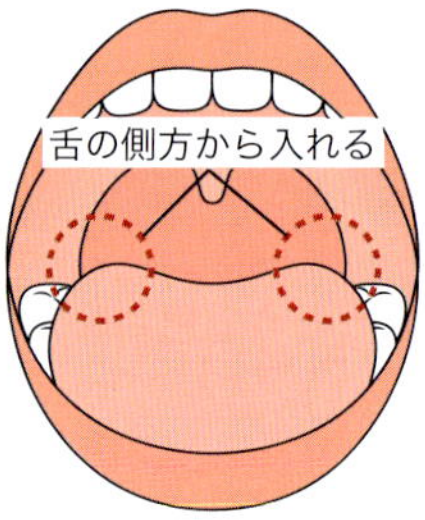

カテーテル挿入部位

鼻腔内吸引

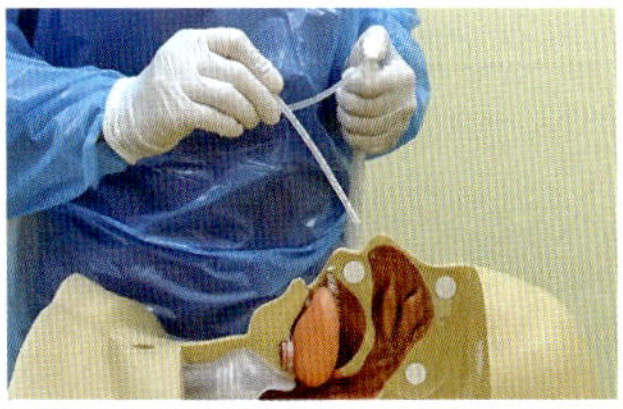

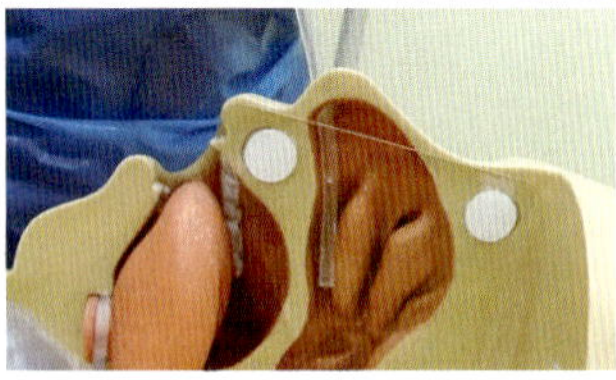

術者手順（歯科医師・歯科衛生士）

下鼻甲介に沿って吸引カテーテルを挿入する。

診療補助および留意点（歯科衛生士）

キーゼルバッハ部位（出血しやすい）に吸引カテーテルが当たらないように注意する。

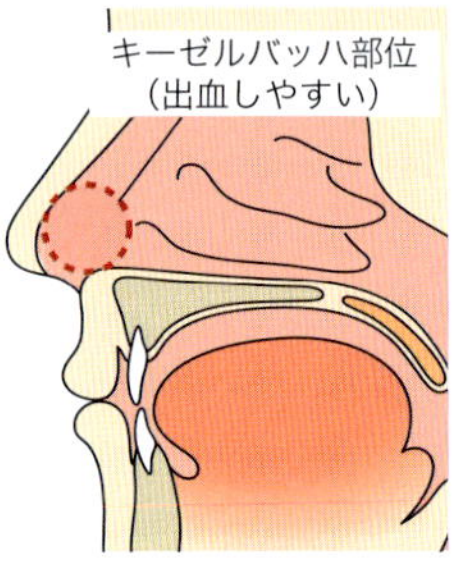

診療手順	術者手順（歯科医師・歯科衛生士）	診療補助および留意点（歯科衛生士）
7　吸引を実施する 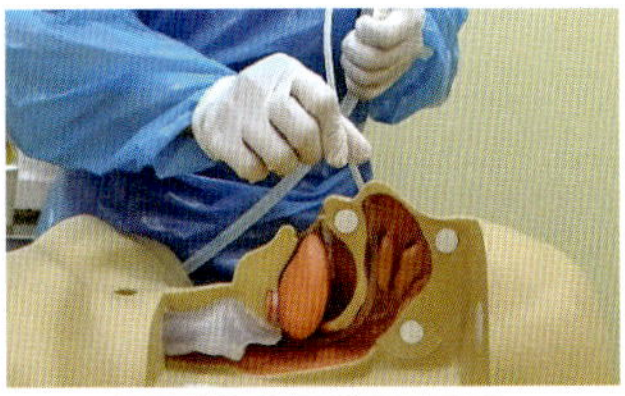 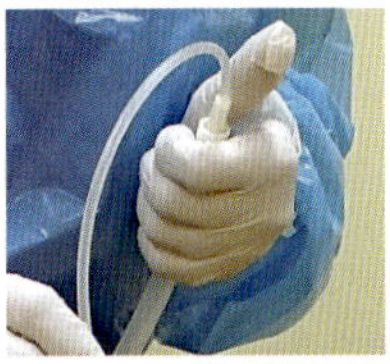 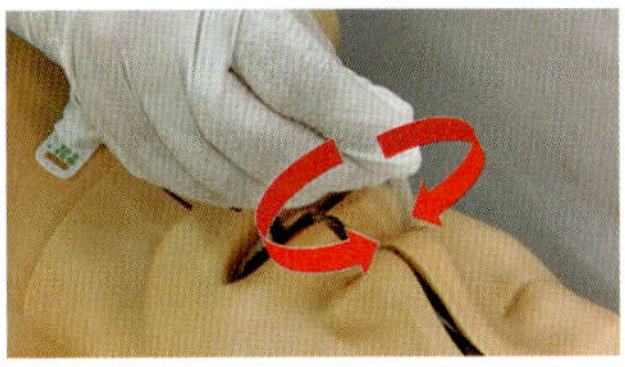	目的の位置に吸引カテーテルの先端が到達したら、非利き手で折り曲げていた吸引カテーテルの接続部を解放して吸引圧をかける。 吸引時は、吸引カテーテル（多孔式の場合）を回転させながら行う。 口腔内吸引も同様。	カテーテルの挿入の長さは、口腔で約10～13cm、鼻腔で約15～20cmとする。 1回の吸引時間は、約10～15秒とする。 実施中に顔色、SpO_2の低下、呼吸状態の異変がないか観察する。 痰や分泌物が取り切れない場合は、患者の呼吸状態を確認して⑥⑦を適宜繰り返す。
8　吸引の終了 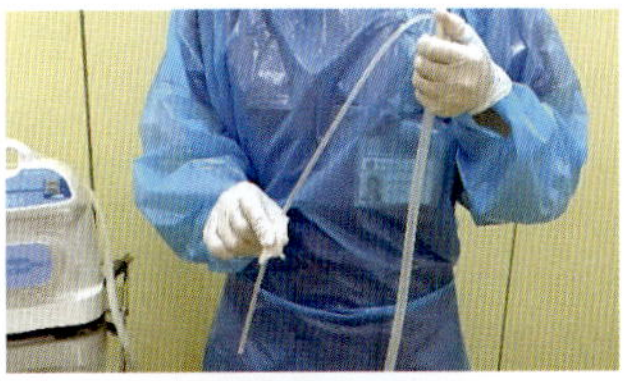 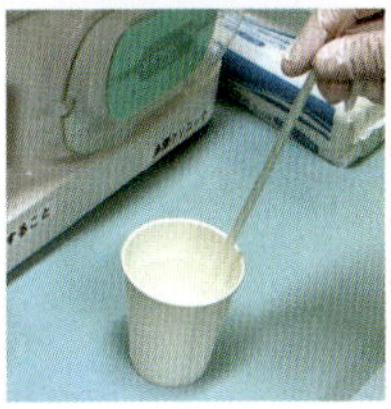	アルコールワッテで挿入部を消毒し、通水した後にスイッチを切る。患者に吸引が終了したことを告げる。	患者の姿勢を整えて呼吸状態を確認する。
9　吸引チューブを片付け、防護衣を脱ぐ 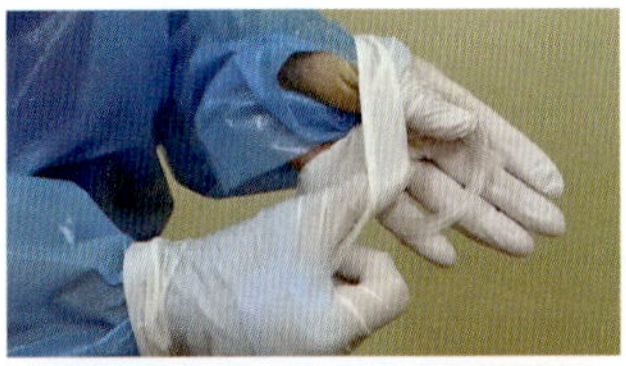 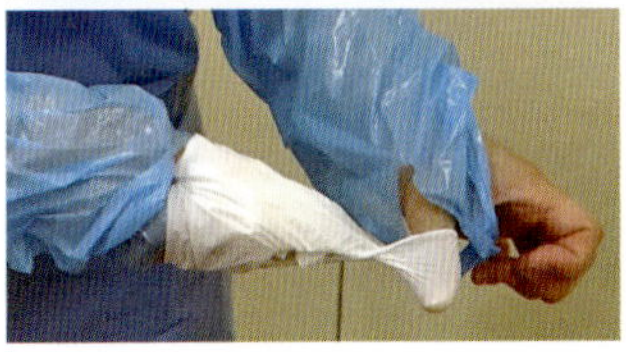	吸引管から外した吸引チューブをまとめて、グローブ内に収まるように裏返して外し、感染性廃棄物として破棄する。その後、グローブの他、個人防護具を破棄して手指消毒を行う。	

（水上美樹、田中祐子）

4　服薬管理

1 高齢者の薬物動態、服薬実態

1）薬物有害事象

高齢者は**薬物有害事象**の発生が多い。その原因は、薬物動態の加齢変化による薬物感受性の増大と、服用薬剤数の増加とされている[1]。薬物有害事象とは薬の使用後に発生する有害な症状で、薬剤との因果関係の有無を問わない概念である。なお、副作用は薬剤との因果関係が疑われるまたは関連が否定できないものとして使用される[2]。薬物有害事象の主な症状としては、ふらつき・転倒、認知機能低下、暴力・暴言、食欲不振などがある。

薬物有害事象

2）高齢者の薬物動態に影響する因子

高齢者は、加齢にともなう肝機能、腎機能の低下のために薬剤の代謝、排泄までの時間がかかるため、健常成人よりも薬剤の血中濃度が高くなり、薬効や副作用が出現しやすくなる。

3）ポリファーマシーの概念

ポリファーマシーは、単に服用する薬剤数が多いことではなく、それに関連して薬物有害事象のリスク増加、服薬過誤、服薬アドヒアランス低下等の問題につながる状態である[2]。

ポリファーマシー

4）服薬アドヒアランスの低下

服薬の意義を理解し、患者本人が主体となって処方を守ることを**服薬アドヒアランス**という。ポリファーマシー、処方の複雑化、認知機能の低下、独居などのさまざまな理由によって低下する。服薬アドヒアランス向上のための工夫を表 16 に示す。

服薬アドヒアランス

表 16　服薬アドヒアランス向上のための工夫

①服薬数を少なくする	降圧剤や胃薬など、同効果の薬剤が複数あれば、力価の強い１剤か合剤にまとめる
②服用法を簡便化する	・１日３回服用から、１日２回あるいは１回へ変更する ・食前、食直後、食後 30 分など服薬方法の混在を避ける
③介護者が管理しやすくする	出勤前、帰宅後などにまとめる
④剤形を工夫する	口腔内崩壊錠や貼付薬を選択する
⑤調剤を一包化する	・長期保存できない、途中で用量調整できない欠点がある ・緩下剤や睡眠薬など症状によって飲み分ける薬剤は別にする
⑥服薬時間等を可視化する	服薬カレンダー、薬ケースを利用する

さらに、在宅療養高齢者は服薬管理能力が低下してくるため、地域における多職種間での情報共有や訪問服薬指導の活用なども重要である。

2 口腔機能に関連する薬剤[3)]

高齢者に処方される薬剤には、副作用により口腔機能、摂食嚥下機能の低下に影響を及ぼす薬剤もある。

1）先行期に影響する薬剤

傾眠状態、意識レベルの低下は先行期に影響するため食事中の誤嚥や窒息のリスクが高くなる。また、食事開始できない、途中で食事が止まることもあるため、食事時間の延長、摂取量の低下により体重減少や低栄養に繋がる可能性がある。**例**）抗不安薬、抗けいれん薬、抗コリン薬、抗ヒスタミン作用を有する薬剤

2）準備期・口腔期に影響する薬剤

薬剤による口渇、唾液分泌の低下は食塊形成、義歯の安定、味覚にも影響する。**例**）抗パーキンソン病薬（抗コリン薬）、三環系抗うつ薬、第一世代抗ヒスタミン薬

また、パーキンソン症状（振戦、筋強剛、無動）や不随意運動などの錐体外路系の副作用は準備期・口腔期に影響するため、口腔運動機能の低下や食塊移送に影響する。**例**）定型抗精神病薬、制吐薬

特に、抗パーキンソン病薬、抗精神病薬の長期服用患者にみられる**オーラルジスキネジア**は、咀嚼運動を妨げ、嚥下動作を遅延させる。さらに、義歯の転覆、褥瘡性潰瘍、口腔内外傷などの原因となる。

オーラルジスキネジア

3）筋弛緩作用のある薬剤

ベンゾジアゼピン系の薬剤や筋弛緩薬は筋弛緩作用を示すため、嚥下関連筋の弛緩により誤嚥や窒息のリスクが高くなる。さらにベンゾジアゼピン系の薬剤は、在宅高齢者の転倒に関連する。

4）口腔粘膜障害を起こす薬剤

副作用として口腔粘膜障害を起こす薬剤がある。粘膜の炎症、疼痛胃炎や消化管出血による疼痛は食思不振の原因となる。そのため、舌や頬粘膜などの口内炎について観察する。**例**）非ステロイド性抗炎症薬、ステロイド、ビスホスホネート系製剤

3 薬剤性嚥下障害

処方カスケードとは、処方薬の有害反応を新たな症状と誤認してしまい、さらに処方を重ねてしまうことを指す。例えば、認知症の陰症状（無気力、無関心）に対して抗認知症薬が処方される→陽性症状が出現し、活動性が上昇して、BPSD による易怒性が出現する→ BPSD の出現に対して、抗精神病薬や抗不安薬が処方され嚥下機能が低下し、誤嚥性肺炎のリスクが高まる（図 30）。このような処方の負の連鎖により発生する**薬剤性嚥下障害**が問題となる。

処方カスケード

BPSD
→４章-2「3 認知症」参照

薬剤性嚥下障害

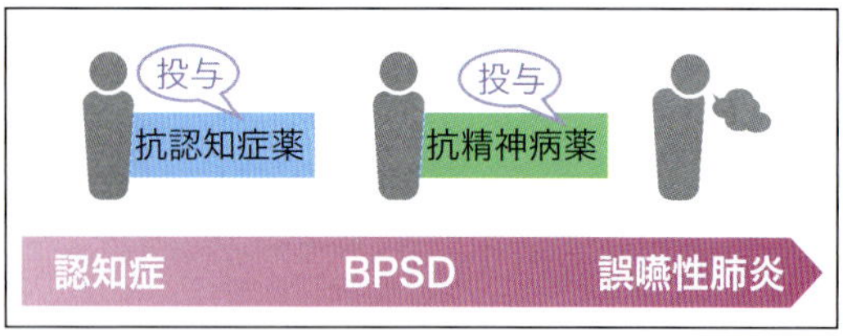

図 30　薬剤性嚥下障害の処方カスケードの例
ベンゾジアゼピン系薬剤は肺炎発症リスクを 1.5 倍にする（文献４より作成）

4 和漢薬

和漢薬は、天然素材の生薬を組み合わせて作られた複合多成分剤である。よって、１剤で複数の症状に効果を示すことが可能であるが、その反面、複数併用は特定の生薬の量が過剰になる場合がある。高齢者に有用性が示唆される主な薬として、抑肝散は、認知症にともなう行動・心理症状のうち陽性症状（興奮、妄想、幻覚など）に有効とされ、半夏厚朴湯は、脳血管疾患、パーキンソン病患者における嚥下反射、咳反射が低下した場合、肺炎発症の抑制に有効とされる[5]。

和漢薬

（高橋賢晃）

文献

1）日本医師会：１．安全な薬物療法；超高齢社会におけるかかりつけ医のための適正処方の手引き，2017 年９月．
2）厚生労働省：高齢者の医薬品適正使用の指針（総論編），2018 年５月．〈https://www.mhlw.go.jp/content/11121000/kourei-tekisei_web.pdf〉
3）柏崎晴彦：薬剤と口腔機能．日補綴会誌，12：330-336，2020.
4）Obiora E, Hubbard R, Sanders RD, et al: The impact of benzodiazepines on occurrence of pneumonia and mortality from pneumonia:a nested case-control and survival analysis in a population-based cohort. Thorax, 68:163-170, 2013.
5）日本老年医学会：高齢者の安全な薬物療法ガイドライン 2015.〈https://www.jpn-geriat-soc.or.jp/publications/other/pharmacotherapy_guideline_2015.html〉

第5章　やってみよう

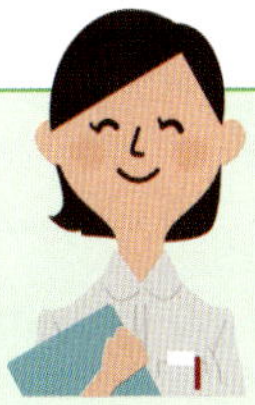

以下の問いに○×で答えてみよう（解答は巻末）

1．歯科訪問診療とは、長期的な医療計画のもとに実施され、外来診療とは異なる。

2．訪問診療は地域の「かかりつけ歯科」が担当する、定期的な歯科健診である。

3．新興感染症の蔓延で自宅や宿泊施設での療養を余儀なくされている、あるいは希望している者は訪問診療の対象とはならない。

4．介護保険法の定める施設は、介護老人保健施設、介護老人福祉施設である。

5．急性期の口腔衛生管理の対象は、周術期の患者や化学療法・放射線治療を受ける患者である。

6．歯科訪問診療は、歯科医療職のみではなく多職種との連携が必要である。

7．口腔のケア方法の指導は、完全に清潔な口腔衛生状態になるよう方法を選択する。

8．エックス線撮影時に患者の身体を支えるときは、エックス線の照射方向に立たないようにする。

9．エックス線撮影時は、撮影に関係ない者はエックス線管焦点および患者から1m以上離れる。

10．低栄養状態は、要介護状態の前段階として知られるフレイルなどを誘発する一因となることから、高齢期において重点的に対応するべき課題である。

11．低栄養は余命、また健康余命に対する独立したリスクである。

12．低栄養の原因には、社会的要因、心理的要因、加齢の関与、疾患要因などがある。

13．BMI（体格指数）を求める際には、ふくらはぎの太さが用いられる。

14．食べる楽しみを支えるためには、「口腔機能管理」と「口腔衛生管理」の両方が必要である。

15．ミールラウンドでは食形態のみを評価する。

16．高齢在宅患者は、身体機能の低下や疾患の罹患により、酸素療法や栄養療法といった医療的ケアを受けながら暮らしていることがある。

17．成人の口腔・鼻腔吸引で用いる吸引カテーテルは10～14Frを用いて、10～15秒以内で行う。

18．口腔・鼻腔吸引の吸引圧は25kPa以内で行う。

19．一般的に鼻腔内吸引は、吸引カテーテルを下鼻甲介に沿って挿入する。

20．段差のある車いすの移動は、ティッピングバーを踏み込んで前輪を浮かせる。

21．片麻痺のある患者がベッドから車いすに移動する際は、補助者は患者の健側を支える。

22．抗コリン薬は、口渇や口腔乾燥の頻度が高い。

第6章

高齢者の摂食嚥下障害への対応

6

おぼえよう

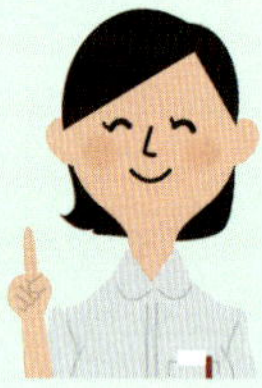

❶ 摂食嚥下機能は、5期のモデルに分類されている。

❷ 咀嚼嚥下では液体嚥下と異なった運動が生じる。

❸ 摂食嚥下障害の原因には、器質的障害と機能的障害がある。

❹ 摂食嚥下障害のうち機能的障害を起こす疾患には、脳血管障害、神経筋疾患、認知症がある。

❺ 摂食嚥下のスクリーニング検査は、摂食嚥下障害が疑われる患者を早期に発見し、精密検査による診断、治療へとつなげるために行うものである。

❻ 摂食嚥下障害の精密検査には、嚥下造影検査（VF）と嚥下内視鏡検査（VE）がある。

❼ 内視鏡挿入時には、除痛のため医療用潤滑剤または2%リドカイン塩酸塩ゼリー（表面麻酔）を用いる。

❽ 間接訓練における各訓練の目的と手技を理解する。

❾ 直接訓練における各訓練の目的と方法を理解する。

❿ 嚥下機能を補助するための口腔内装置について理解する。

⓫ 摂食嚥下障害患者への口腔衛生管理の実施は、誤嚥性肺炎の予防や栄養状態の改善につながる。

⓬ 誤嚥性肺炎の背景には、細菌、摂食嚥下障害、消化器機能の低下などがある。

1　摂食嚥下障害

1　正常嚥下のメカニズム（摂食嚥下の5期）

摂食嚥下とは、食物を認識してから、口に取り込み、咀嚼し、咽頭・食道を通過して胃へ送り込む一連の運動を指し、**5期モデル**（先行期、準備期、口腔期、咽頭期、食道期）が広く用いられている（図1）。また、咀嚼にともなう嚥下のメカニズムは、**プロセスモデル**によって説明される。なお、加齢によって各段階で生じやすい変化を表1にまとめている。

5期モデル

プロセスモデル
咀嚼嚥下においては、舌による臼歯への食塊の能動的移送（stage I transport）と舌による咽頭への食塊の能動的移送（stage II transport）が行われる等、5期モデルと異なる動態を示す。しかし、臨床的には、咀嚼嚥下においても便宜的に摂食嚥下の5期モデルが病態部位を示す用語として使われることが多い。

1）摂食嚥下の5期

（1）先行期

食物を認知し、口腔に取り込むまでの段階である。何を、どのように食べるかを判断する。記憶や過去の経験との関連が深く、食欲とも関連し、大脳辺縁系の機能が重要である。空腹を感じる摂食中枢や満腹を感じる満腹中枢や、消化管からの情報にも影響される。また、食具を用いた口腔への取り込み等も先行期に含まれるため、姿勢保持や手指の巧緻性なども関連する。

先行期

（2）準備期

嚥下の準備として、咀嚼によって食塊形成を行う段階である。食物が口腔に取り込まれた際、口唇や前歯による咬断、口蓋と舌による押しつぶし等の運動が生じ、安全に嚥下できるかという判別を行い、咀嚼の必要性が判断される。プリンやゼリーなどの軟らかい食品等､咀嚼が不要と判断された場合は、舌と口蓋による押しつぶしによって食塊形成される。咀嚼が必要と判断された場合には、舌によって臼歯に食品は移送され（stage I transport）、咀嚼が開始される。咀嚼によって唾液と混和された食塊は、舌によってまとめられ中咽頭に送り込まれる（stage II transport）。

準備期

（3）口腔期

舌によって食塊を口腔から咽頭へ送り込む段階で、**随意運動**である。その際、口唇は閉鎖され、上下の歯が接触して下顎が固定される。舌尖は口蓋前方に接触し、舌が前方から順次後方へ向かって接触することで、食塊が口腔から咽頭へと送り込まれる。

口腔期

随意運動
自分の意思による運動や動作。意図や目的をもって行われる。言語の生成や、表情なども含まれる。

（4）咽頭期

嚥下反射が引き起こされ、食塊が咽頭から食道に送り込まれる段階で、不随意運動である。嚥下時には軟口蓋による鼻咽腔閉鎖が生じ、舌口蓋の接触、舌根の運動、舌骨と喉頭の挙上によって食道入口部が開くことで食塊が咽頭

咽頭期

を通過する。この際、声門閉鎖と喉頭蓋の反転によって気道が閉鎖され、嚥下性の無呼吸が生じることで、誤嚥を防いでいる。咽頭の通過時間は約 0.5 秒であるが、さまざまな筋や器官が協働し、誤嚥防止のための複雑な機構が備えられている。

食道期

（5）食道期

食道の蠕動（ぜんどう）運動によって食塊を食道から胃へと送り込む段階で、不随意運動である。

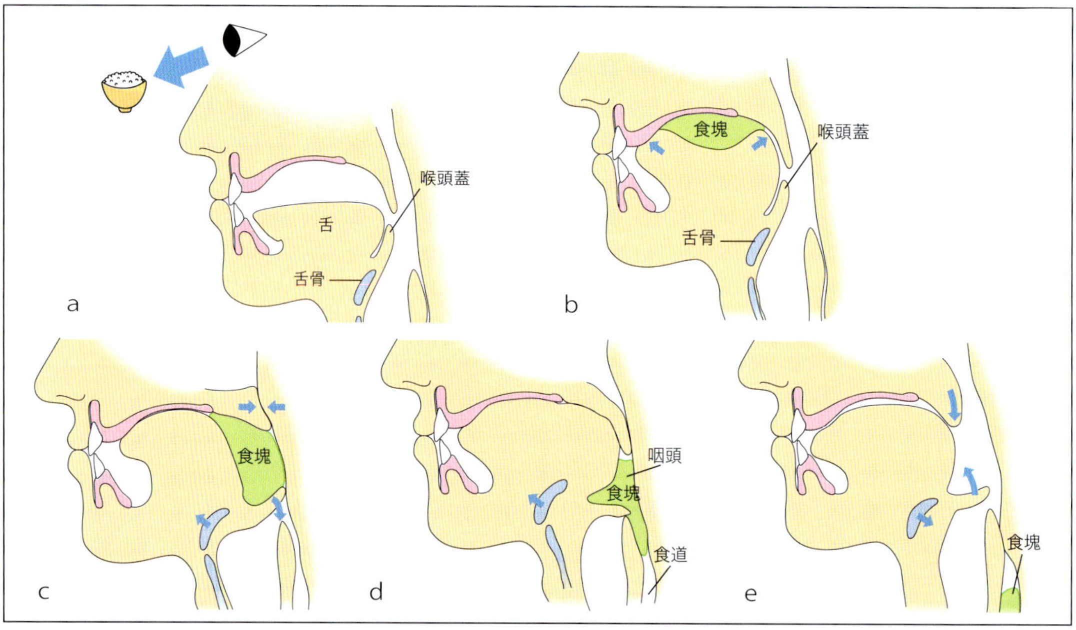

図１　正常嚥下のメカニズム（摂食嚥下の５期）
ａ：先行期：食物を認知し、摂食行動を開始する段階　ｂ：準備期：食物を口腔内に取り込み、咀嚼し、食塊形成を行う段階。口唇や舌の動きが重要　ｃ：口腔期：食塊形成後、咽頭に送り込む段階。送り込みには、舌運動が重要　ｄ：咽頭期：嚥下反射が引き起こされ、食塊を食道に送り込む段階　ｅ：食道期：食道に送り込まれた食塊を胃まで移送する段階（図版提供：神奈川歯科大学附属横浜クリニック 菅 武雄　先生）

表１　加齢によって摂食嚥下の５期に生じる変化

段階	生じやすくなる変化
先行期	認知機能低下や ADL の低下が生じやすくなるため、先行期障害が生じやすい
準備期	残存歯数は減少し、また口腔機能も複合的に低下するため、咀嚼機能もさまざまな原因によって低下しやすく、準備期障害が生じやすい
口腔期	舌の筋力や運動機能が低下するだけでなく、高齢者に多い神経変性疾患等によっても舌機能は低下するため、加齢とともに口腔期障害が生じやすい
咽頭期	咽頭の感覚低下や咽頭筋の収縮力低下、嚥下反射の遅れ、口腔と咽頭の運動パターンの乱れ、嚥下と呼吸のパターンの乱れ等が生じやすくなり、咽頭残留や喉頭侵入、誤嚥などの咽頭期障害が生じやすい
食道期	食道の動きが低下したり、下部食道括約筋や上部食道括約筋がゆるみやすくなり、胃食道逆流の原因になる

胃食道逆流

（畑中幸子、古屋純一）

2 原因

さまざまな疾患や術後の後遺症などにより、前述の摂食嚥下の５期のうちいずれかが障害されることで摂食嚥下障害を生じる。その原因により器質的障害と機能的障害に分けることができる（表２）。

表２　摂食嚥下障害の原因

器質的障害	奇形（口唇口蓋裂、食道奇形など）
	歯列不正、咬合異常
	頭頸部腫瘍
	口腔や咽頭周囲の炎症（口内炎、咽頭炎、扁桃炎など）
機能的障害	脳血管障害
	神経筋疾患（パーキンソン病、筋萎縮性側索硬化症、重症筋無力症、筋ジストロフィー、多発性筋炎など）
	認知症（Alzheimer 型認知症、血管性認知症、Lewy 小体型認知症、前頭側頭型認知症）

1）器質的障害

器質的障害

摂食嚥下機能を担う組織や器官に構造的、形態的な異常があり、摂食嚥下障害が起きている状態を指す。器質的障害の原因としては、先天的な奇形（口唇口蓋裂など）、歯列不正や咬合異常、頭頸部腫瘍や腫瘍の外科的切除（咽頭がんなど）、口腔、咽頭の炎症などが挙げられる。

2）機能的障害

機能的障害

器官に構造上の異常はないが、摂食嚥下機能を担う神経から筋への伝達が障害され、摂食嚥下障害が起きている状態を指す。脳血管疾患などの疾患に起因する場合のほか、老化や薬剤の副作用によって生じる場合も含まれる。機能的障害の原因となる代表的なものを示す。

（1）脳血管障害（脳卒中）（cerebrovascular disease）

脳血管障害
→第４章「2．生活機能を低下させる全身状態と疾患」参照。

a．球麻痺

球麻痺

延髄が球状の形態をしていることから、延髄の障害による麻痺を**球麻痺**という。球麻痺では、嚥下中枢のある延髄が直接障害されることで、主に咽頭期の障害を生じる。舌や軟口蓋、咽頭の筋に麻痺が生じ、嚥下反射の低下、喪失が起きる。仮性球麻痺と比べて重症化しやすいのが特徴である。

b．仮性球麻痺

仮性球麻痺

延髄が直接障害されていないにもかかわらず延髄麻痺の症状を呈することから、**仮性球麻痺**という。仮性球麻痺とは、延髄からの第一次ニューロン（上位ニューロン）の障害によって生じる症状を指し、主に準備期、口腔期の障害を生じる。仮性球麻痺では、嚥下反射は残っているが、嚥下に関連する筋群の筋力低下と協調性の低下が起きる。また感覚の低下により嚥下中枢へのフィードバックがうまく働かず、嚥下反射を遅延させるのが特徴である。

(2) パーキンソン病 (Parkinson's disease)

安静時振戦、無動、筋固縮、姿勢反射障害を主症状とする神経変性疾患である。大脳基底核にある黒質線条体の神経細胞の変性が原因である（脳から全身へ運動のための信号がうまく伝わらなくなる)。振戦などの運動障害により先行期の障害が起きる（うまく食べ物を口に運べない)。また姿勢反射障害により、食事の際の姿勢が保持されにくくなる。舌や口腔、咽頭周囲筋の運動障害を生じると、準備期、口腔期、咽頭期の障害が起きる。**抗パーキンソン病薬**のレボドパ（L-dopa）の長期投与によって、副作用として口腔の不随意運動（オーラルジスキネジア）を生じ、しばしば義歯の安定を困難にし、摂食嚥下機能に影響を及ぼす。またレボドパの長期投与は薬効の効果時間が短縮させ、パーキンソン症状が強く生じる時間帯が出てくるようになる。この現象を**ウェアリング・オフ**（wearing off）という。ウェアリング・オフの状態では、嚥下機能も低下しやすいため注意を要する。

パーキンソン病
→第4章「2. 生活機能を低下させる全身状態と疾患」参照。

抗パーキンソン病薬

ウェアリング・オフ

(3) 認知症

a. アルツハイマー型認知症 (Alzheimer's disease)

認知症の半数以上を占め、老年期に好発する。進行すると先行期の問題を中心として摂食行動に支障が起きるようになる。重度になると摂食嚥下そのものが困難になることもある。

b. 血管性認知症 (vascular dementia)

脳血管障害の後遺症として発症する認知症である。認知機能の低下による摂食行動の障害に加えて、脳の障害部位によって嚥下障害を生じる。

c. レビー小体型認知症 (dementia with Lewy bodies)

認知機能障害に加えて、パーキンソン症状をともなうことが特徴で、運動障害等から摂食嚥下障害を生じる。

d. 前頭側頭型認知症 (frontotemporal dementia)

初老期に生じやすく、行動障害や自発性の低下から、先行期の障害が起きる。認知症が重症化するまでは摂食嚥下機能自体は保たれていることが多い。

（山根邦仁、古屋純一）

認知症
→第4章「2. 生活機能を低下させる全身状態と疾患」参照。

アルツハイマー型認知症

血管性認知症

レビー小体型認知症

前頭側頭型認知症

文献

1）佐藤裕二，植田耕一郎，菊谷 武 編集主幹，上田貴之，小笠原 正，小見山 道，他 編著：よくわかる高齢者歯科学，第2版，永末書店，2023.
2）森戸光彦 編集主幹，植田耕一郎，柿木保明，菊谷 武，他 編著：歯科衛生士講座 高齢者歯科学，第3版，永末書店，2017.
3）才藤栄一，向井美恵 監，鎌倉やよい，熊倉勇美，藤島一郎，山田好秋 編著：摂食・嚥下リハビリテーション，第2版，276-288，医歯薬出版，2007.
4）植松 宏，稲葉 繁，渡辺 誠 編著：高齢者歯科ガイドブック，241-247，2011

③ 検査法と病態

摂食嚥下障害の検査法として、問診や反復唾液嚥下テスト（RSST：Repetitive saliva swallowing test）などのスクリーニング検査や、確定診断に用いる精密検査である嚥下造影検査（VF：videofluoroscopic examination of swallowing）、嚥下内視鏡検査（VE：videoendoscopic examination of swallowing）があり、下記にそれぞれの検査について述べる。

1）摂食嚥下障害のスクリーニング検査

スクリーニング検査

スクリーニング検査とは、摂食嚥下障害が疑われる患者を早期に発見し、精密検査による診断、治療へとつなげるために行うものである。現在さまざまな種類のスクリーニング検査が開発されている（表3）。スクリーニング検査とはあくまで摂食嚥下障害を有する患者の推定を行うものであり、詳細な状態については把握できない。以下に代表的なスクリーニング検査について詳記する。

表3　代表的な嚥下障害のスクリーニング検査

名称	検出可能な障害の種類
EAT-10	誤嚥
聖隷式嚥下質問紙	摂食嚥下障害
反復唾液嚥下テスト（RSST）	摂食嚥下障害
改訂水飲みテスト（MWST）	嚥下障害
頸部聴診法	嚥下障害
咳テスト	不顕性誤嚥

（1）EAT-10（eating assessment tool）

EAT-10は摂食嚥下障害に対してのスクリーニングを目的とした質問紙であり、米国で報告された。日本語版もある。10項目の質問からなり、合計点数が3点以上の場合には嚥下障害が疑われる。聖隷式嚥下質問紙とともに口腔機能低下症における診断基準にも用いられている。

（2）聖隷式嚥下質問紙

聖隷式嚥下質問紙は嚥下障害に対してのスクリーニングを目的とした質問紙で、日本で報告された。嚥下時の状態や栄養状態などを含む15項目からなり、A～Cの3段階での答えを選択する。15項目のうち1項目でもAの回答があると摂食嚥下障害を疑う。

（3）反復唾液嚥下テスト（RSST：repetitive saliva swallowing test）

RSSTは現在臨床の現場において広く実施されているスクリーニング検査のひとつである。患者の喉頭隆起および舌骨上皮膚に人差し指と中指を軽く当て、30秒間に唾液嚥下を何回できるか計測する。嚥下運動により喉頭隆起および舌骨が指を乗り越えて前上方に移動し、その後下降して元の位置に戻った点を1回とする。不完全な嚥下運動はカウントしない。30秒間で3

回未満を陽性、つまり問題ありとする。

（4）水飲みテスト（WST：water swallowing test）

水飲みテストは本テストと、改定版である改定水飲みテストがある。WST では常温の水 30mL をコップに入れて患者に渡し、「いつもどおりに飲んでください」と指示する。嚥下開始から終了までの時間を計測し、嚥下回数とむせの有無を観察する。嚥下時間は健常成人では５秒以内とされている。下記の点数にて評価を行う（表４）。

（5）改訂水飲みテスト（MWST：modified water swallowing test）

MWST では WST とは異なり、冷水 3mL を患者の口腔底に注ぎ、嚥下を指示する（図２）。下記に記載する評価点の 4 点以上であれば、最大さらに 2 回の検査を繰り返し行い、最も悪いものを評価点とする。

表４　水飲みテスト（WST）と改訂水飲みテスト（MWST）の評価

水飲みテスト		改訂水飲みテスト	
点数	評価	点数	評価
1 点	１回でむせることなく飲むことができる	1 点	頸嚥下なし、むせる and/or 呼吸切迫
2 点	２回以上に分けるが、むせることなく飲むことができる	2 点	嚥下あり、呼吸切迫
3 点	１回で飲むことができるが、むせがある	3 点	嚥下あり、呼吸良好、むせる and/or 湿性嗄声
4 点	２回以上に分けて飲むにもかかわらず、むせることがある	4 点	嚥下あり、呼吸良好、むせなし
5 点	むせることがしばしばで、全量飲むことが困難である	5 点	４に加え、反復嚥下が 30 秒以内に２回可能

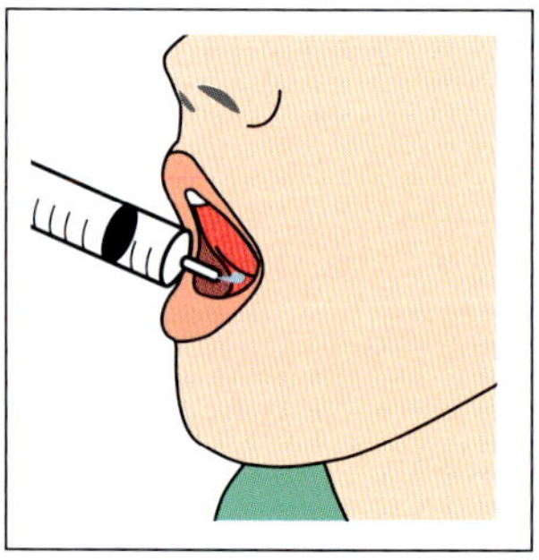

図２　改訂水飲みテスト
口腔底に冷水 3mL を注ぎ、嚥下させ評価する

（6）頸部聴診法（cervical auscultation）

頸部聴診法はスクリーニング法としてのみではなく、直接訓練時やミールラウンド時などにも併用される嚥下障害の検査法のひとつであり、RSST や MWST など他のスクリーニング検査時に併用する場合もある。

聴診器の接触子を頸部に接触させ、嚥下音のみではなく嚥下前後の呼吸音を比較することで評価する。診断精度は、検査方法や術者の経験により変わる。

（7）咳テスト

上記の１～６が嚥下障害のうち誤嚥のスクリーニングに焦点を当てているのに対し、咳テストは不顕性誤嚥のスクリーニング検査として用いられる。1％濃度のクエン酸生理食塩水水溶液を超音波ネブライザから噴霧し、鼻閉した状態で口から吸引させる。原法では 1 分間に 5 回以上であれば正常と判定するが、現在は 30 秒間に一度でも咳が出れば正常とする簡易テストが主に行われている。喘息のある患者には禁忌とされている。

2）摂食嚥下障害の精密検査

スクリーニング検査により摂食嚥下障害の疑いのある患者に対して、精密検査により確定診断を行う。摂食嚥下障害の精密検査としては、**嚥下造影検査**（VF）と**嚥下内視鏡検査**（VE）がゴールドスタンダードである。

嚥下造影検査（VF）
嚥下内視鏡検査（VE）

（1）嚥下造影検査（VF）（図3）

VF は、摂食嚥下障害の病状と病態の関係を明らかとすること、食物・姿勢・摂食方法などの調整を治療に反映させること、患者・家族・他の医療職種への教育・指導を目的として行う。

検査には、一般的に消化管造影検査に用いられるエックス線透視装置を使用する。エックス線検査室内で行われ、患者には被曝が生じる。バリウムなどの造影剤を混和した検査食を用いる。小児やヨードアレルギーなどの患者に対しては低浸透圧性非イオン性ヨード系造影剤が用いられることもある。

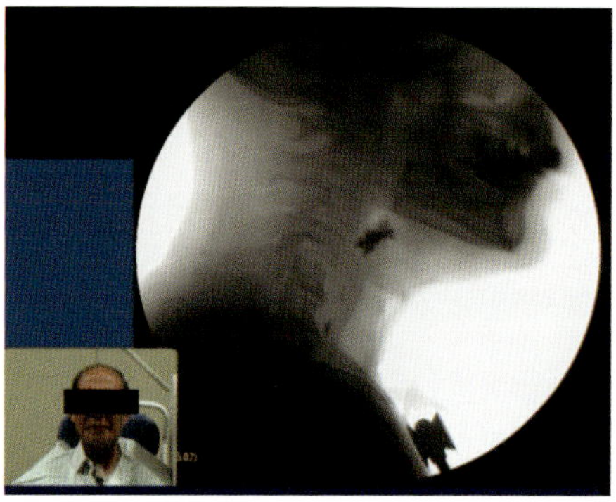
図3　嚥下造影検査

評価項目としては、食物の取り込みから食道の蠕動運動にいたる嚥下の全体の評価を行い、必要に応じ側方面観と正面観の両者での撮影を行う。

（2）嚥下内視鏡検査（VE）（図4）

VE は、摂食嚥下障害患者における咽頭の器質的異常の評価、咽頭期の機能的異常の評価、食物・姿勢・摂食方法などの調整を治療に反映させること、患者・家族・他の医療職種への教育・指導を目的として行う。VF と比べ被曝がないため患者への侵襲が少なく、持ち運びが可能なため検査場所を選ばないなどの利点がある。

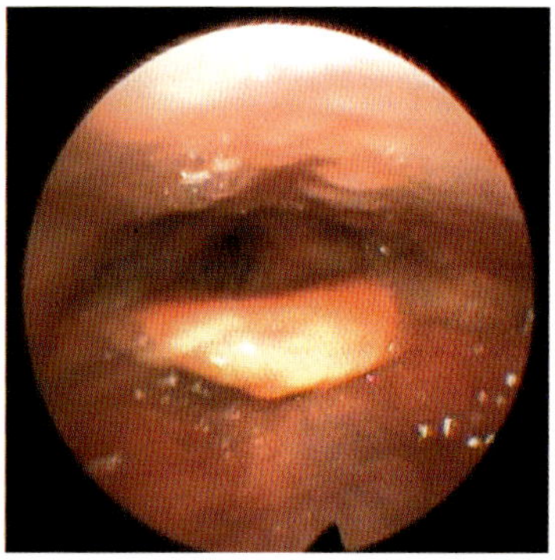
図4　嚥下内視鏡検査

検査の適応も広く、摂食嚥下障害患者において訓練前、訓練中、訓練後など必要に応じて随時施行される。VE では検査食は造影の必要がなく通常の食事を使用して検査が可能である。また、VF では評価が困難な唾液や痰の咽頭貯留の評価も可能である。しかし、観察可能な範囲が咽頭および喉頭に限られてしまうという欠点がある。

評価項目としては嚥下関連器官の左右差など器質的・機能的異常の有無、感覚機能の状態、咽頭や喉頭内における貯留物の有無、嚥下反射の有無・状況、嚥下反射前後の食塊の状態などである。

VE と VF では特徴が異なり、必要に応じ両検査とも施行されることもある。VF と VE の比較を表5に示す。

表5　嚥下造影検査と嚥下内視鏡検査の比較

	嚥下造影検査（VF）	嚥下内視鏡検査（VE）
食塊の評価		
咀嚼・食塊形成	◎	△
舌での移送	◎	△
咽頭残留	○	◎
誤嚥	△	○
嚥下関連器官の動態		
鼻咽腔閉鎖機能	△	◎
喉頭挙上	○	×
声門閉鎖	△	◎
喉頭蓋の閉鎖	○	×
嚥下反射遅延	○	○
実用性		
被曝	×	◎
患者の苦痛	△	△
手軽さ	×	◎
ベッドサイドでの評価	×	◎

3）嚥下障害における異常所見

前述の嚥下障害の精密検査では、嚥下障害にかかわる多くの所見を認めることがあり、下記に代表的な異常所見について記載する。

（1）誤嚥（aspiration）

食物や唾液などの分泌物が声門を超えて気道に入ってしまうことを指す。嚥下が起こる前に生じる嚥下前誤嚥、嚥下中に生じる嚥下中誤嚥、嚥下後に生じる嚥下後誤嚥に分類される。また、誤嚥が生じた際にむせや咳などの反応をともなう顕性誤嚥と、反応をともなわない不顕性誤嚥が存在する。

検査時には、どのタイミングで誤嚥が生じたかだけではなく、どのようなもので誤嚥したのかを記録し、患者の日常においてどのような場面か、何を食べたときか、どの程度の頻度で、などの情報とあわせて整理することが重要である。

（2）喉頭侵入（penetration）

食物や唾液などの分泌物が喉頭内に侵入するが、声門を超えていない状態である。

（3）貯留（pooling）

唾液や食物などが喉頭蓋谷や梨状陥凹（梨状窩）に入っても嚥下が生じず、溜まっている状態である。唾液などの分泌物の場合には造影性がないため、VEでの評価となる。

（4）残留（residue）

嚥下後に食物などが残ってしまう状態であり、口腔内に残る口腔内残留と喉頭蓋谷や梨状陥凹に残る咽頭残留がある。嚥下障害患者では泡沫状の唾液の咽頭残留をしばしば認める。

（伊原良明）

④ 術式と診療補助（嚥下内視鏡検査）

使用機材

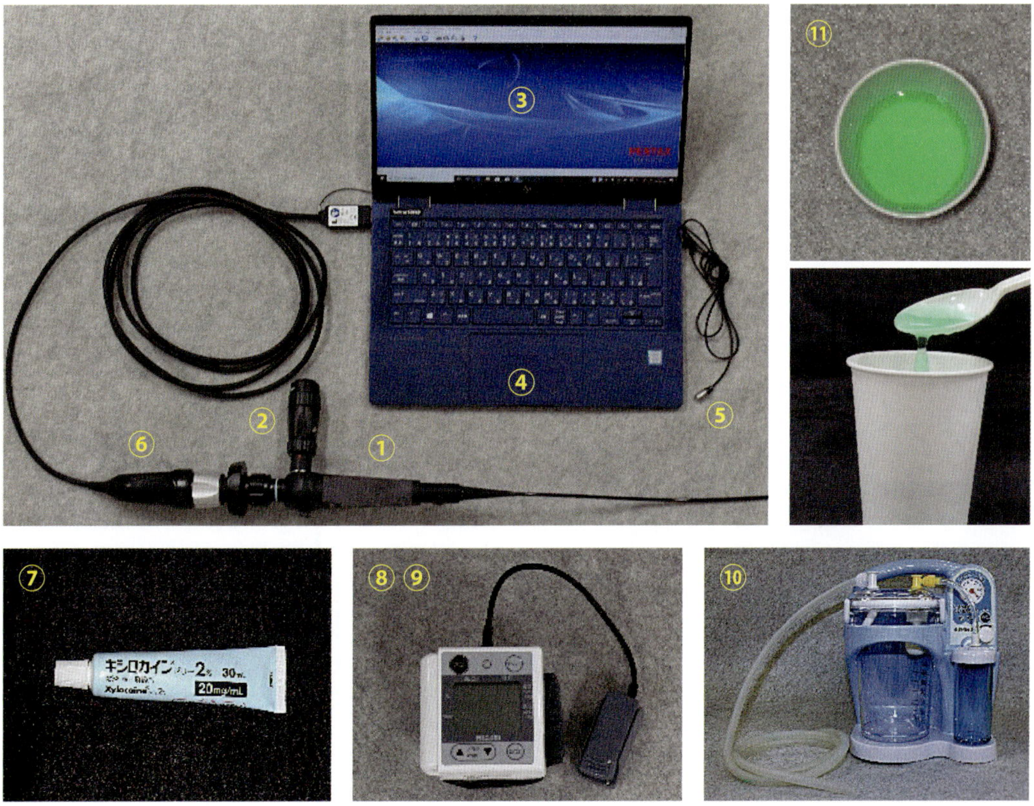

①経鼻内視鏡本体　　②光源装置（ポータブル LED 光源装置）
③モニター　　④記録装置　　⑤マイク
⑥カメラ　　⑦局所麻酔薬（または内視鏡用医療用潤滑剤）
⑧パルスオキシメータ　　⑨血圧計　　⑩吸引器
⑪被験食品

診療手順	術者手順（歯科医師・歯科衛生士）	診療補助および留意点（歯科衛生士）
1 内視鏡および周辺機器の準備（内視鏡装置、記録装置の動作を確認） 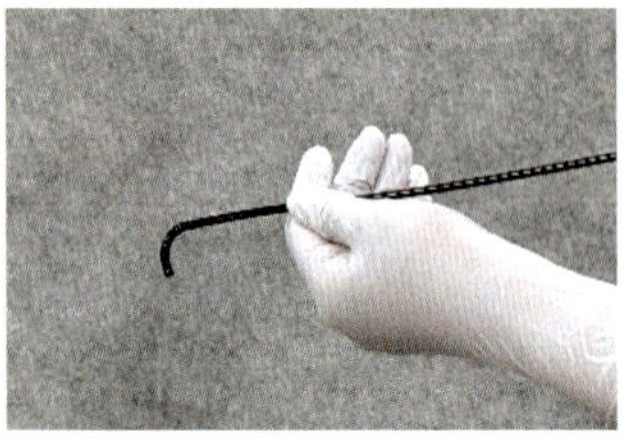	内視鏡装置、記録装置の動作を確認する。	検査者や評価者が患者の表情と内視鏡画像を同時に確認できる位置にモニターを設置する。
2 姿勢調整		ベッドの角度を調整し、また、枕などを用いて、患者の頭部の角度を調整し、頭部を安定させる。
3 貯留物の吸引	貯留物が多い場合は、吸引器を用いて鼻腔、口腔、咽頭、喉頭内の貯留物を吸引する。	吸引器の設定、準備を行う。
4 内視鏡の挿入、除痛 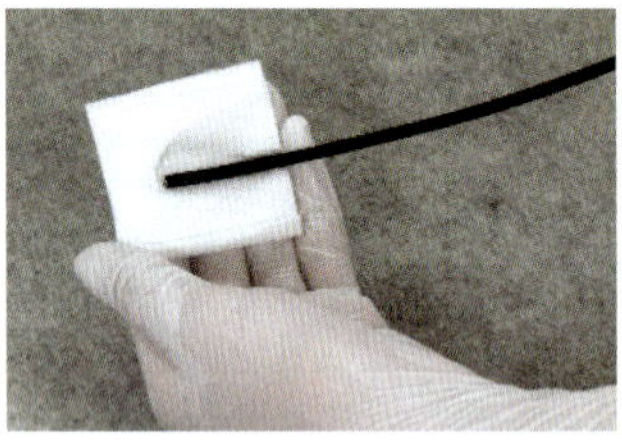	内視鏡は、医療用潤滑剤または２％リドカイン塩酸ゼリー（表面麻酔）を用いて、安全安楽に経鼻的に挿入する。アレルギーに注意する。	内視鏡専用の医療用潤滑剤や２％リドカイン塩酸ゼリーを準備する。
5 鼻咽腔部・舌根部・咽頭部および喉頭部の観察	内視鏡挿入中、頸部が伸展しないように注意する。	声かけ等で患者の緊張を和らげ、急な体動を避け、姿勢を維持する。
6 被験食品を用いた観察 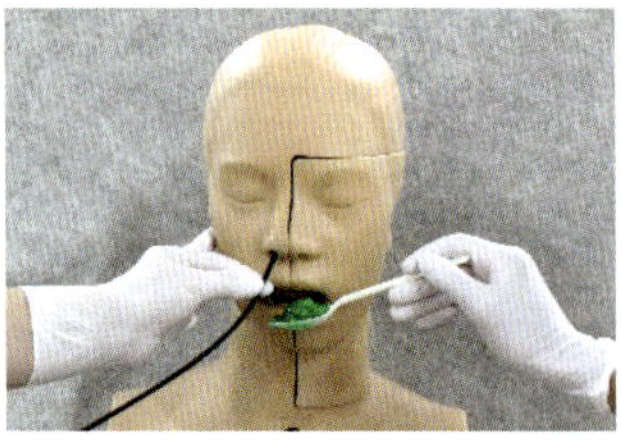		患者の摂食を補助または介助する。
7 内視鏡抜管	疼痛を考慮しゆっくり抜管する。	抜管後の内視鏡を受け取り、消毒を行う。

診療手順 | 術者手順（歯科医師・歯科衛生士） | 診療補助および留意点（歯科衛生士）

1　水洗

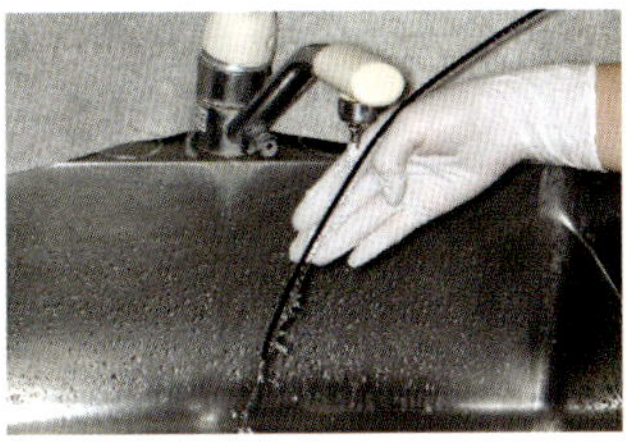

外部の汚れを水洗する。

2　タンパク除去剤で清拭

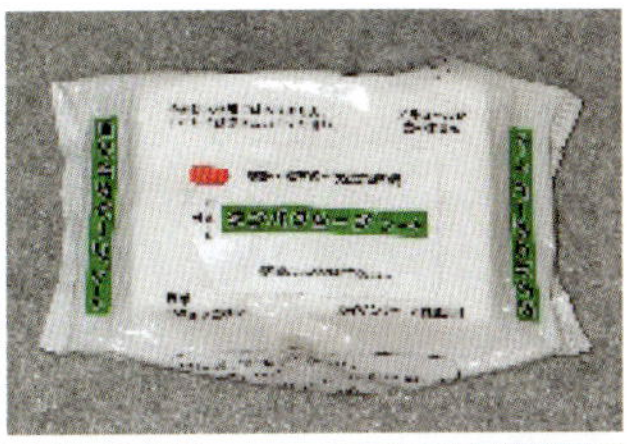

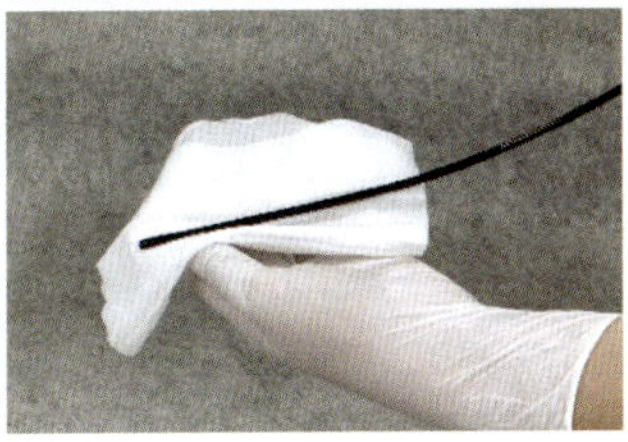

タンパク除去剤で清拭する。

3　薬液消毒および水洗

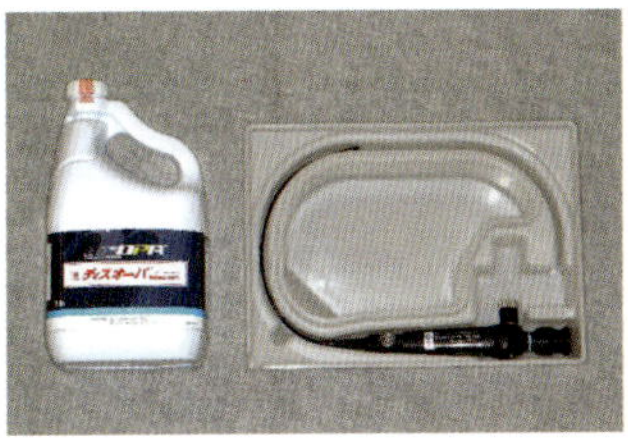

フタラール製剤（ディスオーパ消毒液 0.55％の場合は 5 分薬液に浸漬後に、3 分水洗する）等で消毒する。水洗を十分に行う。
内視鏡自動洗浄消毒装置の使用が望ましい。

4　安全な場所に保管する

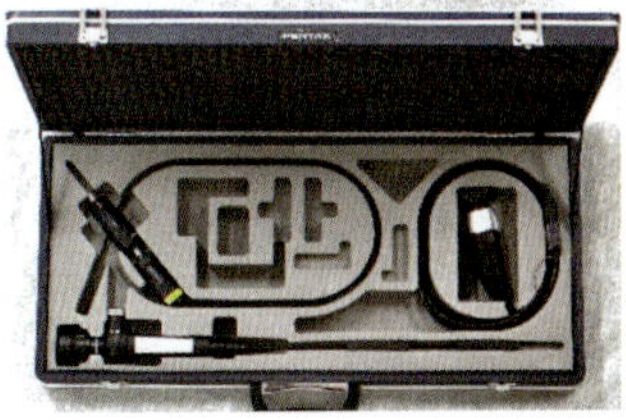

ファイバースコープの持ち運びには、付属のケースを利用する。ケースに入れるときに蓋の部分にファイバーを挟んで破損しないように注意する。

（向井友子、古屋純一）

5 摂食嚥下障害の重症度・食形態・栄養法の分類

摂食嚥下障害の対応においては、患者の**摂食嚥下機能**と実際の食形態のバランスをとることが重要なため、摂食嚥下機能の重症度評価、**食形態**や**栄養法**の分類の理解が必要となる。

摂食嚥下障害
摂食嚥下機能
食形態
栄養法

1）摂食嚥下障害臨床的重症度分類（DSS：dysphagia severity scale）[1)]

摂食嚥下障害臨床的重症度分類

７段階の順序尺度で評価する。臨床的に重症度判定を行うため、嚥下造影検査や嚥下内視鏡検査が行えない医療機関でも評価が可能である。DSS が判定できれば必要な対応法を知ることができる。DSS1 ～ 4 は**誤嚥**を有する。

誤嚥

表6　DSS（文献１より改変引用）

分類		定義	対応法
誤嚥なし	7　正常範囲	臨床的に問題なし	必要なし
	6　軽度問題	主観的問題を含め何らかの軽度の問題がある	簡単な訓練、食事の工夫、義歯調整などが必要
	5　口腔問題	誤嚥はないが、主として口腔期障害により摂食に問題がある	口腔問題の評価に基づき、訓練、食物形態・食事法の工夫、食事中の監視が必要
誤嚥あり	4　機会誤嚥	ときどき誤嚥する、もしくは咽頭残留が著明で臨床上誤嚥が疑われる	上記の対応法に加え、咽頭問題の評価、咀嚼の影響の検討が必要
	3　水分誤嚥	水分は誤嚥するが、工夫した食物は誤嚥しない	上記の対応法に加え、水分摂取の際に間欠的経管栄養法を適応する場合がある
	2　食物誤嚥	あらゆるものを誤嚥し嚥下できないが、呼吸状態は安定	経口摂取は不可能で経管栄養が基本となる
	1　唾液誤嚥	唾液を含めてすべてを誤嚥し、呼吸状態が不良。あるいは、嚥下反射が全く起きず、呼吸状態が不良	医学的安定を目指した対応法が基本となり、持続的な経管栄養法を要する

口腔期障害
咽頭残留

2）藤島の摂食嚥下能力グレード[2)]

藤島の摂食嚥下能力グレード

患者の「できる」能力を 10 段階の順序尺度で評価する。グレード１～３は食事としての経口摂取は不可である。グレード７以上は経管栄養が不要となる。

表7　藤島の摂食嚥下能力グレード（文献２より改変引用）

Ⅰ　重症 経口不可	1	嚥下困難または不能、嚥下訓練適応なし
	2	基礎的嚥下訓練のみの適応あり
	3	条件が整えば誤嚥が減り、摂食訓練が可能
Ⅱ　中等症 経口と 補助栄養	4	楽しみとしての摂食は可能
	5	一部（1～2食）経口摂取
	6	３食経口摂食と補助栄養
Ⅲ　軽症 経口可	7	嚥下食で、３食とも経口摂取
	8	特別に嚥下しにくい食品を除き、３食経口摂取
	9	常食の経口摂取可能、臨床的観察と指導要する
Ⅳ　正常	10	正常の摂食・嚥下能力

3）FOIS（functional oral intake scale）[3)]

FOIS

実際の摂食状況を評価する7段階の順序尺度であり、脳卒中患者に対する信頼性や妥当性が検証されている。Level 1～3は経管栄養を併用、Level 4は一物性、Level 5以上は複数の物性を含んだ経口摂取である。特別な準備（とろみ付加やきざみなど）の有無でLevel 5とLevel 6が分かれる。

表8　FOIS（文献3より改変引用）

Level 1	経口摂取なし
Level 2	補助栄養に依存。少量の経口摂取を試みるのみ
Level 3	補助栄養に依存しているが、継続的に食事や飲み物を経口摂取している
Level 4	一種類の食形態のみ。すべての栄養・水分を経口で摂取
Level 5	複雑の食形態。全ての栄養・水分を経口で摂取。ただし、特別な準備や代償法が必要
Level 6	特別な準備なく複数の食形態。すべての栄養・水分を経口で摂取。ただし、特定の食べ物は食べられない
Level 7	正常

4）摂食嚥下障害患者における摂食状況のレベル（FILS：food intake level scale）[4)]

摂食嚥下障害患者における摂食状況のレベル
FILS

患者が実際に「している」状況を評価する10段階の順序尺度である。レベル1～3は食事としての経口摂取は行っていない。レベル4～6は代替栄養が必要、レベル7以上では3食経口摂取しており代替栄養は不要である。レベル8の「特別食べにくいもの」とは、パサつくもの、硬いもの、水などである。

「できる」能力と「している」状況が一致すれば、藤島グレードとFILSは同一になるよう設定されているが、レベルとグレードが一致しないことも少なくない。

表9　FILS（文献4より改変引用）

経口なし	Lv.1	口腔ケア以外の嚥下訓練を行っていない
	Lv.2	食物を用いない嚥下訓練を行っている
	Lv.3	ごく食料の食物を用いた嚥下訓練を行っている
経口と代替栄養	Lv.4	1食分未満の（楽しみレベルの）嚥下食を経口摂取しているが、代替栄養が主体
	Lv.5	1～2食の嚥下食を経口摂取しているが、代替栄養も行っている
	Lv.6	3食の嚥下食経口摂取が主体で、不足文の代替栄養を行っている
経口のみ	Lv.7	3食の嚥下食を経口摂取している、代替栄養は行っていない
	Lv.8	特別食べにくいものを除いて、3食を経口摂取している
	Lv.9	食物の制限はなく、3食を経口摂取しているが、医学的配慮あり
	Lv.10	食物の制限はなく、3食を経口摂取している（正常）

5）日本摂食嚥下リハビリテーション学会嚥下調整食分類2021[5)]

日本摂食嚥下リハビリテーション学会で制作したこの食形態分類は、急性期病院のみならず、慢性期病院や高齢者福祉施設も考慮された段階食である（図5）。嚥下ピラミッド、えん下困難者用食品、ユニバーサルデザインフードなど、

その他の介護食品分類
学会分類2021以外にも、ユニバーサルデザインフード、嚥下食ピラミッド、特別用途食品えん下困難者用食品許可基準、スマイルケア食などがある。

ほかの分類との対応も考慮されている。

日本摂食嚥下リハビリテーション学会嚥下調整食分類 2021
嚥下ピラミッド
えん下困難者用食品
ユニバーサルデザインフード

6）栄養摂取法の分類

経口摂取以外の栄養摂取法は以下のものがある（図6）。栄養法選択の大原則は、腸が機能しており、安全に使用可能であれば、腸を用いる経口栄養、経管栄養を施行することである。

（1）経腸栄養

経腸栄養

経口栄養と経管栄養がある。経管栄養には、経鼻アクセス（経鼻胃管アクセス、経鼻幽門後アクセス）と消化管瘻アクセス（**胃瘻**（いろう）、空腸瘻、経皮経食道胃管挿入（PTEG））がある。摂食嚥下障害が長期に継続する場合には、経鼻胃管よりも胃瘻が推奨される。

胃瘻

（2）静脈栄養

静脈栄養

中心静脈にカテーテルを留置して長期間にわたり栄養素を投与する中心静脈栄養（TPN：total parenteral nutrition）と、末梢静脈内に短期間に栄養素を投与する末梢静脈栄養（PPN：peripheral parenteral nutrition）がある。

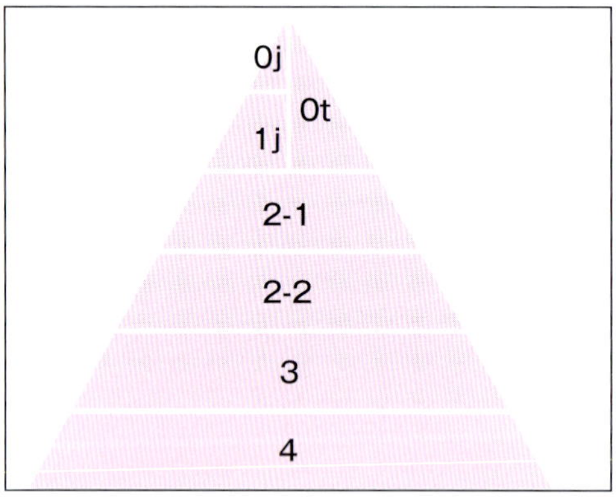

図５　日本摂食嚥下リハビリテーション学会嚥下調整食分類

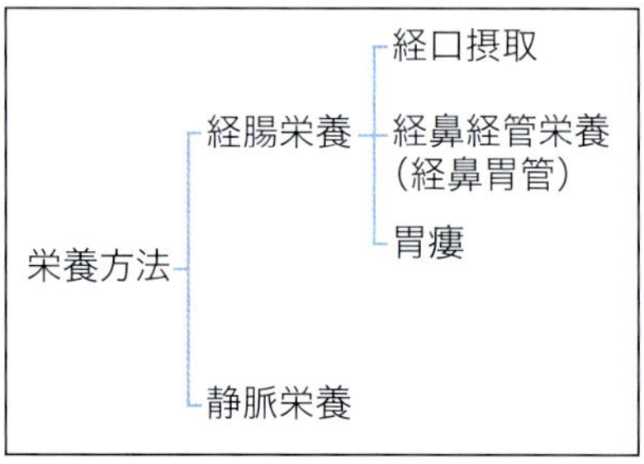

図６　栄養方法
（図版提供：東京歯科大学口腔健康科学講座 石田 瞭　先生）

（畑中幸子、古屋純一）

文献

１）才藤栄一：摂食・嚥下障害の治療戦略．リハビリテーション医学 41（6）：404-408，2004．

２）藤島一郎，高橋博達：摂食訓練の展開．総合リハビリテーション 32（3）：257-260，2004．

３）Crary, Michael A et al. "Initial psychometric assessment of a functional oral intake scale for dysphagia in stroke patients." Archives of physical medicine and rehabilitation vol. 86,8 (2005): 1516-20. doi:10.1016/j.apmr.2004.11.049

４）藤島一郎，大野友久，高橋博達，他：「摂食・嚥下状況のレベル評価」簡単な摂食・嚥下評価尺度の開発．リハビリテーション医学 43：S249，2006．

５）日本摂食嚥下リハビリテーション学会 嚥下調整食委員会：日本摂食嚥下リハビリテーション学会嚥下調整食分類 2021，日摂食嚥下リハ会誌 25（2）：135-149，2021．

⑥ 間接訓練（基礎訓練）

間接訓練は食物を用いずに行う訓練である。食物を用いないため、患者のモチベーションを維持するために定期的に機能評価を行い、訓練のフィードバックを行うことが重要である。

間接訓練

1）訓練の種類と方法

（1）嚥下体操

嚥下体操

頸部、肩部、口腔器官の筋肉のリラクゼーションや覚醒を促すことを目的として行う。そのため、食前の準備体操とするのも有効であり、実施内容は施設によって多少異なるが、介護保険施設などで行われることがある（図７）。

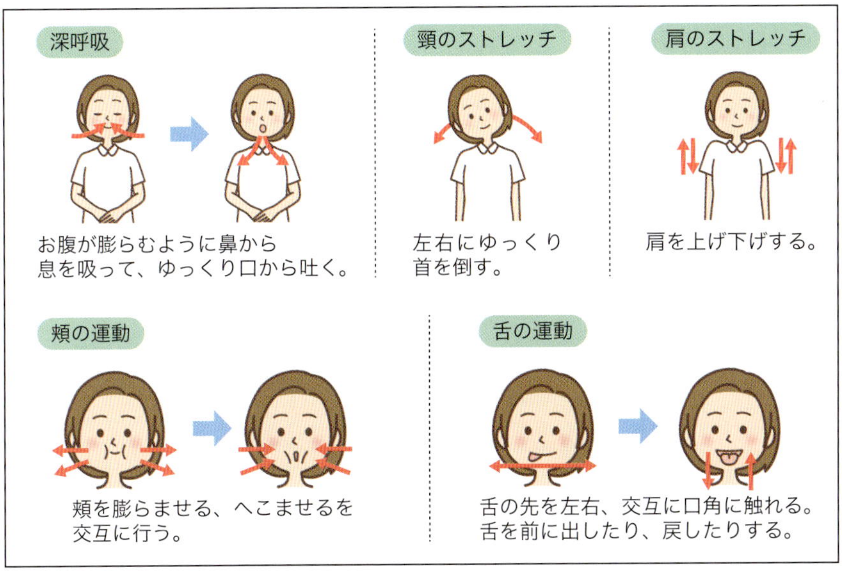

深呼吸
お腹が膨らむように鼻から
息を吸って、ゆっくり口から吐く。
頸のストレッチ
左右にゆっくり
首を倒す。
肩のストレッチ
肩を上げ下げする。
頬の運動
頬を膨らませる、へこませるを
交互に行う。
舌の運動
舌の先を左右、交互に口角に触れる。
舌を前に出したり、戻したりする。

図７　嚥下体操の一例

（2）頸部可動域訓練

頸部可動域訓練

頸部の**瘢痕拘縮**（はんこんこうしゅく）予防あるいは瘢痕拘縮したところを伸ばして頸部可動域を改善する目的として行う。臥位や座位で体幹が安定した状態で行う。前屈、後屈、左右の傾斜・回旋をそれぞれ行う。本人の上肢の可動域に制限がなければ、訓練方法を指導し行ってもらう。行う前に頸部をホットタオルなどで温めると効果的である。

瘢痕拘縮
術後の傷の部分に線維が蓄積し、硬くなった状態

（3）口唇、頬、舌の訓練

嚥下の５期モデルの準備期・口腔期に関与する口腔器官に対する訓練である。口腔器官の機能低下の防止や流涎や食塊形成不全、咽頭への食塊移送不全などの障害の改善を目的として行う。

①口唇に対する訓練：口唇で木べらを把持させ、術者は木べらを外す方向に

引っ張り、患者は取られないように口唇閉鎖を強く行う（図8）。口唇閉鎖不全があり木べらを把持することが困難な場合は、術者の手指により口唇を閉鎖させ、口唇閉鎖の感覚を経験させることもある（**口唇閉鎖訓練**）。また、「ウー、イー」を繰り返し発音させ、口唇の運動を鍛える方法もある（**構音訓練**）。

口唇閉鎖訓練

構音訓練

②舌に対する訓練：舌の可動域を改善させる訓練では、舌をガーゼで把持し、前方や側方に引っ張り維持し、可動域を向上させる。（**舌可動域訓練**）あるいは、「タ、カ、ラ」を繰り返し発音させ、舌の運動を改善させる方法もある（構音訓練）。舌圧が低下している場合には、舌背から木べらで舌を押して負荷をかけ、患者に押し返してもらう方法がある（**舌抵抗訓練**）。押し返す時間は患者の機能によって変更する。最初は数秒から開始し、徐々に時間を長くする（図9）。

舌可動域訓練

舌抵抗訓練

③頬に対する訓練：筋緊張している場合は温タオルなどで刺激を与え、血流を改善させ、頬全体を手掌で円を描くようにマッサージを行う。口腔内からのアプローチでは、歯ブラシを用いて内側から外側へマッサージを行う方法もある。

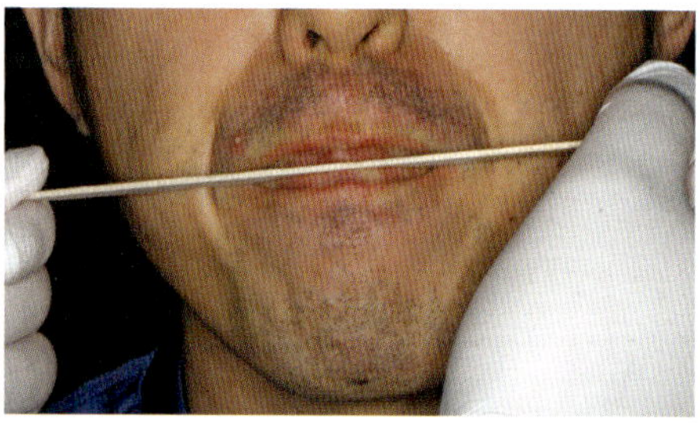

図8　口唇閉鎖訓練

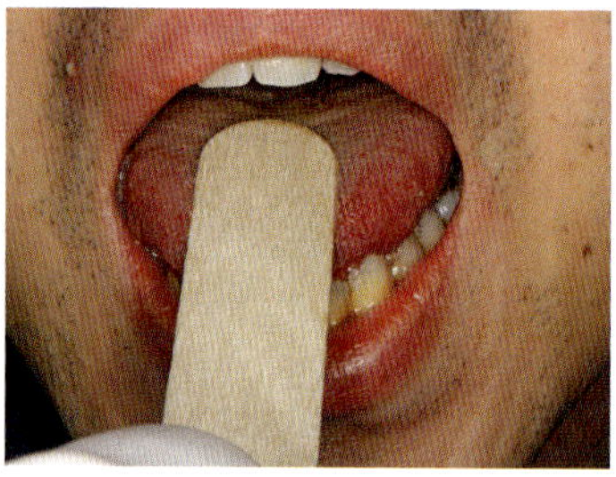

図9　舌抵抗訓練

（4）咀嚼訓練

咀嚼訓練

口唇や舌、頬粘膜、咬合の協調不全があり、食塊形成困難を改善する目的として行う。ガーゼを丸めたガーゼ玉を作成し、誤飲防止のためにフロスで縛っておく。患者にはそのガーゼ玉を噛んでもらい、可能であれば舌を用いて咀嚼側から反対側にガーゼ玉を移送させる。困難な場合は術者がフロスを引っ張り補助することもひとつの方法である（図10）。

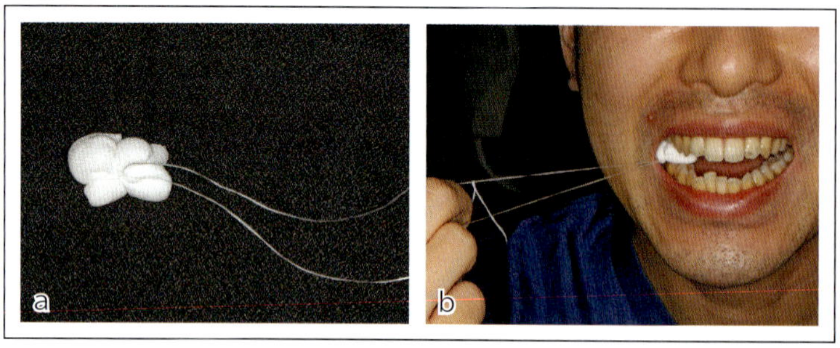

図10　咀嚼訓練
a：ガーゼ玉　b：咀嚼訓練

（5）のどのアイスマッサージ

凍らせた綿棒で、軟口蓋から舌根付近をマッサージし、冷圧刺激を与えて嚥下反射を誘発する目的で行う（図 11）。冷圧刺激（thermal-tactile stimulation）は前口蓋弓に冷温刺激や触圧刺激を与えることで嚥下を誘発するための感受性を高める方法であり、のどのアイスマッサージと異なる手技である。

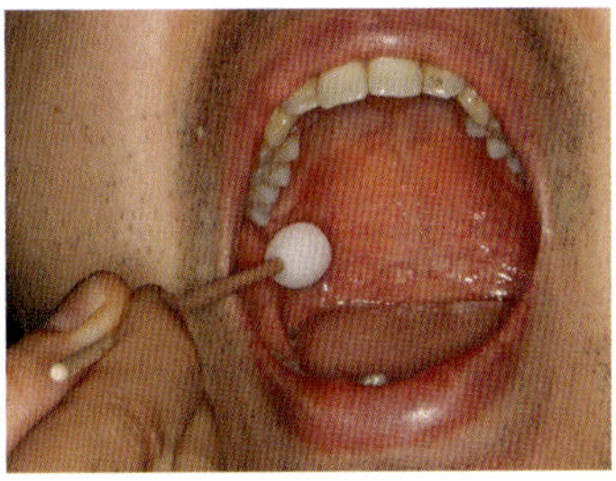
図 11　のどのアイスマッサージ

（6）氷なめ訓練

氷の冷刺激により嚥下反射を誘発させることを目的として行う。口の中に小さい氷を含んで、溶けた水分を嚥下してもらう。口腔内での保持に不安がある患者に対しては、氷をガーゼにくるみフロスで止めて口腔外にフロスを出して行うと安全である。

のどのアイスマッサージ
氷なめ訓練
ガムラビング

（7）ガムラビング

歯肉マッサージとも呼ばれる。口腔内の感覚機能を高めること、唾液の分泌を促し、嚥下運動を誘発させることを目的として行う。術者の指腹で前歯から奥歯に向けて歯肉をリズミカルにこする。ただし、口腔内を清潔にして行う必要があり、また口内炎などがないことを確認してから行う。

（8）プッシング・プリング訓練（pushing exercise ／ pulling exercise）

プッシング・プリング訓練

軟口蓋の挙上、声帯の内転を強化し、誤嚥を防止することを目的として行う。壁を押す、あるいは椅子に座って座面の下部を上肢で引っ張る。この際に「エイッ」など声を出して行う。

（9）メンデルソン手技

メンデルソン手技

喉頭挙上持続時間の延長と咽頭収縮力の増加を目的として行う。喉頭挙上が行われることで食道入口部が開大し、喉頭挙上時間が延長することによって嚥下後の咽頭残留や誤嚥を改善することが可能となる（図 12）。

（10）頭部挙上訓練（Shaker exercise）

頭部挙上訓練

舌骨上筋群などの喉頭挙上にかかわる筋肉を鍛え、食道入口部開大を改善することを目的として行う。食道入口部の開大が改善することにより嚥下後の咽頭残留量の減少させる効果がある。仰臥位になり、頭を上げてつま先を見る姿勢を 60 秒保ち、頭を下ろして 60 秒休憩する。これを 3 セット行い、その後、30 回頭部の上げ下げを繰り返す（図 13）。

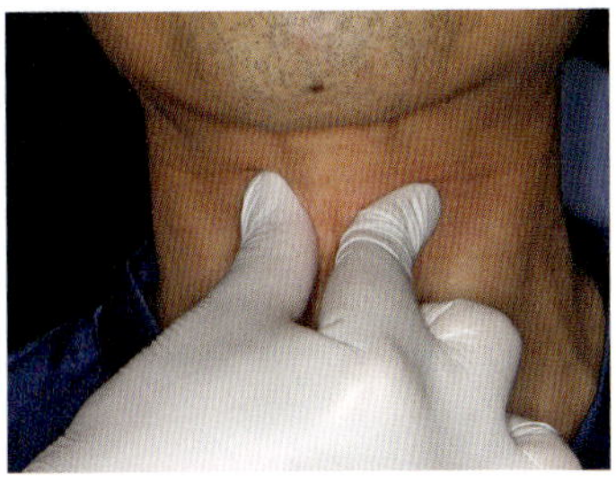
図 12　メンデルソン手技
空嚥下をして喉頭隆起が一番上にある状態で維持させる。写真は術者が喉ぼとけの位置を保つ補助をしている

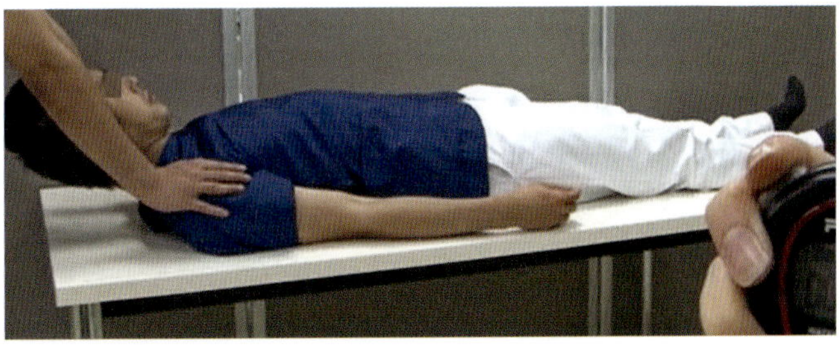
図 13　頭部挙上訓練
肩が上がってしまうとほかの部位に力がかかってしまうため、写真のように補助者が肩を抑えて行うほうがよい

（11）嚥下おでこ体操

嚥下おでこ体操

頭部挙上訓練と同じ目的で行う。額に手を当て抵抗を加えて、強く下を向くようにする。その際に顎下部の筋に力が入っているか確認するとよい。

（12）開口訓練

開口訓練

頭部挙上訓練と同じ目的で行う。体幹が安定した姿勢で行う。顎下部の筋に力が入っていることを確認しつつ、最大限に開口するよう命じ10秒間その状態を維持するよう指導、その後10秒間の休憩を5回1セットとして行う。

（5）から（12）の訓練は主に咽頭期の障害に対して行う。

このほかにも過敏除去（脱感作）、前舌保持嚥下訓練、チューブ嚥下訓練、バルーン法、ブローイング訓練、呼吸トレーニング、リー・シルバーマンの音声治療、体幹機能向上訓練、バンゲード法（筋刺激訓練法）などがある。

（野末真司）

文献

1）日本摂食嚥下リハビリテーション学会医療検討委員会：訓練法のまとめ（2014版）．日摂食嚥下リハ会誌，18（1），55-89．2014．
2）才藤栄一，植田耕一郎 監，出江紳一，鎌倉やよい，熊倉勇美，他 編著：摂食嚥下リハビリテーション，第３版，医歯薬出版，2017．
3）向井美惠，山田好秋，井上 誠，他 編著：新版歯学生のための摂食嚥下リハビリテーション学，医歯薬出版，2019．

7 直接訓練・摂食介助法

1）直接訓練

（1）目的

食物を用いない間接訓練（基礎訓練）に対し、食物を用いて行う訓練が**直接訓練**である。患者が実際に飲んだり食べたりすることにより、食物の認識や、咀嚼、嚥下にかかわるさまざまな機能の向上を目指す。

直接訓練

直接訓練を実施する患者の状態は、禁食状態から経口摂取を開始する場合や、現在摂取している食事の形態よりも難易度が高い形態の摂取を目標にする場合などさまざまである。患者の経過を聴取し、現時点での**嚥下機能評価**から患者の状態を十分に把握したうえで訓練の計画を立てることが望ましい。

嚥下機能評価

（2）リスク評価

食物を用いる直接訓練では、誤嚥や窒息リスクに十分注意する必要がある。特に、意識状態が不良な場合や、認知機能低下などにより指示に従うことが困難な場合には、訓練を実施するタイミングを検討したり、安全に摂取できる適切な食材を選定することが望ましい。直接訓練を開始する目安を表にまとめた（表10）。

表 10　直接訓練を開始する目安

a．全身状態が安定している
b．意識状態が JCS：0～Ⅰ
c．スクリーニングテストや、VE、VF での嚥下機能評価で経口摂取可能と判断
d．口腔衛生状態が良好

JCS

a．全身状態

バイタルサイン、痰量、脱水や栄養障害の有無などを評価する。急性期や進行性疾患により全身状態が不安定な場合には、事前に医師や看護師に直接訓練の実施が可能か確認する。

バイタルサイン

b．意識状態

声をかけても閉眼したままであったり、食事中にうとうとしているような状態では食物を認識できず、嚥下反射が遅延し誤嚥のリスクが高まる。一日のうちで意識状態に違いがある場合には、できるだけ覚醒している時間帯で訓練を実施できるように配慮する。

c．スクリーニングテストや嚥下機能評価（VE・VF）で経口摂取可能と判断

スクリーニングテスト

嚥下反射が引き起こされ誤嚥なく摂取できる、または少量誤嚥したとしても、咳嗽（がいそう）により気管から誤嚥物を排出できる状態であることが望ましい。

d．口腔衛生状態が良好

プラークや、口腔粘膜に付着した痰、痂皮などの汚染物に含まれる口腔内細菌が食物や唾液とともに気管に流入し、さらに肺に流入すると誤嚥性肺炎を発症するリスクが高くなる。しばらく経口摂取をしていない患者や口腔機能が低下している患者は、口腔内の自浄作用が低下し口腔内が汚染されやすい。さらに口腔内の汚染や乾燥がみられると、口唇や舌が動かしづらいことに加え、食物の味を感じにくい。口腔環境が整備されていることも直接訓練開始の判断材料となる。

（3）訓練の方法

a．訓練で用いる食材

嚥下機能が低下すると、食物の押しつぶしや送り込み能力が低下し口腔内に食物が残留することがある。また**食塊形成**が不良なため、ばらけた食材でむせたり誤嚥する場合がある。そのため訓練で用いる食材は、軟らかく、口腔や咽頭を通過するときに変形しやすく、べたつかず粘膜にはりつきにくく、まとまりのよい食材が適している。例えば、つるっと一塊で飲み込むことができるゼリー、性状が均一なピューレやペースト、とろみを付与した水分を用いることが多い。一方、水分が少なくぱさぱさして粘膜にはりつきやすい食材や、口腔内でばらけやすい食材は訓練では避けたほうがよい。咀嚼の訓練では、サクサクと歯触りがよく、唾液と混ざりペースト状になるソフトせんべいを用いることもある。また患者の嗜好や希望に配慮して食材を準備することで、訓練の楽しみやモチベーション、さらには患者の QOL 向上にも

食塊形成

つながる。

b．訓練の手技

直接訓練は、医師または歯科医師が実施するか、医師または歯科医師の指示のもと、言語聴覚士、看護師、准看護師、歯科衛生士、理学療法士、作業療法士が実施できる。嚥下機能評価の結果から、あらかじめ用いる食材や一口量、訓練時の姿勢を決めておくとよい。

摂食嚥下障害への対応として、障害された機能を「代償」する方法がある（表 11）。直接訓練では患者がこれらの手技を繰り返し実施することで、安全に嚥下するための方法を身につけることを目指す。

嚥下代償法

表 11　臨床でよく用いられる嚥下代償法

嚥下代償法	目的	具体的な方法（例）
交互嚥下	口腔内や咽頭の残留物除去	固形物と、ゼリーやとろみ水など、異なる性状の食物を交互に嚥下する
複数回嚥下	咽頭の残留物除去	嚥下後に空嚥下を何回か行わせる
顎引き嚥下	誤嚥防止や軽減 咽頭収縮が不良な場合に嚥下圧を向上させる 嚥下時に顎が挙上しないようにする	へそをのぞき込むように首を屈曲させて嚥下する
頸部回旋（横向き嚥下）	咽頭機能の左右差や、食道入口部の開大不全による咽頭残留物の軽減、誤嚥防止	右を向いて嚥下した場合は、左側の梨状陥凹（窩）に食物が流入しやすい。また左側の食道入口部が開きやすくなり、咽頭残留量が軽減する（図 14） 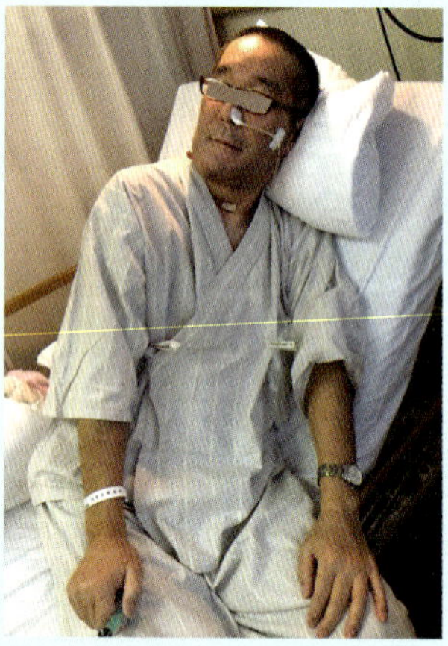 図 14　頸部回旋（横向き嚥下）
体幹角度調整	体幹を後ろに倒し（リクライニング位）重力を利用することで、口腔から咽頭への送り込みを代償する。咽頭残留物が気管内へ流入することを防ぐ	舌機能が低下して口腔期が不良な場合に、リクライニング位で流動性のよい食物を摂取させる

梨状陥凹

c．訓練の進めかた

直接訓練開始後に、痰の増加や熱発、血液検査での炎症反応（C 反応性タンパク質値、白血球数の上昇）などの誤嚥を疑う所見を認めた場合には、訓練内容を見直すか、訓練をいったん中止する。誤嚥の徴候なく順調に訓練が進めば、食材、一口量、姿勢、介助方法を段階的に変更し、食事としての経口摂取を目指す。

2）摂食介助法

（1）環境調整

環境調整

直接訓練や食事を開始する前には**環境調整**が必須である。特に注意障害がある場合にはできるだけ静かな場所で実施し、カーテンや仕切りを使い周囲の視線が気にならないようにするとよい。食べることに対する注意力や集中力を高めることができるよう配慮する。

（2）姿勢、体位の調整

ベッド、車椅子、椅子、いずれの場合も安定した姿勢をとれているか確認する。頭部がぐらつかず適切な角度を維持できるか、体幹がねじれたり背もたれとの間に隙間が空いていないか、深く腰掛けることができているか、足底が床やクッションに接地しているかを確認する（図 15）。

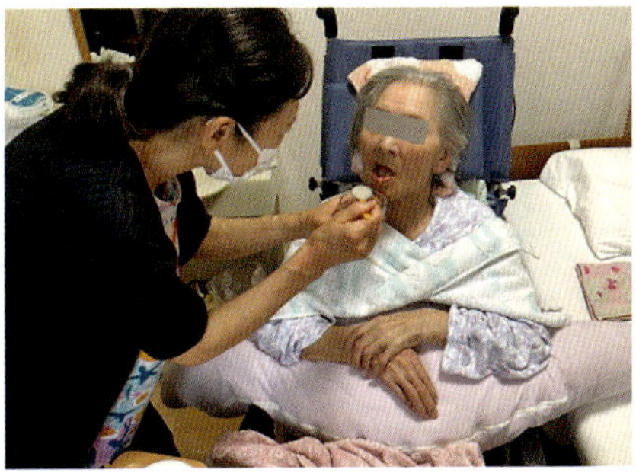

図 15　摂食介助の様子
頭部や体が傾かないよう、タオルやクッションを使い姿勢を安定させる

（3）食具

一口量が多くなりすぎないよう、スプーンは大きさや深さが適切なものを選択する。薄く平たい（浅い）スプーンは口唇ですくいとりやすい。また介助者が摂取させる場合には、スプーンの柄が長いほうが操作性がよい。患者が自力で摂取する場合には、手指の麻痺や筋力低下で食具が握りづらかったり、うまくすくえないことがある。食具の持ち手にグリップを巻いて握りやすくしたり、先端部分を曲げることができるスプーンや、バネ付きの箸を活用するとよい。

（4）摂食介助

嚥下の意識化

介助者が摂取させる場合は、嚥下が起きてから次の一口を口に運ぶようにする。自力摂取の場合は、一口量が多くないか、嚥下前に口の中に詰め込んでいないか、丸呑みしていないかを確認する。途中で「しっかり飲み込みましょう」「もう一度飲み込みましょう」などと声かけをして嚥下に集中させることも効果的である（**嚥下の意識化**）。患者が摂取する様子をよく観察し、誤嚥や窒息のリスクを評価したうえで、食事環境、摂取方法、食事形態を再検討する。

（吉見佳那子）

文献

1）才藤栄一，植田耕一郎 監：摂食嚥下リハビリテーション，第 3 版，医歯薬出版，2018.
2）日本摂食嚥下リハビリテーション学会医療検討委員会：訓練法のまとめ（2014 版），日摂食嚥下リハ会誌 18（1）：55-89．2014.

８ 補綴歯科的対応

１）義歯

義歯

義歯は咀嚼機能を改善する口腔内装置で、摂食嚥下状況を改善することを主目的として使用される。健常高齢者において嚥下反射が生じるまでの時間短縮や、摂食嚥下障害患者における咽頭残留減少などの効果が報告されている[1,2]。義歯を使用して摂食嚥下状況を改善できるか否かは、欠損の状態や顎堤の形態、また作製担当者である歯科医師および歯科技工士の知識や技量にも影響されるが、装着者自身が義歯をうまく使いこなせるかも重要な要素である。高齢摂食嚥下障害患者は、加齢や脳卒中、認知症など疾患の影響があり、うまく使いこなせないことがある。また、利き手の麻痺や筋力の低下などで自力での義歯の着脱や義歯清掃が困難となることもある。その場合、歯科衛生士が患者の認知機能や麻痺の有無や程度を把握し、義歯着脱指導も含めた管理方法を検討することがある。

２）舌接触補助床（PAP:palatal augmentation prosthesis）

舌接触補助床

舌接触補助床は、嚥下機能を補助するため上顎に装着する。舌に欠損や運動障害がある摂食嚥下障害患者に装着する。正常な嚥下時には、舌が口蓋と接触して食塊を口腔から咽頭に送り込むことができる（図16）。しかし、舌の欠損や運動障害があると舌と口蓋の接触圧が低下し、送り込みにくくなってしまう。その結果、食事に時間がかかることや、口腔内に食物が残留する、咽頭に送り込まれるタイミングが悪くなって誤嚥してしまうなどの問題が生じる。

舌接触補助床の特徴は口蓋部の床が厚くなっていることである。それによって口腔から咽頭への送り込みを補助する。舌が動きにくいのであれば舌接触補助床を装着して口蓋を下げてやればよい、という考え方である。舌接触補助床の形態はいくつかあり、上顎義歯の口蓋部を厚くして舌接触補助床の機能を持たせたものや、上顎歯に欠損が１本もない場合に作製する口蓋床型などがある（図17）。なお、舌接触補助床は舌と口蓋の接触を補助し発音にも影響するため、構音障害も改善できる。

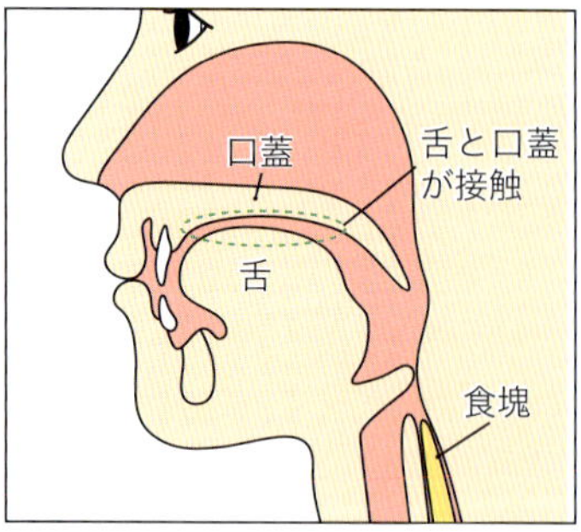

図16　嚥下時の舌と口蓋の位置関係

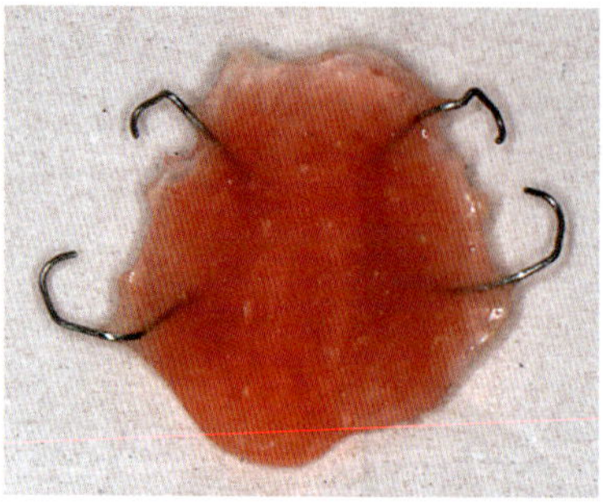

図17　口蓋床型舌接触補助床

3）軟口蓋挙上装置（PLP：palatal lift prosthesis）

軟口蓋挙上装置

軟口蓋挙上装置は上顎に装着し、嚥下機能というよりは鼻咽腔閉鎖機能を補助する口腔内装置である。軟口蓋の挙上が不十分な患者に適用する。軟口蓋は嚥下時や発音時に咽頭側壁・後壁と接触して口腔から咽頭への交通を遮断している（図 18）。

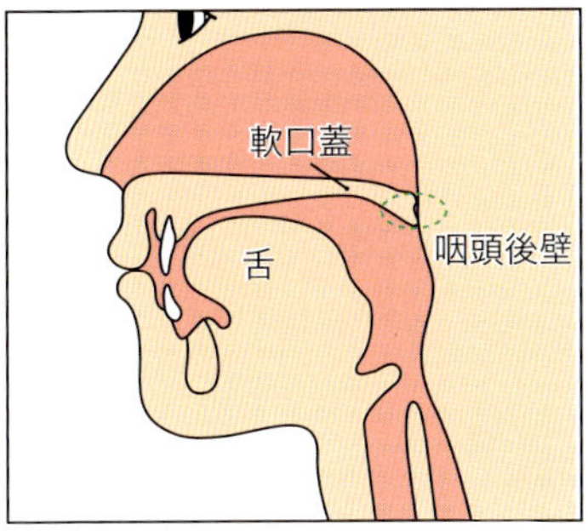

図 18　鼻咽腔の閉鎖

しかし、脳梗塞や神経疾患などがあると、軟口蓋の挙上が不十分になり遮断すべき時に遮断できなくなることがある。開鼻声という発話時に空気が鼻に抜けてしまう状況（例えば「パ」と発音しにくくなる、など）や、鼻咽腔逆流という嚥下時に食塊や液体が鼻腔に逆流してしまう状況に陥る。軟口蓋挙上装置の特徴は挙上子が床後方に付与されていることである。挙上子によって軟口蓋を機械的に持ち上げ、鼻咽腔閉鎖を図る。開鼻声や鼻咽腔逆流は防止することができるが、挙上子の存在が嚥下運動をやや阻害することがある。また装着により挙上子による違和感が強い場合がある。そのため、軟口蓋の感覚がない、あるいは低下している患者が適用になりやすい。挙上子が下方に押されることが多く、外れる方向に力がかかってしまう。そのため、クラスプによる維持が必要である。挙上子の形態は従来から作製されているワイヤーとレジンで構成されるハードタイプのものが主流であるが、軟らかいものもある（図 19、20）。

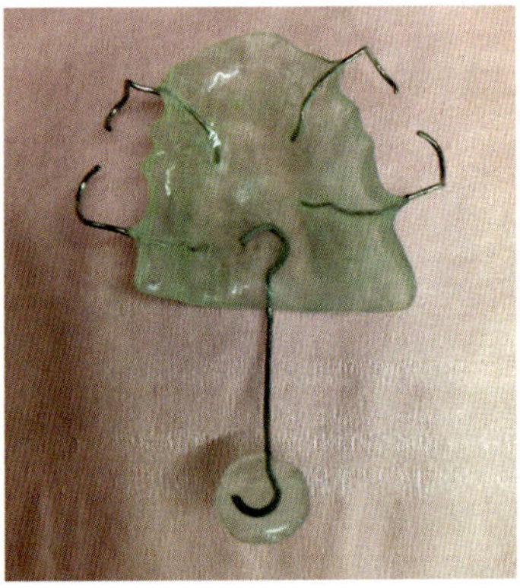
図 19　挙上子が硬いハードタイプの軟口蓋挙上装置

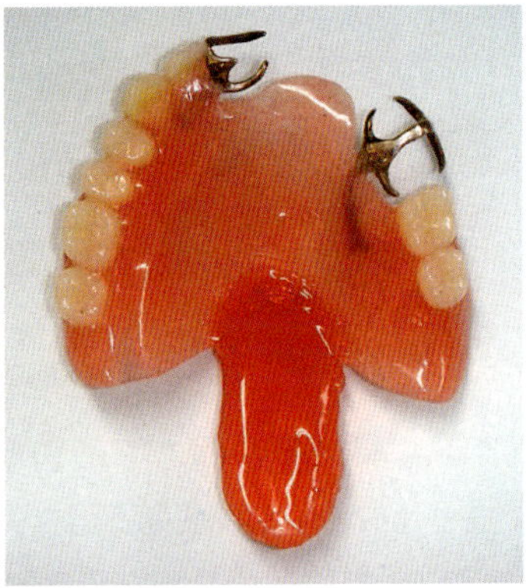
図 20　挙上子が軟らかいタイプの軟口蓋挙上装置

（大野友久）

文献

1）Yamamoto H, Furuya J, Tamada Y, Kondo H.: Impacts of wearing complete dentures on bolus transport during feeding in elderly edentulous. J Oral Rehabil 40: 923–931. 2013.
2）Takagi D, Ohno T, Moriwaki M, et al: Effect of dentures on pharyngeal swallowing function in patients with dysphagia, Geriatr Gerontol Int. Oct;21(10): 907-912, 2021.

⑨ 口腔衛生管理

１）摂食嚥下障害患者の口腔衛生状態、口腔衛生管理

摂食嚥下障害患者への口腔衛生管理の実施は、誤嚥性肺炎の予防や栄養状態の改善など高齢者医療において重要な役割を担う。患者の多くが複数の疾患を合併する場合があるため、実施の際は前述の疾患等の理解や適切な口腔衛生管理の手技の理解が必要となる。

（1）患者の口腔内状態

摂食嚥下障害患者の口腔内状態は、患者の症状や全身状態によりさまざまな問題が生じることがある。**経管栄養**などを利用し、経口栄養が制限されている場合では、口腔内の自浄作用の低下や唾液分泌の減少、**剥離上皮膜**の付着などから口腔衛生状態が不良になりやすい（図 21）。経口摂取を行っている摂食嚥下障害患者では、口腔機能の低下から口腔内に食物が残留しやすくなり、口腔衛生状態が不良になりやすい。例えば、舌の運動機能が低下することで準備期～口腔期に障害が生じ、食塊形成が適切に行われず口腔内に食物が散乱したり、口蓋に食物が貼りついたまま、といったことなどが起こる（**食物の残留**）（図 22）。

経管栄養
剥離上皮膜

食物の残留

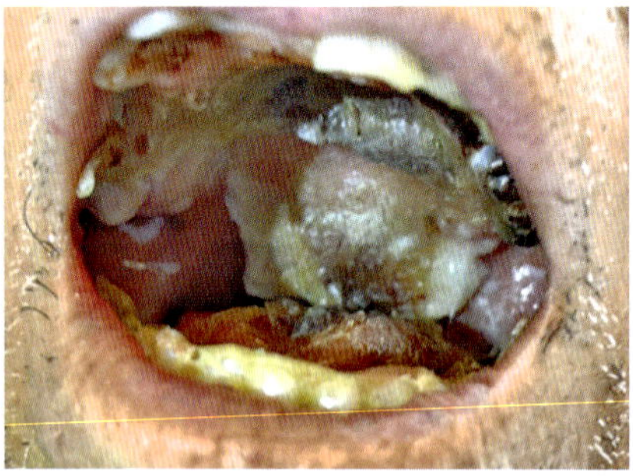

図 21　非経口摂取患者の口腔内
口腔乾燥や剥離上皮膜等が認められる

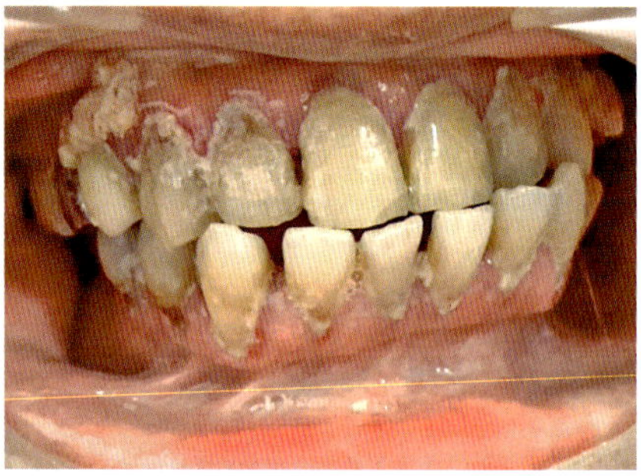

図 22　食物の残留
経口摂取を行う摂食嚥下障害患者であるが、口腔機能の低下があるため、食物の残留が口腔内に認められる

また神経筋疾患といった摂食嚥下障害を引き起こす疾患にともない、口腔機能の低下や口腔周囲筋の過緊張や弛緩が生じ、**歯列不正**を引き起こすことがある（図 23）。経口摂取を妨げたり口腔衛生管理を困難にする要因にもつながるため、歯科矯正のアプローチを検討することもある。

歯列不正

低栄養のリスクの高い摂食嚥下障害患者では、抵抗力の低下が生じ、こうした不良な口腔衛生状態は、**誤嚥性肺炎**を引き起こしやすいといわれている。適切な口腔衛生管理の実施は、誤嚥性肺炎をはじめとする合併症の予防に重要であり、さらに摂食嚥下リハビリテーションの視点からは、口腔感覚の改善や口腔機能の向上などにもかかわるため非常に重要である。

誤嚥性肺炎

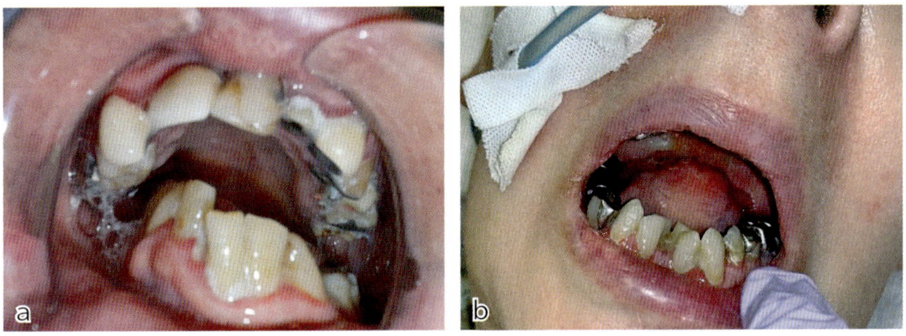

図 23　歯列弓の狭窄、歯の移動
口腔機能の低下から、歯列弓の狭窄、歯の移動がみられる

(2) 口腔衛生管理の実施

口腔衛生管理を実施するうえでは、**全身状態の評価**から**誤嚥防止**のための姿勢の調整など適切な手技を行う必要がある。

全身状態の評価
誤嚥防止

まず初めに、全身疾患や内服薬、当日の体調といった口腔以外の情報を適切に評価する。摂食嚥下障害は、脳血管障害や神経筋疾患などの疾患や加齢変化が原因で起こるため、全身状態の把握は安全な口腔衛生管理の実施に欠かせない。

摂食嚥下障害患者では、窒息や誤嚥のリスクがあるため、口腔清掃や含嗽時には、口腔内を適宜吸引し、含嗽が困難な場合には口腔清拭を行うなど、誤嚥防止に努める。口腔清掃時の汚染した唾液や分泌物の咽頭流入を避けるために、口腔衛生管理の前後などに、他職種と連携し**喀痰吸引**などを行うこともある（図 24）。

喀痰吸引

また、摂食嚥下障害患者の多くが病院や施設、在宅などで他職種が共同してかかわっていることが多い。そのため、日常のケアを担う他職種と連携し、関連職種への口腔衛生管理に関する指導や情報共有も重要となってくる（図 25）。

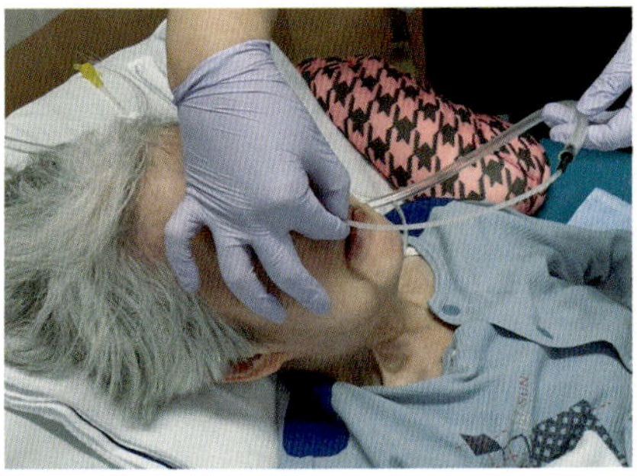

図 24　口腔清掃実施後の咽頭の吸引

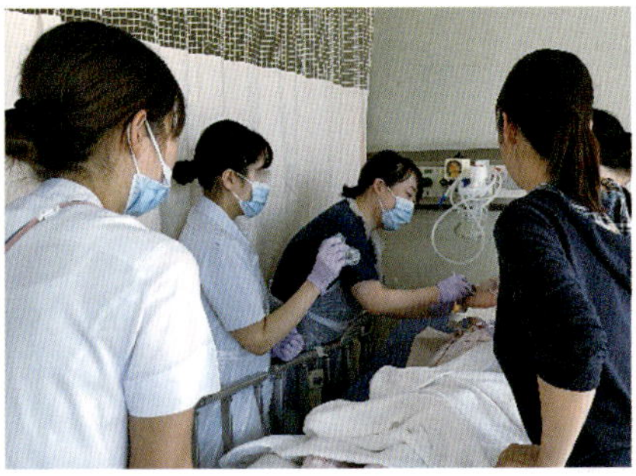

図 25　病院内で看護師等の他職種への口腔衛生管理についての指導

（松原ちあき）

文献

1）田村文誉，綾野理加，水上美樹，他：摂食・嚥下障害者における栄養摂取方法と口腔内環境との関連，老年歯科医学 15（1）：14-24，2000.

2）Tamura A, Yamaguchi K, Chantaramanee A, et al：Dysphagia in a persistently vegetative patient improved by orthodontic treatment of severe dental misalignment, Spec Care Dentist, 41(2)：271-276, 2021.

3）Obana M, Furuya J, Matsubara C, et al: Effect of a collaborative transdisciplinary team approach on oral health status in acute stroke patients, J Oral Rehabil, 46(12): 1170-1176, 2019.

2 リスク管理

1 誤嚥性肺炎の原因と対応

1）誤嚥性肺炎とは

誤嚥性肺炎
嚥下機能障害

嚥下性肺疾患診断のフローチャートを示す（図 26）[1]。このフローチャートでは、肺炎の所見があり、胃切除後や嘔吐後でなく、誤嚥の直接観察もしくは**嚥下機能障害**の存在や可能性があれば、誤嚥性肺炎という診断になる。要介護高齢者の場合、嚥下機能障害はあると判断されることが多く、そのため日本では誤嚥性肺炎の診断がつくことが多い。寝ている間に唾液を誤嚥していたり食事中にたまにむせながら食べていたりする可能性はあるので、ある程度誤嚥をしていることは考えられる。

肺炎の治療後に対応する歯科医療従事者は、肺炎を繰り返さないために何ができるかを検討し、肺炎の「原因」を再発予防の視点から推察しながら介入することが求められる。

2）肺炎の原因は何がありうるのか

日本呼吸器学会は 2024 年に「成人肺炎診療ガイドライン 2024」を発行し、高齢者肺炎予防の柱として 2017 年の改訂に引き続き、肺炎球菌ワクチンと口腔ケアを推奨した。このことからも要介護高齢者に対して口腔ケアが必須であることは間違いない。しかし、誤嚥性肺炎を繰り返さないための予防的な介入を考えると、口腔ケアの実施のみでは不十分なことがある。では、誤嚥性肺炎と診断された場合の原因には何が考えられるだろうか。

（1）細菌

細菌

一番重要なのは**細菌**である。肺炎は本来、細菌が肺で増殖して炎症を起こして生じる感染症である。細菌感染による誤嚥性肺炎は、細菌の接種量が多

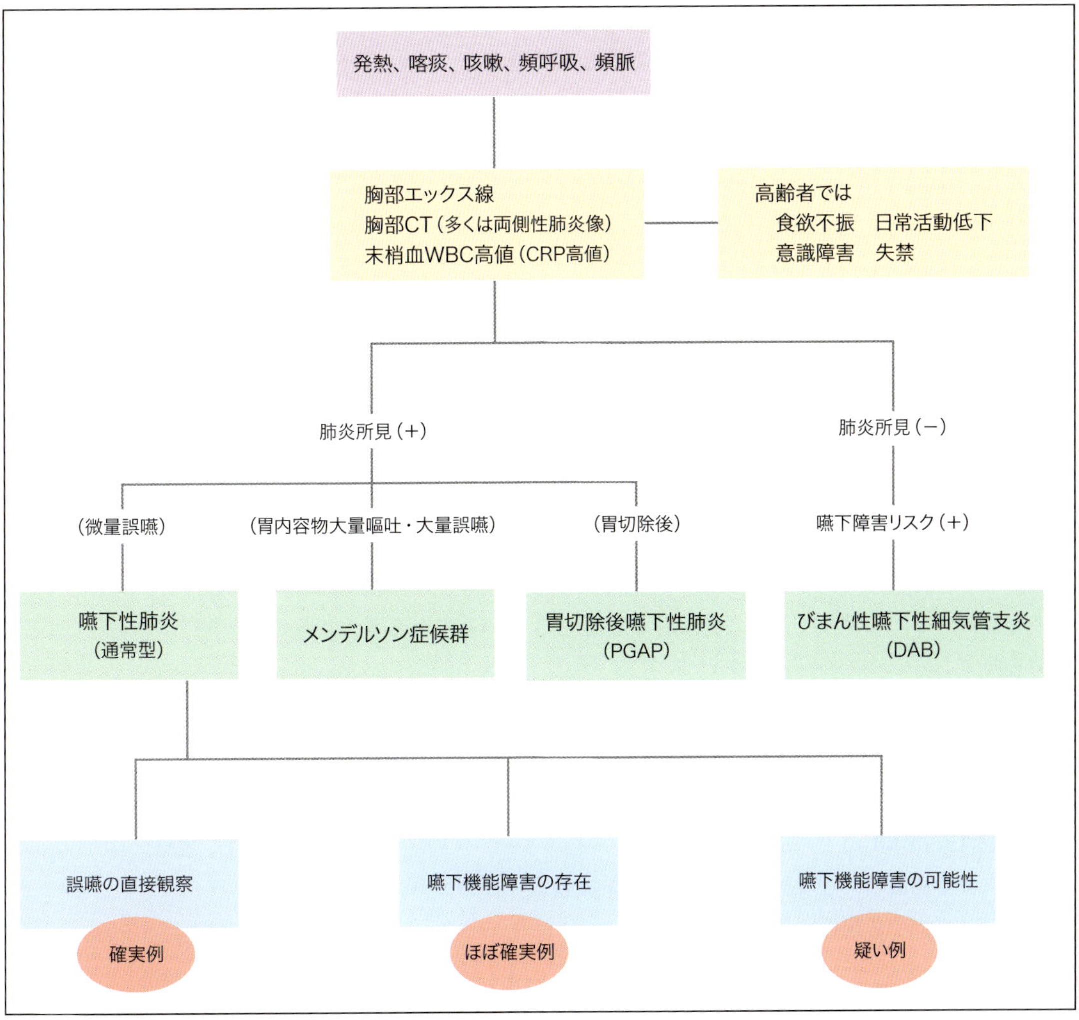

図 26　嚥下性肺疾患診断フローチャート

いこと、誤嚥した微生物の病原性が高いこと、宿主の防御機能が局所的および／または全身的に損なわれていること、あるいはこれらの組み合わせから生じる可能性がある。誤嚥性肺炎の原因が夜間就寝中の唾液誤嚥が原因だとすると口腔ケアは必要になる。しかし、もし本当に就寝中の唾液誤嚥が原因であれば、食事摂取やお楽しみの経口摂取をしてはいけないということにはならない。

（2）摂食嚥下障害

摂食嚥下障害

次いで**摂食嚥下障害**が考えられる。食物誤嚥（food particles）や水分誤嚥が原因で発熱した可能性はある。しかし誤嚥しながら食事をしていても、肺炎にならずに経過する患者も少なくない。先にも述べたように、誤嚥による侵襲が抵抗を上回ったときに発症するため、老衰の過程で生じた可能性がある。それであれば本人や家族、多職種と共同して ACP（advance care planning）が必要になる。また、もしも食事が影響していると思われるのであれば、口腔ケアだけでなく、食事場面に同席し食事の環境や食形態、呼吸状態、姿勢、体力や栄養状態、内服薬など改善できるところがないかを検討することが必要になる。

（3）消化器機能の低下、呼吸器疾患

また、嘔吐や胃がん術後などの消化器機能の低下があって、嘔吐後の肺炎や逆流による発熱や肺炎の可能性もある。便秘が影響することもある[2)]。この場合は口腔ケアや食事の工夫をしても改善しない。食後や就寝中の姿勢の指導や、主治医や看護師との連携が必要になる。

さらには呼吸器疾患の既往も確認することが望ましい。高齢者では若年者に比べ粘膜線毛輸送機構は低下しているが、加齢による影響よりも喫煙・大気汚染・喘息発作や慢性気管支炎などの慢性肺疾患による影響のほうが大きいとされている[3)]。

口腔衛生状態が良好でも誤嚥性肺炎を繰り返し起こすときには、漫然と口腔ケアを継続するのではなく、患者の身体に何が起きているのかを考えてみることが必要である。

2 窒息の原因と対応

1）窒息の原因

窒息

食品による**窒息**の関連要因は人、食品、環境の３つといわれている[3)]。嚥下のステージに応じて説明する（表 12）。

表 12　窒息の原因

	人	食品	環境
先行期	認知機能	パンなど咀嚼が必要な軟らかいもの	食事のペース
準備期・口腔期	歯、義歯 疾患（舌機能低下）	たこ、イカ、貝類など弾力があるもの	食形態を上げたとき。新しい義歯にしたとき
咽頭期	食道入口部開大不良 意識状態	餅	介護疲労

「人」の部分で窒息に影響するのは食事の認識に障害が生じた場合で、認知機能の低下が影響する。食べ方を正確に判断できないと窒息のリスクになる。「食品」ではパンのような咀嚼が必要な軟らかいものが該当する。咀嚼は大脳で咀嚼物と認識されて初めて咀嚼のサイクルが始まる。そのため、硬い物のほうが咀嚼物だと認識されやすく、噛めないときには口から出される。しかし、咀嚼物と認識されにくいと不十分な咀嚼状態で飲み込もうとしてしまい、窒息のリスクになる。「環境」では食事のペースが早く、かき込んで食べるような状態がリスクになる。

（1）準備期・口腔期

「人」の部分では歯と口腔機能が影響する。筆者の経験で、不安定な義歯でチキンカツを食べてその後嘔吐した患者がいるが、義歯の不適合は咀嚼機能の低下を引き起こし窒息のリスクになりうる。咀嚼できる機能的な口腔内を維持することは窒息の予防につながる。口腔機能は全身疾患の影響も受ける。

咀嚼機能は構音の明瞭さである程度スクリーニングできるが、統合失調症の場合には、構音が明瞭でも咀嚼機能が低下していることがある。統合失調症の口腔機能が低下していることは報告されており[4)]、窒息のハイリスクでもあるので注意を要する。

「食品」ではたこ、イカ、貝類、肉など、弾力があり噛みちぎりにくいものが該当する。「環境」では、食形態を上げたときや義歯をセットしたばかりのときが該当する。この時期は「慣れ」が必要になることがあり、誰かに同席してもらうなど、いつもより注意して食べることが望ましい。

（2）咽頭期

「人」の部分では食道入口部の開大不良である。食道入口部自体も弛緩はするが、舌骨・喉頭が前上方に挙上することにより開大するので、舌骨筋群の筋力は重要になる。誤嚥しそうになったときに吐き出す力・喀出力も重要なため、サルコペニアや体力が低下しつつある状況では注意が必要になる。

また、いつもより意識状態が悪いときも要注意である。てんかんやレビー小帯型認知症、薬剤の副作用などが該当する。「食品」では餅が最も注意すべき食品になる。「環境」では、介護疲労がある場が要注意であると思われる。

2）窒息時の対応

死亡／生存の違いは病院搬送時の意識状態であり、早期対応が重要であることや、「人」に関しては起こりやすさの予測は困難であることが述べられており[3)]、患者の家族に緊急時の対応として背部叩打法やハイムリッヒ法を指導しておくこともある。また、機能に応じた食形態や食事の環境を整えて楽しく食事ができるようにすることは予防につながる。

（若杉葉子）

文献

1）寺本信嗣：誤嚥性肺炎の診断法の開発と新治療戦略、日本呼吸ケア・リハビリテーション学会誌 24（1），7-12，2014.

2）M Takahashi, S Shirai, C Sawayama, et al: Constipation and aspiration pneumonia. Geriatr Gerontol Int. 2012; 12(3): 570-571.

3）Wanner A. et al: Mucociliary clearance in the airways. Am J Respir Crit Care Med.154: 1868-1902, 1996.

4）道脇幸博，愛甲勝哉，井上美喜子，他：食品による窒息 107 例の生命予後因子の検討，日摂食嚥下リハ会誌，17（1）：45-51，2013.

5）Y Watanabe, M Otake, S Ono, et al.: Decreased oral function in Japanese inpatients with schizophrenia. Neuropsychopharmacology Reports 44: 356–360, 2024.

第6章　やってみよう

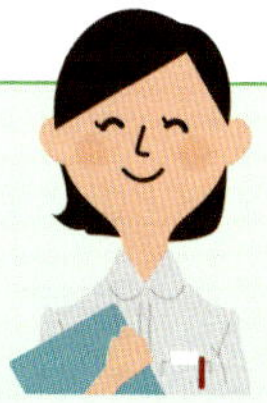

以下の問いに○×で答えてみよう（解答は巻末）

1．食塊形成が行われるのは口腔期である。

2．嚥下反射は随意運動である。

3．認知症は、摂食嚥下障害のうち機能的障害を起こす疾患には含まれない。

4．嚥下造影検査（VF）は、エックス線検査室内で行われる。

5．嚥下内視鏡検査（VE）では、バリウムなどの造影剤を混和した検査食を用いる。

6．内視鏡検査時は検査者が内視鏡画像のみ見えるようにモニターを設置する

7．摂食嚥下障害臨床的重症度分類（DSS）は、DSS4（機械誤嚥）以下を、誤嚥ありと分類する。

8．摂食嚥下能力グレードが6であれば、摂食嚥下状況のレベルも6以上になる。

9．日本摂食嚥下リハビリテーション学会嚥下調整食分類2021は、急性期病院だけでなく慢性期～生活期までも考慮された段階食である。

10．間接訓練は食物を使わないで行う訓練である。

11．医師または歯科医師の指示のもと、歯科衛生士が直接訓練を実施できる。

12．口腔内や咽頭に食べ物が残留する場合は、ゼリーやとろみ水での交互嚥下を行う。

13．舌接触補助床は口腔から咽頭への送り込みを改善する装置である

14．軟口蓋挙上装置は鼻咽腔逆流を改善する装置である

15．経管栄養管理を行う摂食嚥下障害患者では口腔衛生管理の実施が必要である。

16．誤嚥性肺炎の原因としてもっとも考えられる原因は、消化器機能の低下である。

第７章
口腔健康管理

7

おぼえよう

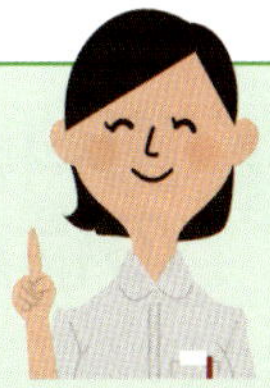

❶ 歯科衛生過程は、アセスメント→歯科衛生診断→計画立案→実施→評価の５つのステップからなる。
❷ 高齢者の問題抽出には家族や介護者からの情報収集も有益である。
❸ 高齢者は基礎疾患をもっていることが多いため、治療状況を十分に確認する。
❹ 内服中の薬剤とあわせて、サプリメントの服用や注射薬についても確認する。
❺ 高齢者のう蝕予防では、根面う蝕に注意が必要である。
❻ 基礎疾患を多くかかえる高齢者への歯周疾患予防は、全身の健康増進につながる。
❼ 要介護者の口腔衛生管理では、介護者の口腔ケアが重要となる。
❽ 非経口摂取患者ほど口腔内が汚染されやすい。
❾ オーラルフレイルは可逆性であるため、早期発見・介入が重要である。
❿ 要介護高齢者への口腔機能訓練は、全身状態を考慮して負荷を検討する。
⓫ 非経口摂取患者は誤嚥リスクが高いため、口腔機能訓練は維持を目標とすることが多い。
⓬ 高齢者の食生活は、生活習慣病予防からフレイル・サルコペニア予防にシフトしていく必要がある。
⓭ 高齢者のBMIは、若年者よりも下限値が高く設定されている。
⓮ 要介護高齢者は食事摂取量が減少するため、栄養を付加する方法の検討が必要となる。
⓯ 手術症例の周術期口腔機能管理では、VAP予防が重要となる。
⓰ 化学療法治療中は骨髄抑制をモニタリングしながら介入する必要がある。
⓱ 頭頸部の放射線治療の口腔粘膜炎は、照射野に一致して発症する。
⓲ 通いの場において、歯科衛生士がオーラルフレイル対策にかかわる機会が増えている。

1　歯科衛生過程（歯科衛生ケアプロセス）

1 歯科衛生過程（歯科衛生ケアプロセス）とは

高齢者への口腔健康管理における歯科衛生士の役割は重要である。多職種と協働する場合、歯科衛生士としての視点をもち、根拠に基づいたケアを提供する能力が必要となる。

歯科衛生ケアプロセスは、看護学における看護過程をベースに理論構築された歯科衛生士の臨床の基盤となるもので、問題解決力と意思決定が柱となる[1)]。歯科衛生士によって計画的・論理的に展開される過程（プロセス）であり、対象者（患者・利用者）の状態に与えている因子を明らかにして、対処するための一連の行動である。歯科衛生士が専門職として、このツールを使用することにより、患者中心で根拠に基づいたかかわりを目指す。

歯科衛生ケアプロセス

2 歯科衛生過程（歯科衛生ケアプロセス）の構成要素

歯科衛生過程（歯科衛生ケアプロセス）は、アセスメント、歯科衛生診断、計画立案、実施、評価の５つのステップ（段階）からなる[2)]（図１）。

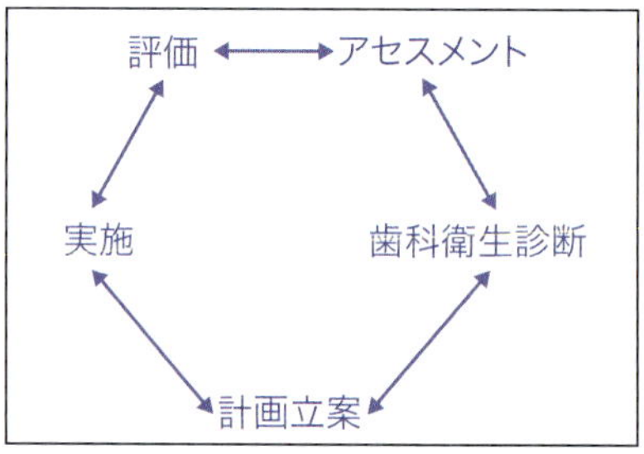

図１　歯科衛生過程（歯科衛生ケアプロセス）の５つのステップ

1）アセスメント

アセスメント

患者の状態を把握するために、さまざまな側面から情報を収集し、分析して処理を行う。高齢者の場合、一般的な情報に加え、介護者の状況に関する情報や摂食嚥下障害に関する情報など収集することも心がける。

（1）情報収集

主観的情報（Sデータ）から患者の状態、問題、必要としていることを推論し、その周辺の情報をさらに収集する。収集した情報を確認するために、客観的な情報（Oデータ）をとっていく。

（2）情報の記録

情報は正確に業務記録に記述する。情報を共有する場合やその後に収集した情報と比較する場合に用いられる。

（3）情報の処理

収集した情報は整理・分類し、歯科衛生上の問題の有無と程度を明らかにする。問題の原因となっている因子を推測し、問題を放置した場合、今後どうなるかを予測する。

2）歯科衛生診断

歯科衛生診断

歯科衛生診断は、患者の歯科衛生上の問題を明らかにし、その原因となっているものを明確にすることである。

歯科衛生診断の目的は、患者の個別の問題やニーズに焦点を当てた歯科衛生ケアを誘導することである。アセスメントから歯科衛生診断までは、連続したプロセスであり、計画立案につなげていく。

歯科衛生診断文は、**病因・原因（原因句）**に関連した**問題・状態（診断句）**で表す[3]。

病因・原因（原因句）
問題・状態（診断句）

3）計画立案

計画立案

歯科衛生ケアプランは、「目標」「歯科衛生介入」「期待される結果」で構成され、「目標」と「歯科衛生介入」は歯科衛生診断から導かれる。その関係を図2に示す。

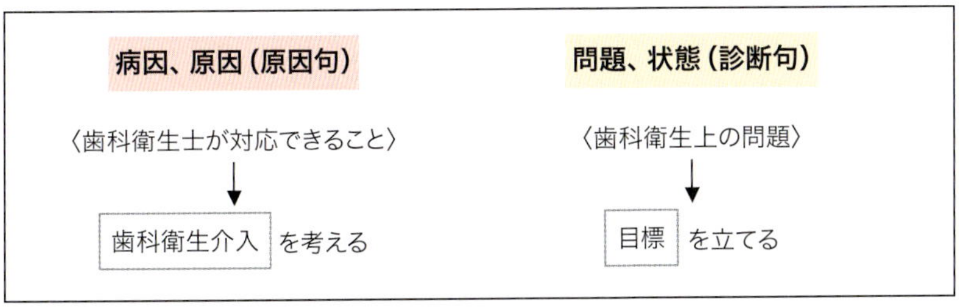

図2　歯科衛生ケアプランにおける歯科衛生診断と「目標」「歯科衛生介入」との関係
（文献1より改変引用）
歯科衛生診断の「問題・状態」に対して「目標」を設定し、「原因」に対して「歯科衛生介入」を設定する。歯科衛生介入を実施することによって、目標の達成を目指す

（1）目標

ケア全体の目標で問題・状態（診断句）に対して設定する。1つの歯科衛生診断に、1つ以上の目標を立てる。複数の歯科衛生診断が立てられた場合は、優先順位を設定しておく。

（2）歯科衛生介入

原因を除去あるいは変化させるために、必要な処置（TP/CP）、行動変容のための指導（EP）、観察する項目（OP）を考える（表1）。**歯科衛生介入**は歯科衛生士が行う処置や指導だけではなく、患者やその家族とコミュニケーションをとることや、必要な介入について他のヘルスケア専門職に紹介することも含まれる。歯科衛生介入はチームアプローチのなかで歯科医師をはじめ他のヘルスケア専門職との協働に配慮して設定する。

歯科衛生介入

表１　処置計画（TP/CP）、指導（教育）計画（EP）、観察計画（OP）の内容

処置計画 （Treatment Plan：TP） （Care Plan：CP）	患者に直接行う処置の内容 例：スケーリング、フッ化物塗布、小窩裂溝填塞など
指導（教育）計画 （Education Plan：EP）	患者の知識の向上や行動変容のための指導内容 例：プラークコントロール指導、食生活指導、禁煙指導など
観察計画 （Observation Plan：OP）	患者の変化を観察するポイント 例：歯肉の炎症状態、ブラッシングの習慣、病気に対する考え方など

（3）期待される結果

問題・状態が、改善されたときの患者の状態を表す。歯科衛生介入がどのような結果をもたらすかを推察して考えていく。期待される結果は達成度を評価するために用いられるため、具体的に記載する。

歯科衛生ケアプランは、診療室では歯科医師の全体的な治療計画の一部となる。訪問歯科指導、介護予防サービス等の場では、他職種との連携を重視した**口腔ケアプラン**を作成する。一連のプロセスから導かれてケアプランを立案しているため、患者や他のヘルスケア職種にもケアの根拠を示すことが可能となる。

口腔ケアプラン

4）実施

実施

歯科衛生ケアプランに基づき、歯科衛生介入を実施する。歯科衛生計画立案の「歯科衛生介入」により、「目標」と「期待される結果」を達成することを目指す。歯科衛生ケアプランに記述された優先順位を考慮して介入を実施するが、歯科医院では歯科医師の全体的な治療計画との協調を、そして病院や施設・在宅などの場では主治医や他職種に確認し、全体的な治療計画、ケアプランとの協調に配慮し歯科衛生介入を実施する[4)]。

業務記録

実施したら、その内容、評価、その後の対応などについて記録を作成する。**問題志向型システム**（POS）に基づきSOAPまたはSOAPIE形式を使用するとよい。

〈SOAP形式〉

S：主観的情報、O：客観的情報、A：分析・判断、P：計画

〈SOAPIE形式〉

SOAP形式に加えて、I：介入、E：評価

問題志向型システム

POS
Problem oriented system の略。対象者の抱えている疾患、心理的背景、社会経済的な問題を対象者の視点にたってその問題を解決するための考え方。問題志向型システム →３章-1「2　全身状態」参照

5）評価

評価

評価は歯科衛生士が実施したケアによって目標が達成できたか否かを患者の反応をもとに判定する[5)]。目標、期待される結果の達成基準に沿って行う（図３）。

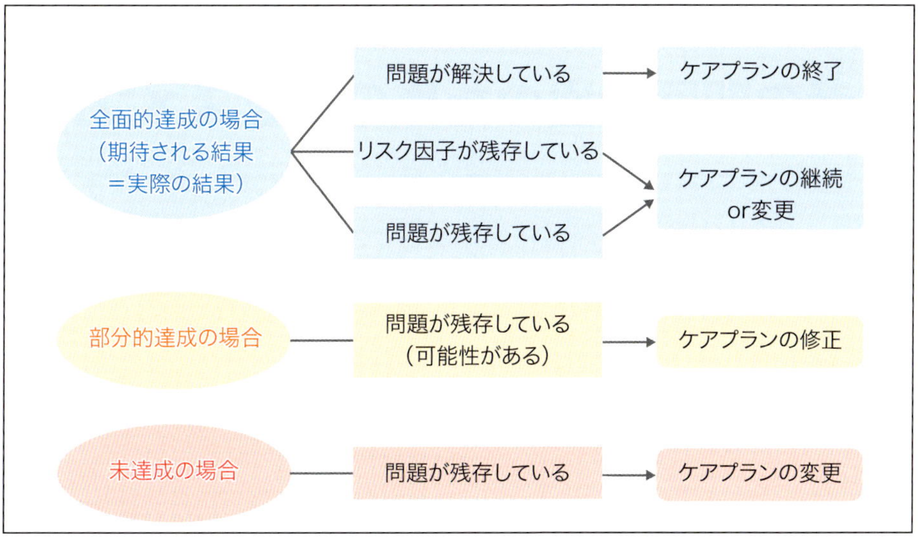

図3　達成度の内容

歯科衛生介入に対する評価は、歯科衛生士の責任である。評価を行わないと過剰、不十分あるいは不適切な介入が行われることにもなりかねない。患者がケアプランに関連して、どの程度の到達度であるか評価することにより、介入を続行するのか、変更あるいは終了するのかを判断することができる。評価の目的は、歯科衛生ケアの質を保証し、さらにはケアの質の向上につなげていくことにある。

（佐藤陽子）

文献

1）Mueller-Joseph L, Petersen M : Dental hygiene process: Diagnosis and care planning. 1-16. Delmar Publishers, 1995,

2）下野正基，佐藤陽子，齋藤 淳，保坂 誠，Ginny Cathcart.：歯科衛生ケアプロセス．医歯薬出版，2007.

3）Esther M.Wilkins: Clinical Practice of the Dental Hygienist, 11th Ed. Lippincott Williams & Wilkins, 4-5, 2013.

4）日本歯科衛生士会 監，植田耕一郎 編集代表：歯科衛生士のための摂食嚥下リハビリテーション，第2版．医歯薬出版，230-240，2019.

5）佐藤陽子，齋藤 淳 編著：歯科衛生ケアプロセス実践ガイド．医歯薬出版，2015.

2　高齢者の問題抽出のためのアセスメント

1　情報収集の方法

患者からの情報には、身体的および社会的、心理的情報などさまざまなものが含まれる。さらに高齢者においては、患者自身だけでなく家族や介護者からの情報が有益となることが多い。それらの情報を正確に収集することは、情報の解釈・分析に影響するために重要なプロセスとなる。日常会話からも状況把握が可能となることも多いため、気楽に話してもらえるよう信頼関係を築くことも重要である。医療面接によって情報を得る場合には、コミュニケーションを十分にとることが必要となるが、**難聴**はその支障となることが多い。難聴はその種類によって対応が異なり、ただ単に大声で話すことは患者の個人情報の漏洩となる場合があるため配慮が必要である。また、予診票などに記載してもらう場合には、高齢者の多くに視力低下が生じている可能性を考慮し、文字の大きさや色に注意して作成する必要がある。

難聴

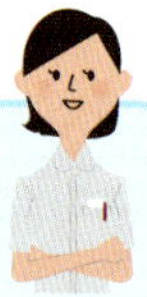

MEMO

難聴の種類

難聴には「伝音性難聴」と「感音性難聴」があり、加齢にともなうものが後者である。高音域の聴覚が低下し一般的に騒音下での聞き取りが困難となるため、低音ではっきりと発音するなど配慮が必要である。

2　全身的な健康状態の把握

高齢者は加齢にともない全身疾患をかかえる割合が増え、さらに複数の疾患に罹患し、多種多様な薬剤が処方されていることが多い。そのような患者に対して安全な歯科治療を提供するためにはアレルギーを含む全身疾患の病状や、それにともなう使用薬剤の把握は必須である。さらには、処方薬に影響を及ぼす健康食品やサプリメントを日常的に併用していることもあるため、**お薬手帳**に記載された処方薬とあわせて確認しておく必要がある。また、骨粗鬆症治療薬のうち外来で投与される注射薬は、お薬手帳に記載されていないことが多い。歯科においては顎骨壊死のリスクとして把握しておくべき薬剤となるため、詳細に治療状況を確認するよう注意する。

使用薬剤
→５章「４ 服薬管理」参照

お薬手帳

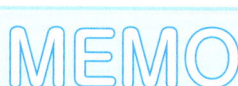

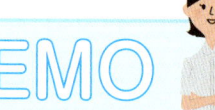

③ 認知および精神状態の把握

軽度の認知機能の障害は外見では判断しにくいが、周囲の人が気づいて分かることがほとんどである。多くはもの忘れから始まるといわれているため、歯科においては無断キャンセルが続いたり、プラークコントロールが悪化した場合には、認知機能の低下を疑い、必要により認知機能のスケールなどを使用して評価しておくとよい。認知機能の低下に関連する統合失調症やうつ病といった精神疾患や薬剤には認知機能に影響するものがあるため、該当していないか確認しておく必要がある。

④ 生活習慣の把握

生活習慣病は、食事・運動・休養・喫煙・飲酒などの生活習慣の乱れが要因となる。生活習慣の悪化により肥満になると、多くの生活習慣病のリスクとなる。そのうち内臓脂肪型は**メタボリックシンドローム**を引き起こし、重大な疾患の発症につながるため、生活習慣を把握し発症前に防ぐことが重要である。

メタボリックシンドローム

生活習慣病のひとつである糖尿病は、歯周病と双方にリスクファクターとなる関係をもち、歯周疾患とつながりが深い。生活習慣病は予後が悪いため、早期発見、早期治療できるよう、歯科衛生士は生活習慣を把握し、定期的な歯科受診、メインテナンスを促すことが求められる。

MEMO

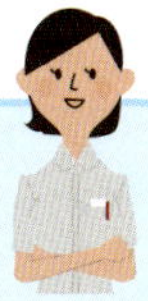

メタボリックシンドローム

メタボリックシンドロームは、ウエスト周囲径が男性は 85cm 以上、女性は 90cm 以上に加え、高血圧、脂質異常、高血糖の 3 項目のうち 2 項目以上が該当する状態である。

（菅野亜紀）

⑤ 口腔の器質的、機能的問題の把握

医療面接で「口臭がするようになった」「硬いものが食べにくくなった」「食べこぼしをするようになった」「口の中が乾燥する」など患者との会話から得られる情報が、口腔機能低下を発見するポイントとなる。診療時やクリーニング時には、「ミラーが粘膜に張り付く」「舌苔が増えた」「前より口を開けていられなくなった」なども口腔機能低下の徴候である。これらの変化を軽視せず早期に対処していくことが重要である。

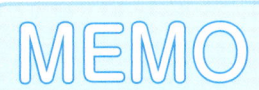

また、口腔衛生状態が悪化する原因に、身体能力の低下によって患者自身による口腔ケアが困難な状況が関与していることもある。口腔衛生指導をするだけでなく、洗面所への移動や歯磨き、うがいにおける動作も確認しておく必要がある。（飯干由茉）

6 栄養状態の把握

高齢者の**栄養状態**は、**低栄養**を視野に確認する必要がある。特に要介護高齢者や入院中の高齢者に低栄養が多いことが報告されている。低栄養は、全身機能を低下させ要介護状態の進行を助長させるほかに、死亡率も高めるといわれている。

栄養アセスメントは、栄養経路の確認が必要となる。特に、経口摂取が何らかの理由で中止されている場合、口腔環境が悪化する原因となる可能性が高い。低栄養は、口腔内環境にも影響し、口腔乾燥や粘調性の唾液が増えるなどの所見がみられる。また、経鼻胃管や胃瘻から経腸栄養剤を投与している場合の口腔衛生処置は、投与前か投与後２～３時間経ってから行う。

さらに、高齢者は**脱水症**に注意が必要である。高齢者は若年者よりも体内水分量が減少していることに加え、口渇中枢が減退しのどの渇きを感じにくくなっている。また、外出時や夜間にトイレに行かなくて済むように意図的に水分摂取を控えていることがあり、夏期だけでなく冬期にも生じやすい。脱水症のフィジカルアセスメントであるツルゴール（図４）は簡便に実施できる。

（菅野亜紀）

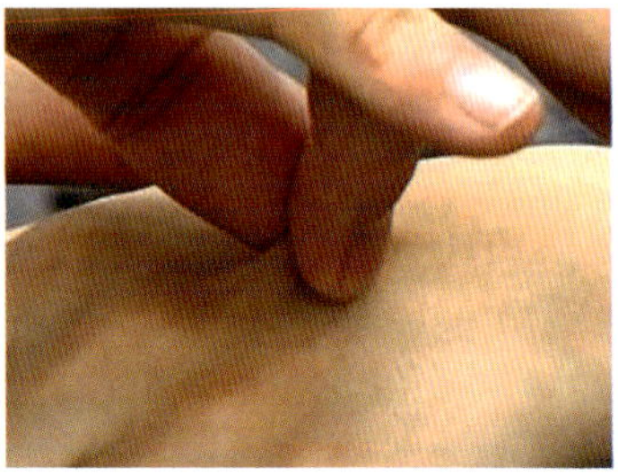

図４　脱水症のフィジカルアセスメント（ツルゴール）
手の甲の皮膚を軽くつまみ、はなした後に元に戻るまで３秒以上かかる場合には、水分不足が疑われる

栄養状態
→５章「２ 栄養管理・食生活指導」参照

低栄養

栄養アセスメント

脱水症
→２章「３ 身体機能の老化」参照

文献

1）全国歯科衛生士教育協議会 監：歯科衛生学シリーズ 歯科予防処置論・歯科保健指導論．医歯薬出版，2014.
2）全国歯科衛生士教育協議会 監：歯科衛生学シリーズ 高齢者歯科学．医歯薬出版，2023.
3）森戸光彦 編：老年歯科医学，第２版，医歯薬出版，2022.
4）山根源之 編集代表：歯科衛生士のための口腔内科 全身と口腔をつなぐオーラルメディシン．医歯薬出版，2019.
5）全国歯科衛生士教育協議会 監：歯科衛生学シリーズ 口腔外科学，第２版．医歯薬出版，2024.
6）飯干由茉，上田貴之：口腔機能の低下を見つけるチェック & 対応．歯科衛生士 45(9). 52-62，クインテッセンス出版，2021
7）森戸光彦 編集主幹：歯科衛生士講座 高齢者歯科学，第３版．永末書店，2020.
8）厚生労働省：令和元年国民健康・栄養調査結果の概要．〈https://www.mhlw.go.jp/content/10900000/000687163.pdf〉
9）厚生労働省：日本人の食事摂取基準（2025 年版）策定検討会報告書．〈https://www.mhlw.go.jp/stf/newpage_44138.html〉
10）長寿科学振興財団：健康長寿ネット 高齢者の低栄養．〈https://www.tyojyu.or.jp/net/byouki/rounensei/tei-eiyou.html〉

3 高齢者への口腔衛生管理

1 歯科疾患の予防処置および歯科保健指導

口腔内の状態を良好に保つことは、全身の健康維持につながる。全身疾患がなくても歯科予防処置および歯科保健指導が必要になる。高齢者になると、糖尿病、肥満、高血圧などの慢性疾患が発症する者もいるため、全身的な健康状態の変化をみることが大切である。また、運動能力や視力の低下といった身体機能の変化によるブラッシング能力の低下や、唾液分泌の減少による誤嚥性肺炎のリスクが上昇しやすくなる。そのため、定期的な口腔衛生管理を行い、口腔内状況や食べる楽しみを維持することで、QOL の維持の向上に役立つ。さらに、高齢者は口腔内の自覚症状に乏しく、症状が進行した状態で受診することも多いため、定期検診における予防が重要である[1]。

1）う蝕予防

根面う蝕

高齢者に好発するのは**根面う蝕**である。脱灰抑制および再石灰化促進に重要な唾液の分泌量が低下すると、唾液による緩衝作用や自浄作用が低下し、根面う蝕のリスクが増加する。

そのため、露出した根面に対して適切なプラークコントロールやフッ化物の応用などにより、う蝕のリスクをコントロールすることで、二次う蝕の発生および進行を予防することができる。根面う蝕部位は凹凸がありブラッシングが不十分な場合が多い。セルフケアとプロフェッショナルケアによるプラーク除去を行い、口腔内環境を維持していく（表2）。

2）歯周疾患予防

歯周病

歯周病と全身疾患の関連性を患者に十分説明し、**歯周病**の予防と治療の重要性を認識させることが大切である。プラークコントロールは歯周治療および予防にとって最も重要な処置のひとつであり、口腔清掃指導での歯科衛生士の果たす役割は大きい。

歯ブラシによる基本的なブラッシングに加え、プラークが残存しやすい歯間部（図5）の清掃に用いる歯間ブラシやデンタルフロスなどの補助的清掃用具での口腔衛生管理は効果的なため、適切な使用方法を指導することが重要である。また、日々のセルフケアを大切にしてもらいながら、プロフェッショナルケアでの歯肉縁下のコントロールによって歯周治療を成功させることができる。

表2　う蝕に対する口腔健康管理

セルフケア	プロフェッショナルケア
1. 口腔清掃の徹底	1. 保健指導
2. フッ化物配合歯磨剤の使用	2. 定期的な専門的歯面清掃
3. フッ化物洗口	3. フッ化物歯面塗布
4. 食事、栄養、生活習慣の改善	4. 抗菌薬（洗口剤、ゲルの使用）
	5. 不適合修復物の再作製（歯科医師）

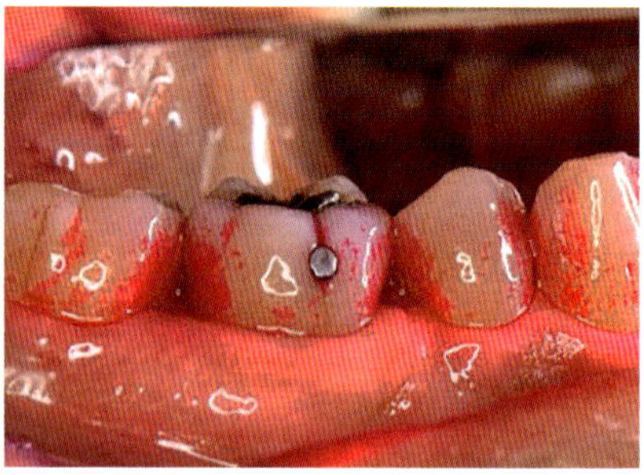

図5　歯間部に残るプラーク（染め出し）

また近年は**ペリオドンタルメディシン**（歯周医学）が医科からも注目されている。歯周治療によって口腔内細菌を減少させ炎症を抑制することは、全身疾患の病態改善につながることが報告されており、基礎疾患を多く抱える高齢者の歯周病の重症化を予防することは、全身の健康増進にもつながるといえる。

（1）糖尿病

糖尿病は歯周病のリスクファクターであると同時に、歯周病は糖尿病の合併症であり、歯周治療を行うことは血糖値のコントロール改善に影響を与えると考えられている[2]。糖尿病患者は免疫力が低下し易感染性となっており、歯周病の悪化や歯周治療の治癒の反応も悪い。

（2）高血圧症

カルシウム拮抗薬などの降圧剤の服用により、歯肉が線維性に硬く腫脹・増殖することがある。また、副作用で口渇を引き起こすため、プラークも付着しやすく、さらに歯肉の腫脹は悪化する。薬剤の変更や歯周基本治療と患者によるプラークコントロールの徹底により、改善がみられる場合もある。

口腔内の健康を維持することだけにとらわれず、全身の健康にも目を向け、口腔衛生管理を徹底することでQOLの向上につながる[3]。定期的な口腔衛生管理を継続することで全身の健康状態を良好に保つことができる（図6）。

ペリオドンタルメディシン

歯周病と全身疾患との因果関係、関連性を解明する学問である[6]。
特に歯周病と糖尿病の関連は多くの研究報告があり、相互にリスクファクターとなり密接な関係があるといわれている。

糖尿病

→３章-2「4 代謝・内分泌系疾患」参照

高血圧症

→３章-2「1 心血管・循環系疾患」参照

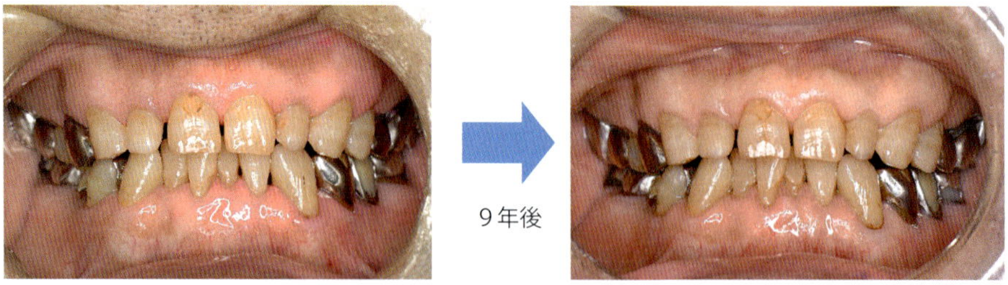

図6　口腔衛生管理を継続している口腔内

文献

1）合場千佳子，遠藤圭子，高坂利美，他：歯科衛生学シリーズ 歯科予防処置論・歯科保健指導論．医歯薬出版，2015.
2）白石泰夫：臨床歯周病学，第２版．医歯薬出版，2017.
3）申 基喆，伊藤公一，古市保志，他：歯科衛生学シリーズ 歯周疾患，医歯薬出版，2010.

❷ 歯科疾患のハイリスク患者への口腔衛生処置と歯科保健指導

歯科疾患のハイリスク患者に対して、各々の口腔内の問題にあった口腔衛生管理指導を行うことは重要である。患者が抱えている問題点を解決に導くために歯科衛生課程が必要になる。

1）ハイリスク患者に対する口腔衛生管理の実際

（1）根面う蝕（事例1）

<table>
<tr><td colspan="3">患者概要
・74 歳の女性。
・一人暮らしで娘家族が週末に遊びに来る。
・定期的な歯科受診はあったが、6 年ほど前から通院が途絶えていた。
・既往歴：高血圧症（服薬はなし）</td></tr>
<tr><td rowspan="2">情報収集</td><td>S データ</td><td>・歯の根元が茶色いのが気になる
・ケーキやチョコレート、炭酸飲料を日常的に摂取している
・歯ブラシは 3 週間に 1 度交換をしている</td></tr>
<tr><td>O データ</td><td>・全顎的に歯肉退縮あり
・歯頸部プラークが付着し、歯肉の発赤あり（PCR：63.0%）
・下顎右側第一大臼歯に根面う蝕を認める
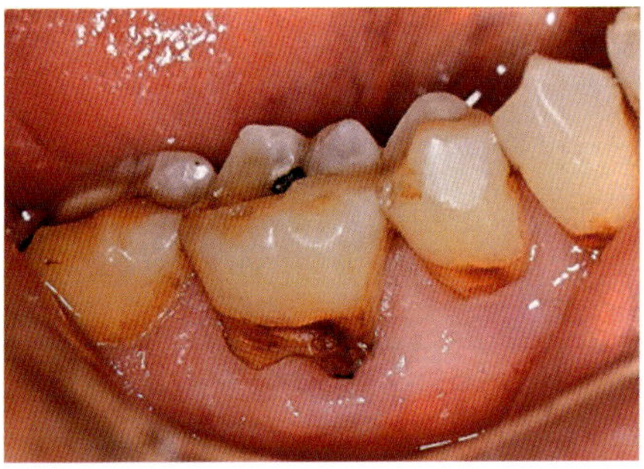</td></tr>
</table>

解釈・分析	・根面う蝕のう窩のブラッシングが困難である ・過度なブラッシングによる歯肉退縮が起きている ・間食の高頻度摂取によりう蝕リスクの増加

歯科衛生診断

＃1　ブラッシング技術不足による口腔衛生不良に関連した根面う蝕のリスク
＃2　糖質の多い飲料物の日常的摂取に関連したう蝕リスクの増加

	＃１　ブラッシング技術不足による口腔衛生不良に関連した根面う蝕のリスク	＃２　糖質の多い飲料物の日常的摂取に関連したう蝕リスクの増加
長期目標	根面う蝕の進行を抑制する（2 か月）	う蝕リスクを軽減させる（2 か月）
短期目標	適切なブラッシング方法を習得する（2 週間）	規則的な間食摂取ができる（3 週間）
計画立案・介入	C-P：PMTC、フッ化物塗布 E-P：TBI（ブラッシング圧、歯頸部への当てかた） O-P：PCR 値（20％以下）、BOP の有無、根面う蝕の活動性の評価	E-P：TBI（食べたらすぐ磨く、うがいをする） 食生活指導（食べる時間を決める、炭酸飲料をお茶に変更する） O-P：ブラッシング習慣の評価、間食摂取記録表にて評価

歯科衛生評価（2～3 週間後）	・口腔清掃指導により、PCR20％と改善し、根面う蝕部位のプラークを除去することができた ↓ 目標達成＝ケアプラン終了	・間食後ブラッシングするようになった。 ・15 時と時間を決めて摂取するようになったが、変わらず炭酸飲料も摂取している ↓ 部分達成＝ケアプラン要修正 →甘味の摂取と一緒にお茶の摂取や、だらだらと食べないように再指導する。また間食摂取記録表は継続してもらう

（2）歯周疾患（事例２）

<table>
<tr><td colspan="3">患者概要
・66 歳の男性。
・妻と二人暮らし。
・既往歴：高血圧症と糖尿病のため 2 か月に 1 回、内科を定期受診中
・内服薬：アムロジピン（降圧剤　1 日 1 回）、アクトス（糖尿病治療薬　1 日 1 回）</td></tr>
<tr><td rowspan="2">情報収集</td><td>S データ</td><td>・歯肉が腫れて歯を磨くと血が出る。歯肉も痛くて磨けない。かかりつけ内科医より降圧剤の副作用を指摘された
・歯磨きは 1 日 2 回、歯ブラシで 2 ～ 3 分程度のブラッシングのみ</td></tr>
<tr><td>O データ</td><td>・全顎的に歯間乳頭部に線維性の歯肉腫脹あり
・上下歯間部にプラークが著明に付着（PCR：41.9％）
・4mm 以上の深い歯周ポケットと歯肉縁下歯石が沈着あり
・血圧：130/83 mmHg
・HbA1c ：6.7％
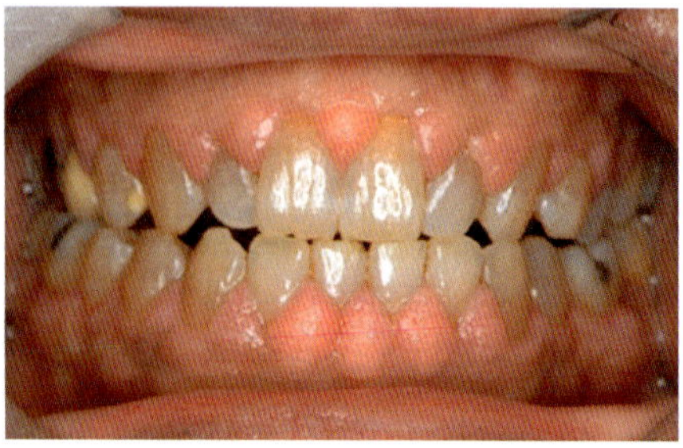</td></tr>
</table>

解釈・分析	・歯肉腫脹の原因が降圧剤と歯周病（プラークコントロール）が関係していることの理解不足 ・ブラッシング時の痛みによりブラッシングに対するモチベーションが低い ・増殖した歯肉形態によりブラッシングが困難である ・補助的清掃用具を使用したことがない

歯科衛生診断

＃１　服用薬とプラークコントロールの知識不足に関連した歯肉増殖の増加
＃２　ブラッシング知識不足に関連した歯周病リスクの悪化

	＃１　服用薬とプラークコントロールの知識不足に関連した歯肉増殖の増加	＃２　ブラッシング知識不足に関連した歯周病リスクの悪化
長期目標	歯肉増殖を軽減させる（２か月）	歯周病の状態を軽減させる（４か月）
短期目標	プラークコントロールの重要性を理解する（１週間）	適切な清掃道具の選択と方法を身につける（２週間）
計画立案・介入	E-P：プラークコントロールの重要性について説明 O-P：プラークコントロールの重要性を説明できる、ブラッシングに対する意欲の反応について確認、PCR 値低下	C-P：PMTC、SRP E-P：TBI（バス法） O-P：PCR 値（20％以下）、歯周ポケット値、BOP の有無
歯科衛生評価（２〜３週間後）	プラークコントロールの重要性を理解し歯肉増殖について観察するようになった ・歯肉形態の改善とともに患者のモチベーションが高くなり、口腔内への関心が向上した ↓ 目標達成＝ケアプラン終了	・変化する歯肉形態に対応して清掃用具を選択し、プラーク除去ができたが、SRP によって歯肉の腫脹が改善されたことで歯肉がやや退縮し歯間部にプラークが停滞している ↓ 部分達成＝ケアプラン要修正 歯肉形態が改善したことでプラークが停滞しやすい部位があることを説明し、歯間ブラシの当てかたを再度指導する

この症例では、再指導の結果 PCR が改善し歯肉状態が安定した（図7）。歯科衛生士が介入することで、口腔清掃指導によりプラークコントロールが改善し、それが維持されると、歯肉形態が改善しモチベーションが向上する（図8）。したがって、口腔衛生管理における歯科衛生士の役割は重要である。

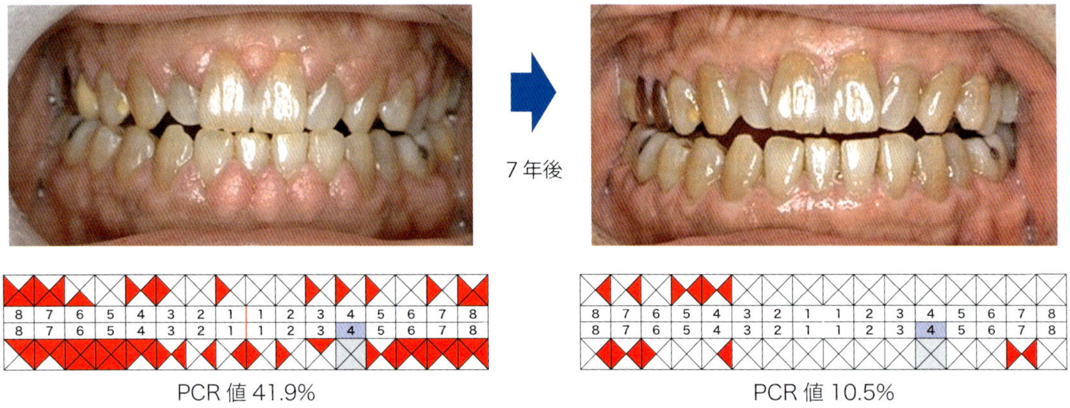

図７　歯科衛生士が介入した口腔内

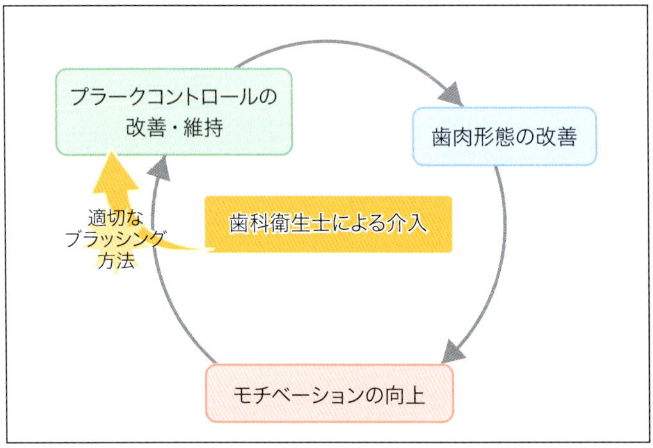

図８　歯科衛生士による介入

（御園　瞳）

③ 要介護高齢者への口腔衛生処置と歯科保健指導

要介護高齢者は、セルフケアが困難あるいは十分に実施できない場合が多く、家族や介助者、施設職員など他者の支援が必要になることがある。そのため、歯科衛生士が直接的に口腔衛生処置を行うこととあわせて、日常的に支援する者へ口腔清掃の方法を指導することで要介護高齢者の口腔衛生管理を行っていく。

要介護高齢者

　要介護高齢者でも介護を要する割合は個々に異なるため、患者の状態をよくアセスメントし、状態にあわせた介入計画の立案が必要になる。

1）要介護高齢者に対する口腔衛生管理の実際

患者概要
・78歳の男性。
・特別養護老人ホームに入所中。
・既往歴：脳梗塞、脳血管性認知症（認知症高齢者の日常生活自立度ランクⅣ）、左片麻痺、誤嚥性肺炎
・車椅子使用中
・障害高齢者の日常生活自立度（寝たきりランク）B2

情報収集	Sデータ	口の中に食物残渣が残るため、入所施設より歯科受診依頼
	Oデータ	・左側に食物残渣が多量に停滞する ・右側はプラークの付着が多量（PCR：67%） ・舌苔付着あり（TCI：77.8%） ・施設内では、食後に時間を設けて歯磨きを行っており、その際は自身の右手（利き手）でブラッシングするが、十分に実施できず施設職員が介助している ・手指が拘縮あり、歯ブラシは掌握状で握る ・食事は軟飯・きざみ食、水分はうすいトロミを付加 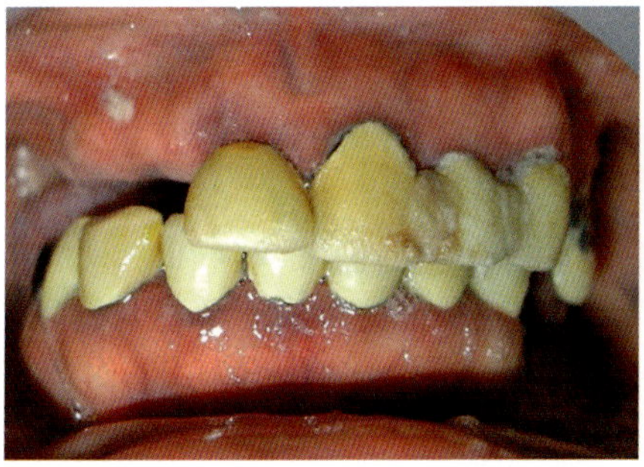 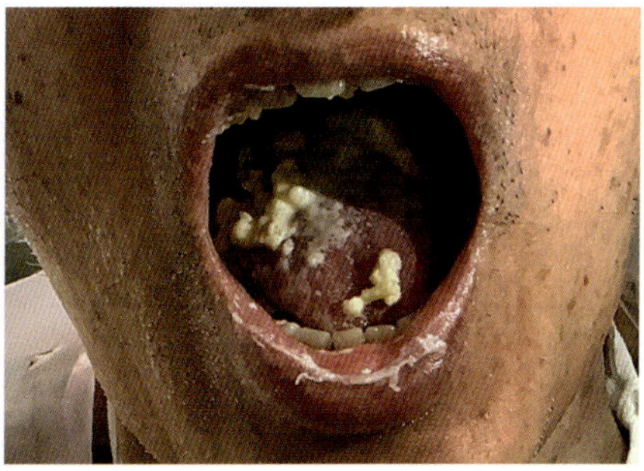

解釈・分析	・左片麻痺の影響で左側に食物残渣が停滞している ・右利き掌握状で磨いているため、右側にプラークが停滞している ・誤嚥性肺炎の既往があり、再発のリスクがある ・施設職員に日常的な口腔清掃方法を指導し、支援してもらう必要がある

歯科衛生診断

＃1　口腔清掃状態不良に関連した誤嚥性肺炎再発のリスク
＃2　口腔清掃方法の伝達不足関連した口腔内の食物残渣

	＃１　口腔清掃状態不良に関連した誤嚥性肺炎再発のリスク	＃２　口腔清掃方法の伝達不足関連した口腔内の食物残渣
長期目標	誤嚥性肺炎が再発しない（6 か月）	食物残渣を軽減させる（2 か月）
短期目標	口腔内の清掃状態が改善する（1 か月）	施設職員が口腔清掃方法を習得する（1 週間）
計画立案・介入	C-P：週に 1 回歯科衛生士による口腔衛生管理（歯面清掃、粘膜ケア）を行う E-P： ・把持しやすく、ブラシの面積が広い歯ブラシの使用を提案する ・上腕の可動域に合わせたセルフケア方法を指導する ・認知症に配慮し、指導内容を視覚媒体にする O-P：PCR、TCI	E-P： 歯科衛生士の口腔衛生管理の際に施設職員に立ち会ってもらう （歯ブラシの当て方、食物残渣の除去方法、口腔粘膜の排除の方法を指導） O-P：食物残渣の残存量

歯科衛生評価（2～3 週間後）	・口腔衛生管理と可能な範囲でのセルフケア、施設職員の介助によって PCR30% 以下となり、TCI も 50% 以下となった。 ↓ 目標達成＝ケアプラン終了	・施設職員によって日常的に介助磨きが実施されるようになり、食物残渣量も減少したが、職員間の手技の統一には至っていない ↓ 部分達成＝ケアプラン要修正 すべての職員が同一手技で実施できるように、研修等を検討する

4 非経口摂取患者の口腔衛生処置と歯科保健指導

要介護高齢者のなかには摂食嚥下障害にともない経口摂取が困難となり、**経鼻胃管栄養**や**胃瘻**、**中心静脈栄養**などを用いて**栄養管理**されるケースがある。経鼻胃管栄養や胃瘻から栄養管理をしている場合は栄養剤の逆流による嘔吐に注意する必要があるため、投与中に口腔衛生管理を行うことは避ける。

経口摂取していない口腔内ほど、口腔乾燥や剥離上皮膜の停滞によって口腔内の清掃状態は悪化する傾向があるため、姿勢調整を行うなど口腔清掃時の誤嚥に配慮しながら口腔衛生管理を行う必要がある。

経鼻胃管栄養
胃瘻
中心静脈栄養

栄養管理
→ 5 章 -3「1　在宅患者が受ける医療的ケア」参照

1）非経口摂取患者に対する口腔衛生管理の実際

患者概要
- 88 歳の女性。
- 夫と娘家族と自宅で 5 人暮らし。
- 訪問看護（週 3)、訪問リハビリ (週 3)、ヘルパー (週 2）の介入あり。
- 既往歴：被殻出血を 2 度再発し、右片麻痺、嚥下障害、構音障害あり。要介護 5
- 障害高齢者の日常生活自立度（寝たきりランク）C2
- 2 回目再発後の嚥下精密検査により、臨床的重症度分類（DSS） 1 唾液誤嚥レベルと判断され、胃瘻造設となり現在も胃瘻より栄養管理中。8 時、12 時、18 時に栄養剤を投与している。

情報収集	S データ	・1 日に 2 回、夫か娘がスポンジブラシで口腔ケアを実施している ・誤嚥性肺炎のリスクも高いと訪問医より言われている
	O データ	・開口していることが多く、口腔内は乾燥し、歯面に剥離上皮膜の停滞がある（口腔湿潤度ムーカス：7) ・舌苔も肥厚して停滞している ・舌の側方運動、挙上ともに可動域は乏しい ・咽頭から痰の貯留音を認める頻度が多い ・痰の貯留あり、1 日に最低 5 回は喀痰吸引を実施する 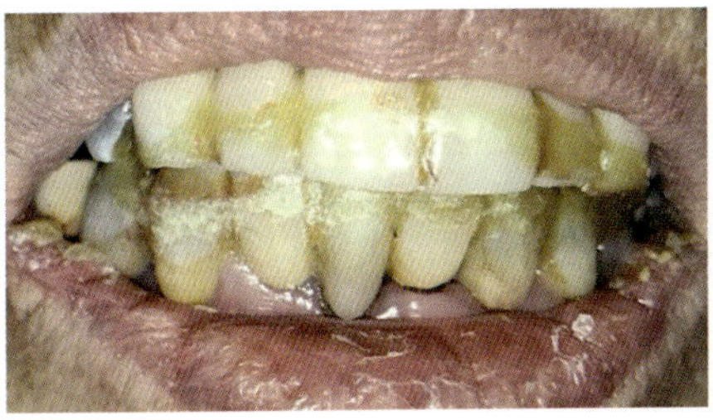 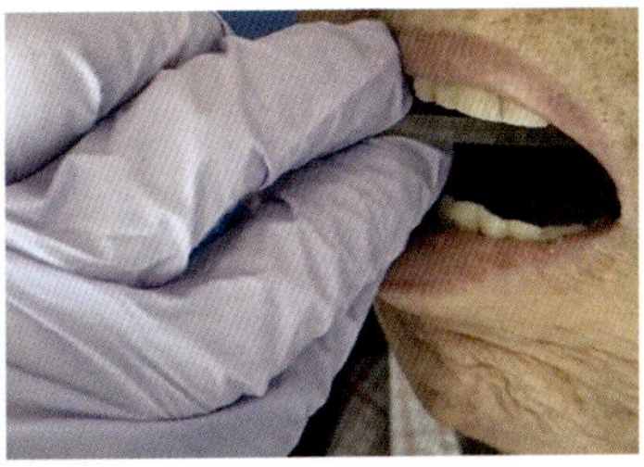

解釈・分析	・非経口摂取のため口腔機能を動かしておらず、口腔乾燥や剥離上皮膜の停滞が認められる ・嚥下障害の重症度が高く誤嚥性肺炎のリスクも高い ・家族や訪問看護師、ヘルパー等が適切に口腔清掃ができるように、手技の指導を行う必要がある ・必要時は咽頭吸引を併用しながら対応する必要がある

歯科衛生診断

＃１　日常的な口腔清掃不足に関連した口腔清掃状態の悪化
＃２　口腔清掃状態の悪化に関連した誤嚥性肺炎の発症リスク

	＃１　日常的な口腔清掃不足に関連した口腔清掃状態の悪化	＃２　口腔清掃状態の悪化に関連した誤嚥性肺炎の発症リスク
長期目標	口腔清掃状態を改善させる（3 か月）	誤嚥性肺炎を発症しない（4 か月）
短期目標	家族、看護師、ヘルパーによって口腔清掃が実施できる（1 か月）	剥離上皮膜の停滞している頻度が減少（2 週間）
計画立案・介入	E-P： ・口腔清掃を実施する時間と対応者を決める ・ギャッジアップを 30°程度にし、頭部をやや前屈気味に調整する、保湿剤で保湿する方法、剥離上皮膜を除去する方法、口腔内を拭き取る方法を直接的に家族に手技の指導をする ・看護師とヘルパーには口腔清掃の手技の動画を撮影し共有する O-P：口腔湿潤度が 25 以上、剥離上皮膜が減少	C-P： ・週に１回歯科衛生士による保湿を中心とした歯面清掃と粘膜ケアを実施 ・適宜、喀痰吸引を実施 O-P：剥離上皮膜が減少、喀痰吸引の頻度
歯科衛生評価（2～3 週間後）	家族、看護師、ヘルパーによって、1 日 3 回口腔清掃が実施され、口腔内の湿潤度が 25 以上に維持されるようになった。また、剥離上皮膜の停滞量も減少している ↓ 目標達成＝状態を維持できるように新たなケアプランを立案する	・剥離上皮膜の停滞量が減少し、喀痰吸引の頻度が 1 日 3 回程度に減少した ↓ 目標達成＝継続的に誤嚥性肺炎予防が必要なため、状態を維持できるように新たなケアプランを立案する

（渡邉理沙）

⑤ 周術期における口腔衛生処置

1）手術症例

全身麻酔下で**気管挿管**による**人工呼吸器管理**が行われる場合には、口腔内細菌による感染症予防が主目的となる。特に代表的な感染症は、人工呼吸器関連肺炎（VAP：ventilator-associated pneumonia）や誤嚥性肺炎である。これらが手術後に発症すると、ベッド上での安静が長引き、筋力低下を引き起こすことになるため、肺炎予防は介護予防にとっても重要である。

全身麻酔
気管挿管
人工呼吸器管理

（1）手術前の周術期口腔機能管理の実際

患者概要
・70 歳の男性。
・妻（67 歳）と二人暮らし。娘は結婚して遠方に住んでいる。
・既往歴：糖尿病、高血圧、狭心症
・内服薬：ビグアナイド系糖尿病薬（空腹時血糖 120mg/dL、HbA1c：6.0%）
　　　　　ACE 阻害薬、カルシウム拮抗薬（134/88 mmHg）
・3 年前に動機と息切れがあり、かかりつけ内科を受診したところ、循環器内科を紹介され狭心症と診断された。冠動脈の狭窄にステント治療を行い経過観察してきたが、再狭窄および新たに狭窄した冠動脈がみつかり、冠動脈バイパス手術の方針となった。

<table>
<tr><td rowspan="3">情報収集</td><td colspan="2">S データ</td><td>・心臓血管外科より口腔外科へ周術期口腔機能管理の依頼があった。1 週間後に手術予定
・硬いものは前歯が折れそうで怖いので避けている
・菓子が好物だがなるべくがまんしている
・10 年前は 75 kgあり減量した
・1 日 30 ～ 40 本喫煙していたが 60 歳で禁煙した
・1 日朝晩 2 回歯磨きを実施。歯間ブラシは面倒で使用していない</td></tr>
<tr><td rowspan="2">O データ</td><td>口腔内所見</td><td>・左上および下顎臼歯部欠損のため上下顎ともに部分床義歯を使用中
・6 5 4 3｜および②1｜①2③ Br　動揺度 2 度
　3 2 1｜1 2 3　歯石あり
・PCR：73.0%　全顎的に BOP（＋）上顎のポケット深さは 4 ～ 6 mm</td></tr>
<tr><td>栄養</td><td>身長 165cm、体重 67.1kg、BMI 24.7
飲酒歴：なし</td></tr>
</table>

↓

解釈・分析	・糖尿病の既往があり、歯周疾患のリスクが高く、口腔清掃状態が悪いため、口腔細菌由来の術後合併症が生じる可能性がある ・動揺歯が気管挿管時に脱落するリスクがある

↓

歯科衛生診断

＃1　ブラッシングの技術不足による口腔清掃不良に関連した術後肺炎のリスク

	＃１　ブラッシングの技術不足による口腔清掃不良に関連した術後肺炎のリスク
長期目標	術後肺炎を起こさず退院できる
短期目標	口腔衛生状態を良好に保つ
計画立案・介入	(T-P) 菌血症予防のためにネオステリングリーンにて洗口後、下顎前歯部スケーリング、PMTC、歯周ポケット洗浄。前歯部の動揺および義歯は歯科医師へ確認依頼 (E-P) 手術後の肺炎予防のために口腔衛生状態を良好に保つ必要性を説明 １歯ずつの縦磨き、Br 部の歯間ブラシと洗口剤の使用を指導 (O-P) 口腔衛生状態、歯周疾患の有無、動揺歯・鋭利な歯の有無

↓

歯科衛生評価（２～３週間後）	・手術翌日・ICU 訪室にて口腔衛生管理実施 ・鎮静下で経口挿管中、上顎前歯部の動揺は変化なし、口腔粘膜の損傷なし ・口腔乾燥があり口蓋に痂疲がわずかにみられる ・カフ圧を確認のうえ、挿管チューブを含めて清掃 ・挿管チューブを右から左へ移動・22cm でテープ固定 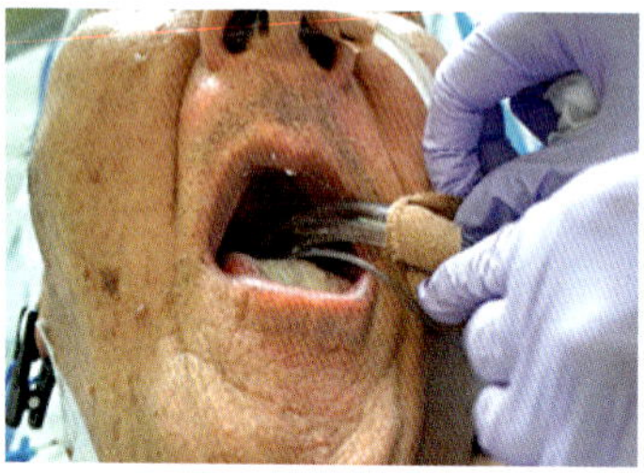 目標一部達成→　看護師へ挿管中の口腔ケア、明日の抜管後、ベッド上のセルフケアのセッティングおよび見守りを依頼

２）化学療法・放射線療法の症例

化学療法および頭頸部の**放射線療法**では、**口腔有害事象**のうち口腔粘膜炎の予防が重要となる。口腔粘膜炎は、化学療法は舌や頬粘膜などの可動粘膜に生じやすく、放射線療法では照射野に一致して生じる（図９）。

化学療法
放射線療法
口腔有害事象

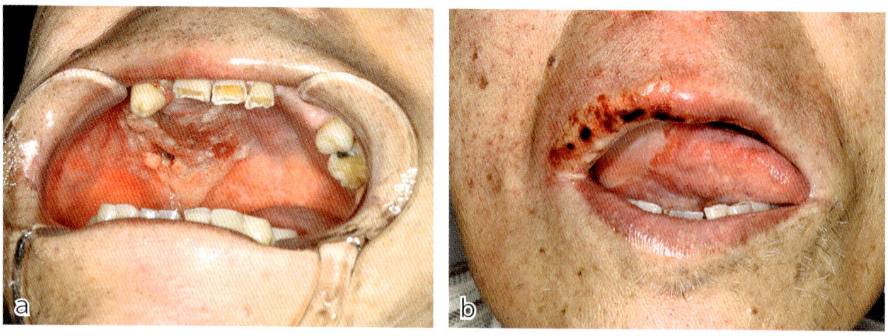

図９　放射線治療患者の口腔有害事象の一例（上顎右側歯肉癌）
照射野に一致して右側に口腔有害事象が生じている。ａ：治療前　ｂ：治療後（写真提供：東京歯科大学口腔腫瘍学講座教授 野村武史先生）

特に放射線治療において、照射野が口腔内に入ると口腔粘膜炎が100％発症するといわれ、進行を防ぐことが重要である。

そのためには、増悪因子となる細菌感染を予防するために、治療前から口腔衛生状態を良好に保つことが大切である。

セルフケアは、頻回に含嗽を行い口腔内の保湿を心がけるよう指導する。また、炎症部分を傷つけて感染リスクを高めることがないよう、治療中は軟毛の歯ブラシの使用を勧める。口腔粘膜炎で食事やセルフケアが困難な場合には、歯科医師に報告し、必要により保険適用の**創傷被覆・保護材**（エピシル口腔用液）（図10）の処方を依頼する。これは粘膜に塗布すると保護膜を形成し、食べ物や歯ブラシなどによる物理的刺激を和らげるものだが鎮痛効果はない。

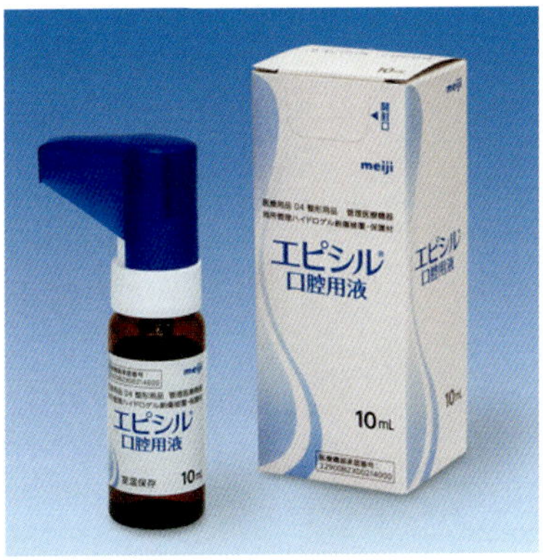

図10　創傷被覆・保護材（エピシル口腔用液）（写真提供：Meiji Seika ファルマ）
口腔粘膜に適量を適用すると数分以内に口腔粘膜の水分を吸収してゲル状になり、物理的バリアを形成する

痛みが強い場合には、局所麻酔薬入り含嗽剤の処方を依頼し、痛みを回避しながら口腔衛生管理を実施して、経口摂取が維持できるようサポートする。

ただし、治療中は**骨髄抑制**により免疫機能が低下するため、血液データも確認しながら介入時期を考慮する必要がある。

（菅野亜紀）

創傷被覆・保護材

骨髄抑制
がん治療の有害事象のひとつで赤血球、白血球、血小板が著しく減少すること。特に化学療法において白血球数が最低値になる時期は「ナディア（nadir）」という。

文献

1）菅野亜紀：日本の老年歯科における歯科衛生士の役割．老年歯科医学 38（3）：68-71. 2023.
2）全国歯科衛生士教育協議会 監：歯科衛生学シリーズ 口腔外科学，第2版．医歯薬出版，2024.
3）山根源之 編集代表：歯科衛生士のための口腔内科 全身と口腔をつなぐオーラルメディシン．医歯薬出版，2019.
4）日本歯科衛生士会 監：歯科衛生士のための病院における医科歯科連携・口腔機能管理マニュアル．医歯薬出版，2019.
5）日本集中治療医学会：人工呼吸器関連肺炎予防バンドル 2010 改訂版．〈https://www.jsicm.org/pdf/2010VAP.pdf〉
6）Meiji Seika ファルマ株式会社：局所管理ハイドロゲル創傷被覆・保護材「エピシル口腔用液」の発売に関するお知らせ．〈https://www.meiji-seika-pharma.co.jp/pressrelease/2018/detail/180516_01.html〉

Column

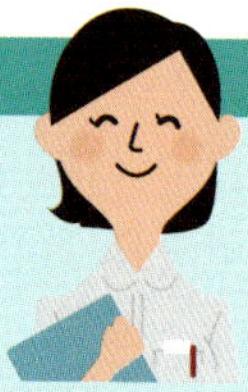

カフ圧

カフとは、挿管チューブの先端近くにある小さな風船状の構造物である。挿管チューブを気管内に挿入後、ここに空気を入れて膨らませ、気管の内壁と密着させる。これにより、口腔内や喉頭の分泌物や胃内容物が気管内へ侵入を防ぐことができるため、口腔衛生管理の前後でカフ圧計を用いてカフ圧が適正値（20～30cmH_2O）であるかを確認する。また、カフ上には唾液や分泌物が貯留するため、カフ上吸引を実施し、誤嚥のリスクを軽減することが肺炎予防に有効である。

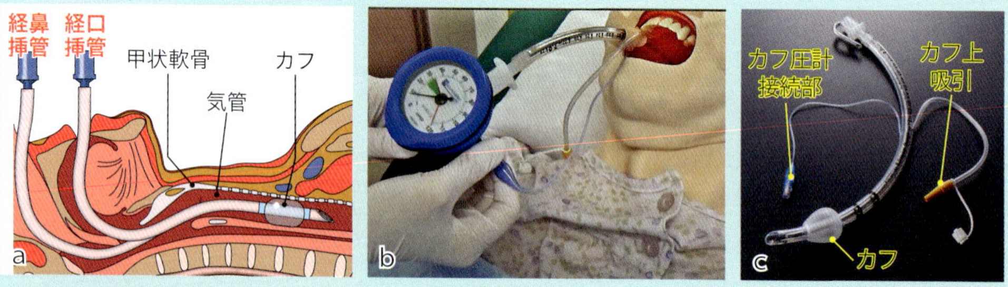

図 11　カフ
a：全身麻酔時の気管挿管方法　b：カフ圧の調整　c：TG エバック気管チューブ (スタイレット) (写真提供：コヴィディエンジャパン株式会社)

4 高齢者への口腔機能管理

1 口腔機能低下予防への口腔機能訓練と指導

高齢者の口腔機能は徐々に低下するため自覚症状に乏しく、患者自身も気づかないことが多い。一般的に老化による口腔機能の低下は緩やかに生じるが、疾患や障害の影響によって急速に進行することがある[1)]。口腔機能の衰えは「歳のせい」と片付けられる傾向があるが、実際に評価をしてみると外来患者には高い確率で口腔機能の低下がみられる[2)]。歯科衛生士が、診療時に患者の口腔機能を観察し些細な変化に気づき、障害レベルに陥る前のオーラルフレイルを早期に発見して対応することが大切である。健常なときから口腔機能の評価を行い、要介護、非経口摂取への連鎖を断ち切るよう、口腔機能訓練を実施して口腔機能管理をしていくことが**フレイル予防**に重要である。

フレイル予防

1）口腔機能訓練

オーラルフレイルは可逆性であるため、早期に介入することが重要となる。口腔機能の低下予防には、患者が口腔機能の回復や維持に向け、生活のなかに自ら口腔機能訓練を取り入れてもらうことが大切である。口腔内に対する意識や興味の低下によって知らぬ間に口腔機能が低下してることが多い。それを防ぐためには、まず自身の口腔内に興味をもってもらう必要がある。オーラルフレイルは**OF-5**（oral frailty 5-item checklist）を用いてセルフチェックができるので患者自身や家族、他職種でも評価可能である[3)]。歯科衛生士が外来患者に対し、定期的なメンテナンス時にオーラルフレイルのチェックツールとして使用することで、患者への情報提供および動機づけと口腔機能管理に活用できる。

OF-5
→２章-6「5 オーラルフレイル」参照

2）口腔機能指導

高齢者自身が口腔機能への関心を高め、低下している場合には、まずは自分のこととして捉えてもらうことが重要である。オーラルフレイルの対応は診療室だけでなく、地域高齢者を対象とした介護予防事業の拠点となる「通いの場」を活用することもある[4)]。口腔機能の維持、向上は口腔機能単独ではなく、「運動」「休養」「栄養」も考慮して対応する必要がある。高齢者は筋肉量の減少がみられ、外出しなくなることで食欲が湧かず、低栄養につながる。運動指導には、日常生活における口腔体操等による口腔機能向上訓練とともに全身の適度な運動や外出を促していく[3)]。口腔機能の低下により軟らかい食事となり、炭水化物の摂取量が増加するため、肉、魚、卵などのタンパク質を積極的に摂取するよう指導する。

2 口腔機能低下症の指導と訓練

1）歯科衛生士の口腔機能低下症への対応

歯科衛生士は、**口腔機能低下症**の７つの診断項目となる**口腔機能精密検査**を歯科医師の指示のもとに実践し、問題を明確にして目標を設定する。6か月ごとの口腔機能精密検査を実施し、必要に応じて３か月ごとに検査を行い再評価と管理を繰り返し継続していく（図 12）。

口腔機能低下症

口腔機能精密検査

→２章 -6「4　口腔機能低下症」参照

口腔機能管理は口腔機能のさらなる悪化を予防し、口腔機能を維持、回復することを目的として、患者自身とその家族に行う。低下した機能に応じた指導を行い（図 13、表３）、検査により口腔機能を数値化し、記録用紙[3]（図 16）を患者やその家族に渡して継続的に説明を行い、動機づけを繰り返し行い強化していく。歯科衛生士は患者とチェアサイドでのたわいもない会話から家族構成や生活習慣を聞き出し指導につなげることができる職種であるため、コミュニケーションを通して患者のモチベーションを向上させ、長期的な管理をしていくことで口腔機能低下症の改善につなげる。

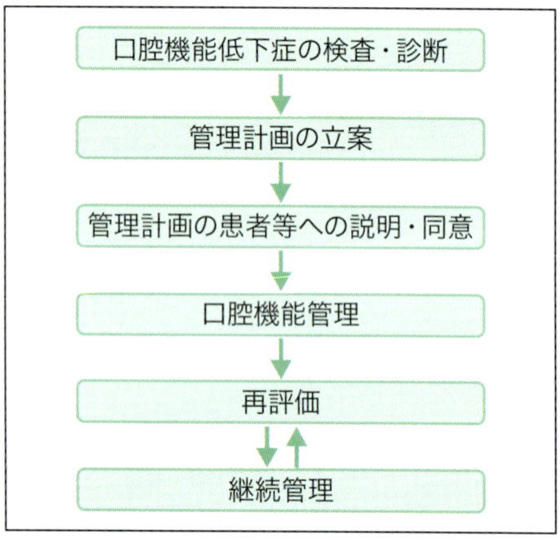

図 12　口腔機能低下症の診断と管理の流れ

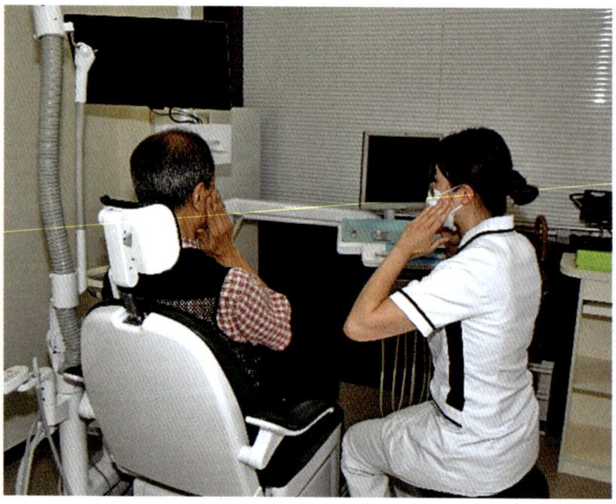

図 13　歯科衛生士による口腔機能訓練の指導場面（唾液腺マッサージ）

表３　個別的訓練指導の内容例

口腔乾燥	水分管理・水分補給の指導、唾液腺マッサージ、口腔保湿剤の指導
口腔衛生状態の不良	舌ブラシの指導、歯科医師・歯科衛生士による口腔衛生管理
咬合力の低下	噛みごたえのある食品摂取の指導、補綴装置の改善
口唇や舌の機能低下	吹き戻し笛（図３）、口唇閉鎖力訓練器具および抵抗訓練器具（図４）の指導、可動域訓練、発音訓練、早口言葉の訓練
低舌圧	舌の筋力訓練器具、舌鳴らしの指導
咀嚼機能低下	咀嚼機能のトレーニング（１口に 20 ～ 30 回の咀嚼）、咀嚼機能回復
嚥下機能低下	飲み込み力の訓練、呼吸訓練

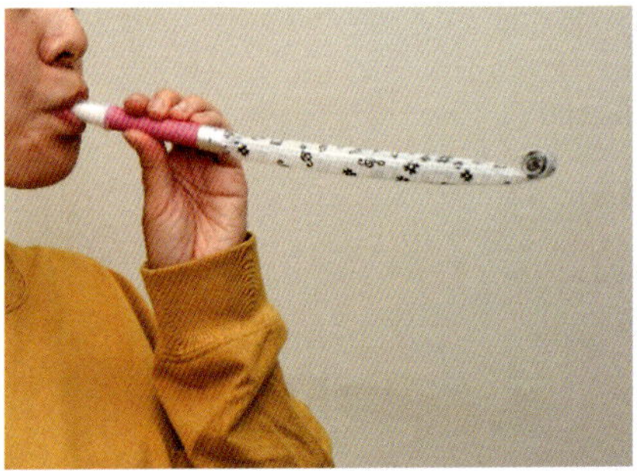

図 14　吹き戻し笛

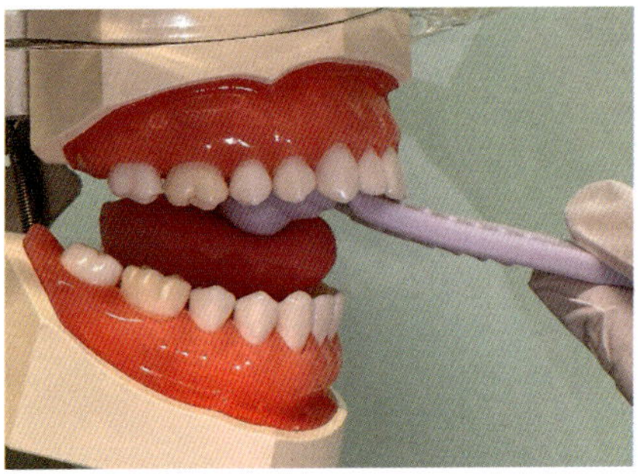

図 15　抵抗訓練器具（ペコぱんだ）

口腔機能精密検査　記録用紙

患者氏名（ふりがな）		生年月日	年　　月　　日（　　　歳）	（男・女）

計測日　　年　　月　　日

下位症状	検査項目	該当基準	検査値	該当
①口腔衛生状態不良	舌背上の微生物数	3.162×10^6CFU/mL 以上	CFU/mL	□
	舌苔の付着程度	50%以上	%	
②口腔乾燥	口腔粘膜湿潤度	27 未満		□
	唾液量	2g/2 分以下		
③咬合力低下	咬合力検査	350N 未満（デンタルプレスケールⅡ・フィルタあり） 500N 未満（デンタルプレスケールⅡ・フィルタなし） 200N 未満（デンタルプレスケール） 375N 未満（Oramo-bf）	N	□
	残存歯数	20 本未満	本	
④舌口唇運動機能低下	オーラルディアドコキネシス	どれか 1 つでも，6 回/秒未満	「パ」　回/秒 「タ」　回/秒 「カ」　回/秒	□
⑤　低舌圧	舌圧検査	30kPa 未満	kPa	□
⑥　咀嚼機能低下	咀嚼能力検査	100mg/dL 未満	mg/dL	□
	咀嚼能率スコア法	スコア 0，1，2		
⑦　嚥下機能低下	嚥下スクリーニング検査（EAT－10）	3 点以上	点	□
	自記式質問票（聖隷式嚥下質問紙）	A が 1 項目以上		

該当項目が 3 項目以上で「口腔機能低下症」と診断する。　**該当項目数：＿＿**

図 16　口腔機能精密検査記録用紙（文献 3 より転載）

2）口腔機能低下症の管理の実際

患者概要

・76 歳の男性。
・妻と二人暮らし。娘が近所に住んでいる。
・高血圧症：降圧剤内服中だが薬剤名は不明
・1 年前に腕を骨折し入院したが、現在は通院していない。
・SPT で再来院した際、口腔機能低下の疑いで検査を実施したところ、口腔機能低下症と診断され、歯科医師より歯科衛生士へ口腔機能管理の依頼があった。

<table>
<tr><td rowspan="3">情報収集</td><td colspan="2">S データ</td><td>・食事に時間がかかり疲れてしまう。最近孫に口が臭いと言われた
・硬い食物はかみにくいため、妻が肉や野菜を軟らかく煮込んだ料理を作ることが多い
・骨折後、安静にしたままで現在も運動していない。そろそろ運動をしたほうがいいとは思うがしていない</td></tr>
<tr><td rowspan="2">O データ</td><td>口腔内所見</td><td>・PCR：19.3%　BOP（－）
・下顎の部分床義歯は安定剤を使用することがある
・口腔粘膜にデンタルミラーの張り付きあり
・口腔機能精密検査結果は 7 項目中 5 項目が低下に該当
※ TCI ＝舌苔の付着程度
ODK＝オーラルディアドコキネシス</td></tr>
<tr><td>栄養</td><td>・身長 167cm、体重 67.1kg、BMI 24.1（3 か月前は 70kg あった）
・飲酒、喫煙なし
・食事：軟食</td></tr>
</table>

検査項目	検査値（初回）	該当
① TCI※	83.3%	✓
②口腔乾燥	20.6	✓
③咬合力	442N	✓
④ ODK※	パ　4.8 回 / 秒 タ　4.8 回 / 秒 カ　4.6 回 / 秒	✓
⑤舌圧	23.1 kPa	✓
⑥咀嚼機能	118 mg/dL	
⑦ EAT-10	0	

解釈・分析	
	・口腔機能低下症の診断および運動習慣なし。体重減少からフレイルの可能性がある。 ・軟食の継続により口腔機能低下症がさらに進行するリスクがある。 ・舌苔の付着および口腔乾燥の進行により口臭も悪化するリスクがある。

歯科衛生診断

＃１　口腔機能低下による日常的な軟食の摂取に関連したフレイルの可能性
＃２　舌苔付着および口腔乾燥による口腔内細菌の増加に関連した口臭の悪化リスク

	＃１　口腔機能低下による日常的な軟食の摂取に関連したフレイルの可能性	＃２　舌苔付着および口腔乾燥による口腔内細菌の増加に関連した口臭の悪化リスク
長期目標	フレイルを防ぐ	口臭が消失する
短期目標	食事形態を向上させる	舌苔の付着および口腔乾燥を改善する

計画立案・介入	T-P：義歯の適合、咬合確認は歯科医師に依頼 E-P：軟食を続けると口腔機能低下症が進行しフレイルのリスクが高まることを伝える 食形態アップのための調理法の工夫を伝える（奥様用のメモを渡す） O-P：咬合力	T-P：SPT、唾液腺マッサージ E-P：舌ブラシの使用法、唾液腺マッサージ O-P：口腔乾燥（ムーカス）、TCI
歯科衛生評価（6か月後）	咬合力：513N（基準値内） 舌圧、オーラルディアドコキネシスが低値 ウォーキングを始めた ↓ 目標一部達成＝ケアプラン終了 主訴を優先して指導していなかったオーラルディアドコキネシスには発音訓練、舌圧には舌の筋力訓練器具を使用した訓練、指導を行う	口腔水分計 27.2　TCI：43.8％（基準値内） 降圧剤　ノルバスク服用中 舌ブラシ、唾液腺マッサージは継続中 ↓ 目標達成＝ケアプラン終了 今後は良好な口腔衛生状態を維持することを目的に口腔衛生管理を継続する

検査項目	検査値（初回）	該当	検査値（6か月後）	該当
① TCI	83.3%	✓	43.8%	
②口腔乾燥	20.6	✓	27.2	
③咬合力	442N	✓	513N	
④ ODK	パ　4.8 回 / 秒 タ　4.8 回 / 秒 カ　4.6 回 / 秒	✓	パ　5.4 回 / 秒 タ　5.2 回 / 秒 カ　4.8 回 / 秒	✓
⑤舌圧	23.1 kPa	✓	26.3 kPa	✓
⑥咀嚼機能	118 mg/dL		125 mg/dL	
⑦ EAT-10	0		0	

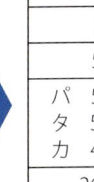

初回検査時は7項目中5項目が機能低下に該当して、口腔機能低下症と診断されていたが、6か月後には2項目の該当となり改善された。高齢者の認知機能も考慮して、口腔機能低下の全ての項目ではなく、患者の混乱を避けるために優先順位を決めて指導を行うことが大切である。口腔内に対する興味が出てきたことで全身の健康意識も向上し、毎朝ウォーキングをするなど生活習慣の行動変容にもつながる。定期的に歯科受診をしてもらい外出の機会をつくり、来院時に会話しながらコミュニケーションを図ることにより、歯科衛生士はフレイル予防の一助を担うことができる。

（飯干由茉）

文献

1）森戸光彦 編集主幹：老年歯科医学，第2版．医歯薬出版，2022.
2）太田 緑，上田貴之，小林健一郎，櫻井 薫：地域歯科診療所における口腔機能低下症の割合．老年歯学 33（2）：79-84，2018.
3）日本歯科医学会：口腔機能低下症基本的な考え方（令和6年）．〈https://www.jads.jp/assets/pdf/basic/r06/document-240329.pdf〉
4）日本歯科医師会：通いの場で活かすオーラルフレイル対応マニュアル～高齢者の保健事業と介護予防の一体的実施に向けて～2020年版．〈https://www.jda.or.jp/oral_frail/2020/pdf/2020-manual-all.pdf〉

③ 要介護高齢者への口腔機能訓練

要介護高齢者では、全身疾患の後遺障害にともなう摂食嚥下障害や、加齢にともなう摂食嚥下機能の低下がみられることがあり、個々の状態に見合った口腔機能の訓練を行うことにより日常の食事を継続することに期待できる。**口腔機能訓練**を実施する際には、本人の体力が訓練を実践できる状態であるか、意欲があるかなど、さまざまな点を考慮して介入計画を立案する必要がある。

口腔機能訓練

１）要介護高齢者に対する口腔機能管理の実際

・76 歳の女性。
・半年前に脳梗塞を発症、回復期病院にリハビリ目的で入院中
・発症から２週目に嚥下内視鏡検査を受け、食塊形成不良とほぼ丸飲みで摂取しており、咽頭残留も多かったため現在までミキサー食を摂取している。水分は中間のとろみを付加
・高血圧症
・障害高齢者の日常生活自立度（寝たきりランク）B1、左片麻痺、杖歩行可能

<table>
<tr><td rowspan="3">情報収集</td><td colspan="2">S データ</td><td>・形ある食事をしたい＝嚥下評価を目的に歯科依頼あり
・食事に対する意欲は高い
・発語がやや聞き取りにくいことがある</td></tr>
<tr><td rowspan="2">O データ</td><td>口腔内所見</td><td>・臼歯の欠損が多く、義歯の装着はなし
・舌圧平均 15kPa
・舌苔付着あり（TCI：100%）
・口唇閉鎖は問題なし
・舌の側方運動は可動域良好</td></tr>
<tr><td>嚥下スクリーニング検査・嚥下精密検査結果</td><td>・反復唾液嚥下テスト（RSST）：2 回
・改訂水飲みテスト（MWST）：3 呼吸良好、湿性嗄声あり
・フードテスト（FT）：3　呼吸良好、湿性嗄声あり
嚥下内視鏡検査：
・咀嚼回数は少なくほぼ丸飲み、喉頭蓋谷に食物残渣あり
・水分は薄いとろみで喉頭侵入し、むせあり
・その他、明らかな誤嚥は認められなかった</td></tr>
</table>

↓

解釈・分析	・義歯の装着がなく、咀嚼できる環境が乏しい ・舌圧が低値であり、収縮力も低下することから咽頭への送り込みが不十分で、咽頭に食物が残留している可能性がある

↓

歯科衛生診断

＃１　歯の欠損に関連した咬合力・咀嚼機能の低下
＃２　低舌圧に関連した食物の咽頭残留

	＃1　歯の欠損に関連した咬合力・咀嚼機能の低下	＃2　低舌圧に関連した食物の咽頭残留
長期目標	義歯を装着して咀嚼嚥下が可能になる（3か月）	咽頭残留が軽減する（3か月）
短期目標	咀嚼運動ができるようになる（1か月）	咽頭収縮力を強化する訓練を継続的に実施できる（1か月）
計画立案・介入	C-P：歯科医師に義歯新製を相談する E-P： ・ガムを使用した咀嚼訓練を指導する ・舌と頬の協調運動を強化するため、舌と頬粘膜の伸展運動を指導する O-P：食形態を変更	E-P： ・舌背に負荷をかけた舌挙上訓練を指導する ・タ、カを中心に連続した構音訓練を指導する O-P：舌圧、咽頭残留量

歯科衛生評価（2～3週間後）	・義歯を装着し、咀嚼訓練を行ったことで咀嚼嚥下が可能になり、刻み食に形態変更が可能になった。 ↓ 目標達成＝ケアプラン終了	・舌圧が25kPaまで改善し、咽頭収縮機能も改善したことから咀嚼された食塊を咽頭に送り込むことが容易になった。嚥下内視鏡での再検査で咽頭残留量の減少が確認できた ↓ 部分達成＝舌圧30kPaを目標に訓練を継続する

4 非経口摂取患者の口腔機能訓練と指導

非経口摂取の患者では、重症度の高い摂食嚥下障害や消化器疾患等の影響により経口摂取ができない状態となり、代償的に経腸栄養や静脈栄養による栄養管理を行うことになる。特に進行性である神経変性疾患の患者などは、時間経過とともにさまざまな障害が波及することで、食べられていたものが食べられなくなり、食べることに疲労感を感じたり、誤嚥するリスクが高まることがある。施設入所者や在宅で過ごす患者では、機能を改善させることを目的に**口腔機能訓練**を実施するよりも、機能を維持することを目的に対応することが多い。

口腔機能訓練

ホーン・ヤールの重症度分類
→4章-2「5 神経・筋疾患」参照

1）非経口摂取患者に対する口腔機能管理の実際

<table>
<tr><td colspan="4">患者概要
・83歳の男性。
・息子夫婦と自宅で生活、訪問看護（週4）、訪問リハビリ（週1ずつ：理学療法士、言語聴覚士）
・パーキンソン病　ホーン・ヤールの重症度分類：5度、発症から12年経過
・障害高齢者の日常生活自立度（寝たきりランク）C2、ほぼベッド上で生活し施設職員による全介助
・半年前に唾液誤嚥による誤嚥性肺炎を発症し、改善と同時に胃瘻を造設しており、1日3回栄養剤を投与している
・誤嚥性肺炎の既往あり</td></tr>
<tr><td rowspan="3">情報収集</td><td colspan="2">Sデータ</td><td>・果物が好きなため、ゼリーやジュースを飲みたい</td></tr>
<tr><td rowspan="2">Oデータ</td><td>口腔内所見</td><td>・残存している歯の清掃状態は施設職員によって良好に維持
・舌の可動域は制限されており、舌苔の付着も認める
・口腔内に唾液の貯留、流涎（よだれ）も認める
・痰の貯留音も確認できる</td></tr>
<tr><td>嚥下スクリーニング検査・嚥下精密検査結果</td><td>・反復唾液嚥下テスト（RSST）：1回　喉頭下垂あり
・頸部聴診法：呼吸音に湿性音を認める、嚥下音は長く小さい
嚥下内視鏡検査：
・咽頭に唾液や分泌物の貯留あり
・嚥下時のホワイトアウトが不完全
・咳嗽力も弱い
・頭部が後屈気味で頸部が伸展している</td></tr>
</table>

↓

解釈・分析	・パーキンソン病の固縮にともなう、頸部の可動域制限があると考えられる ・パーキンソン病の進行にともない嚥下機能が低下し、唾液を飲み込むことが困難になっている可能性がある ・咳嗽力も弱く、喀出は困難であると考えられる

↓

歯科衛生診断

＃1　筋の固縮に関連した頸部の可動域制限
＃2　嚥下機能や咳嗽力の低下に関連した唾液誤嚥のリスク

	＃1　筋の固縮に関連した頸部の可動域制限	＃2　嚥下機能や咳嗽力の低下に関連した唾液誤嚥のリスク
長期目標	頸部の後屈が軽減する（3か月）	唾液誤嚥による誤嚥性肺炎発症を予防する（2か月）
短期目標	頸部の可動域が拡大する（1か月）	家族による口腔衛生管理と咳嗽訓練が日常的に実施できる（1週間）
計画立案・介入	C-P： ・週に1回歯科衛生士による頸部や肩のリラクセーション、可動域拡大訓練を実施する E-P： ・理学療法士や言語聴覚士の訪問介入時にも実施してもらうよう、情報提供を行う ・家族に頸部や肩のリラクセーション方法を指導し日常的に実施してもらう O-P：可動域の範囲	C-P： ・週に1回、歯科衛生士による口腔衛生管理（歯面清掃、粘膜ケア）を行う その際、フルーツフレーバーの保湿剤を使用して口腔清掃を行う ・適宜、喀痰吸引を行う E-P： ・歯科衛生士の口腔衛生管理の際に家族に立ち会ってもらい手技を直接指導する（歯ブラシの当て方、口腔粘膜の排除の方法を指導） ・咳払いや口すぼめ呼吸を指導する O-P：反射的な咳嗽の有無

歯科衛生評価（2～3週間後）	固縮していた部分の可動域が拡大し、顎引きした状態にできるようになった ↓ 目標達成＝継続する	・家族によって日常的に口腔清掃が実施されるようになった。喀出力は強くはないが、咳嗽反射は消失せずにいる ↓ 部分達成＝継続する

（渡邉理沙）

5 周術期における口腔機能管理

1）手術療法

手術時の偶発症予防と術後障害への対応がある。

（1）手術前

前歯部に**動揺歯**がある場合、気管挿管時に脱落する危険性がある。手術前に必ず動揺歯のチェックを行い、動揺歯があった際は歯科医師に報告し、必要により抜歯や暫間固定、保険適応となっているマウスピースを製作する。

動揺歯

（2）手術後

歯の動揺や破折が生じていないかを確認する。抜管後、声帯麻痺などの合併症や手術部位によっては反回神経の損傷、障害による嚥下機能障害が生じることがあるため、歯科医師、言語聴覚士などとも協働して嚥下機能評価、訓練を実施する。

手術の影響により肩や腕が上がりにくくなりセルフケアに影響がある場合には、口腔清掃用具や義歯の着脱法を指導する。また、口腔がんの手術後は切除部位により咀嚼障害、嚥下機能が併発するため、新たな補綴装置が装着される場合には管理方法も指導が必要となる。

2）化学療法、放射線療法

化学療法
放射線療法

鋭利な歯は口腔粘膜炎を悪化させるおそれがあるため、歯科医師に研磨を依頼する。

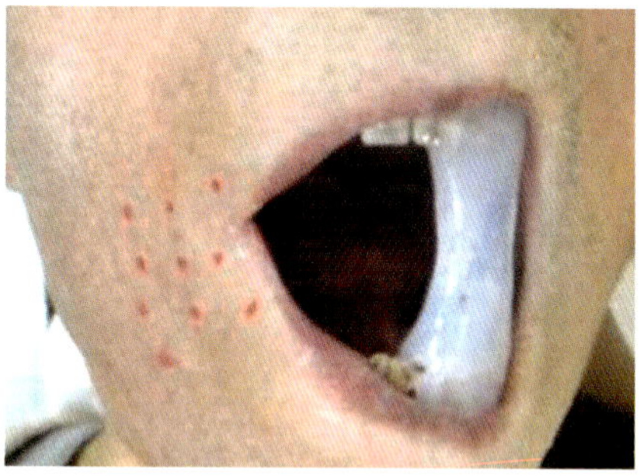

図 17　放射線治療用のアプリケータ（右頬粘膜がんの症例）

放射線治療において照射部位が口腔内にかかる場合には、専用のアプリケータ（マウスピース）を着用することがある（図 17）。照射時に、アプリケータを口腔内に装着して開口させることで、照射範囲から正常部位を遠ざけて口腔粘膜炎のリスクを軽減させる。アプリケータは、照射位置を同一に保ち病変部に確実に照射する役割もある。また、放射線治療後に照射野に含まれた部位の抜歯を行うことは、放射線性顎骨壊死の危険因子になるため、保存不可能な歯は治療開始前に抜歯をすることがある。さらに、照射野に唾液腺が含まれる場合、放射線治療後も口腔乾燥をともなうことがあるため、口腔健康管理の継続が重要となる。

（菅野亜紀）

文献

1）菅野亜紀：日本の老年歯科における歯科衛生士の役割．老年歯科医学 38（3）：68-71. 2023.
2）全国歯科衛生士教育協議会 監：歯科衛生学シリーズ 口腔外科学，第２版．医歯薬出版，2024.
3）山根源之 編集代表：歯科衛生士のための口腔内科 全身と口腔をつなぐオーラルメディシン．医歯薬出版，2019.
4）日本歯科衛生士会 監：歯科衛生士のための病院における医科歯科連携・口腔機能管理マニュアル．医歯薬出版，2019.
5）藤本篤士，他 編著：５疾病の口腔ケア―チーム医療による全身疾患対応型口腔ケアのすすめ．医歯薬出版，2013.
6）藤本篤士，他 編著：続５大疾病の口腔ケア―プロフェッショナルな実践のためのＱ＆Ａ 55．医歯薬出版，2016.
7）日本放射線腫瘍学会：放射線治療計画ガイドライン 2020 年版．金原出版，2020.
8）口腔癌治療学会：がん診療ガイドライン．口腔がん．〈http://www.jsco-cpg.jp/oral-cavity-cancer/〉

5　高齢者への食生活指導

1　高齢者への食生活指導

高齢者の**栄養管理**は、加齢にともなう生理的機能の低下を最小限に抑え、健康および生活の質を維持・向上させるために重要である。

> **栄養管理**
> →5章「2 栄養管理・食生活指導」参照

一般的に高齢者は、基礎代謝の低下とともに、味覚・臭覚の衰えや咀嚼・嚥下機能の低下、唾液量の減少などの生理的変化によって、摂食量の減少や消化・吸収能力の低下が起こり、低栄養に陥りやすい。加齢にともない濃い味を好むようになるといわれているため、塩分の過剰摂取は注意を要する。さらに独居等の社会的要因、認知症やうつなどによる意欲低下などが加わると食事摂取量が減少し、サルコペニアやフレイルを招くこととなる。

65歳以上の高齢者の低栄養傾向の者（BMI ≦ 20kg/m^2）の割合は、男性12.9%、女性22.0%で、男女とも有意な増減はなく、85歳以上でその割合が最も高い。栄養スクリーニングにより低栄養やPEM（protein energy malnutrition）と評価された際は、適切な栄養管理が必要である。

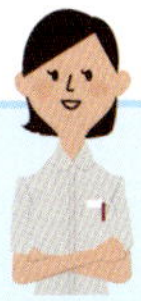

MEMO

PEMとは

タンパク質・エネルギー低栄養状態を指す。高齢者では特に問題となる栄養障害で、寝たきりの場合には割合が高くなる。PEMに陥らないためには、食事からのエネルギーおよびタンパク質の摂取量に留意する必要がある。

PEM

1）必要な栄養素のバランス

高齢者では特に以下の栄養素が重要となる（図18）。

①タンパク質：筋肉量を維持するために欠かせない栄養素で、魚、肉、卵、大豆製品などに多く含まれる。高齢になると、筋肉量の低下が転倒リスクや体力の低下を招くため、タンパク質の摂取が重要である。高齢者では男性60g／日、女性50g／日が推奨量となる。

②カルシウム・ビタミンD：骨の健康維持のために重要な栄養素で、カルシウムは乳製品、ビタミンDは日光浴や魚類から摂取できる。高齢者は骨粗鬆症のリスクを減らすためにも特に意識して摂取する必要がある。

③食物繊維：カロリーはないが便秘の予防となり、野菜、果物、全粒穀物、豆類などを多く摂ることが推奨される。

④ビタミン B_{12}：神経機能や血液の健康に関与する栄養素である。高齢になると吸収率が低下しやすいため、肉や魚、乳製品、卵から積極的に摂取する。

⑤水分：高齢者は脱水症状になりやすい傾向があるため、こまめな水分補給が必要となる。

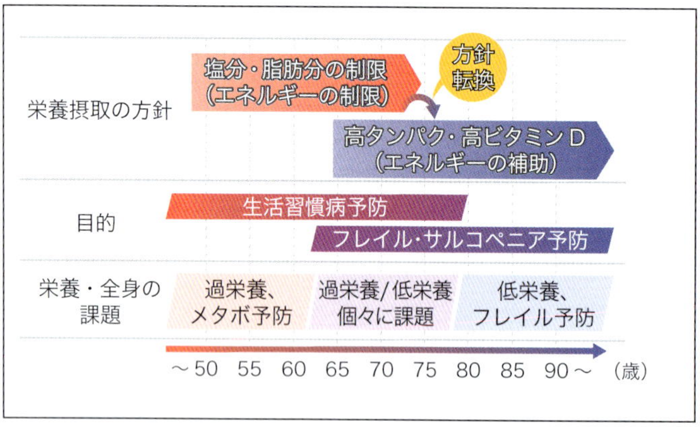

図 18　年齢による栄養課題の変化（文献 1 より作成）

2）エネルギー摂取量の調整

高齢者の基礎代謝量は若年時よりも低くなるため、エネルギー摂取量を適切に調整する必要があるが、極端に減らすと栄養不足を生じることとなる。フレイル・サルコペニア予防のためには、適切なエネルギー量を保ちながら高タンパク・高ビタミンDを摂取する食事習慣にシフトしていく必要がある。

3）食欲低下への対策

服薬の影響により、亜鉛の欠乏から**味覚障害**を生じ食欲が低下していることもあるため、内服薬の確認を行う。高齢者は食欲が減退することが多いので、以下のような工夫をしながら対応していくとよい。

・小分けにして頻繁に食事を取るようにし、少量でも栄養価の高い食事を心がける。

・味付けや調理法を工夫して、食欲を引き出す。

・見た目の美しさや彩りを意識して、食事を楽しめるようにする。

味覚障害
→ 2 章 -6「2 口腔感覚」参照

4）咀嚼・嚥下障害への対応

口腔機能が低下してくると、硬い食べ物を噛んだり飲み込んだりするのが難しくなるため、摂食嚥下機能にあわせた食事調整が必要である。日本摂食嚥下リハビリテーション学会が示した「**嚥下調整食分類 2021**（以下、学会分類 2021）」が医療や介護現場で活用されている。ただし、嚥下調整食は常食と比

嚥下調整食分類 2021
→ 6 章 -1「4 摂食嚥下障害の重症度・食形態・栄養法の分類」参照

較して同じ量であってもエネルギーや栄養素量が少ないことが多いため、低栄養予防のために栄養補助食品も取り入れて調整が必要となる。

5）サプリメントの利用

特定の栄養素が不足している場合、**サプリメント**を利用する方法もある。ただし、薬との相互作用や過剰摂取のリスクが生じるサプリメントもあるため、医師や管理栄養士とも相談して選択する必要がある。

サプリメント

MEMO

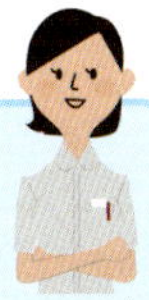

薬剤の効果を減弱するサプリメント

サプリメントのうちセントジョーンズワート（セイヨウオトギリソウ）は、多くの薬剤の効果を減弱する可能性がある。摂取中止後もしばらく体内に留まり影響を及ぼすため注意が必要である。

（菅野亜紀）

文献

1）全国歯科衛生士教育協議会 監：歯科衛生学シリーズ 高齢者歯科学．医歯薬出版，2023.

2）日本歯科医師会：歯科診療所におけるオーラルフレイル対応マニュアル 2019.〈https://www.jda.or.jp/dentist/oral_frail/pdf/manual_all.pdf〉

3）厚生労働省：令和 4 年国民健康・栄養調査の結果.〈https://www.mhlw.go.jp/stf/newpage_42694.html〉

4）厚生労働省：「日本人の食事摂取基準（2025 年版）」策定検討会報告書.〈https://www.mhlw.go.jp/stf/newpage_44138.html〉

5）本田佳子，曽根博仁 編：栄養科学イラストレイテッド 臨床栄養学 疾患別編，第３版．羊土社，2022.

6）全国歯科衛生士教育協議会 監：歯科衛生学シリーズ 歯科予防処置論・歯科保健指導論．医歯薬出版，2023.

7）日本摂食嚥下リハビリテーション学会：嚥下調整食分類 2021.〈https://www.jsdr.or.jp/wp-content/uploads/file/doc/classification2021-manual〉

8）長寿科学振興財団：健康長寿ネット「高齢者の低栄養」.〈https://www.tyojyu.or.jp/net/byouki/rounensei/tei-eiyou.html〉

２ 要介護高齢者への指導

１）要介護高齢者への食生活指導の実際

<table>
<tr><td colspan="4">患者概要
・87 歳の女性
・息子家族と同居、主な介助者は息子の妻、孫（大学生）
・半年前に大腿骨骨折後、車椅子の使用となる。骨粗鬆症の治療薬使用中
・障害高齢者の日常生活自立度（寝たきりランク）B1、車椅子使用中</td></tr>
<tr><td rowspan="3">情報収集</td><td colspan="2">S データ</td><td>・家族より「食事摂取量が減少しているので診てほしい」
・もともと出歩くことが多かったが、車椅子になってから外出頻度は減少し、体力が落ちている様子
・食事は息子の妻が調理、最近はごはんやおかずも少し軟らかめにしている。摂取量は８割程度
・甘いものが好き
・半年で 6kg 減少し、BMI は 17.63</td></tr>
<tr><td rowspan="2">O データ</td><td>口腔内所見</td><td>・前歯欠損しているが、部分床義歯を装着
・口腔内の清掃は自身で行っており、清掃状態はおおむね良好
・舌圧は 27kPa
・食事中にむせたりすることは今のところないが、たまに喉に詰まった感じがする</td></tr>
<tr><td>嚥下精密検査結果</td><td>嚥下内視鏡検査で常食の摂取を評価
・葉物や一口量が大きいと、咀嚼で細かくすることが難しい
・咀嚼回数が多くなると食事の後半に疲労感が出る様子
・食事の後半になると咽頭残留量が増える
・水分は液体で問題なく、咽頭残留も軽減する</td></tr>
</table>

↓

解釈・分析	・軟らかめの食事を食べているが、さらに一口大に大きさを調整する必要があると考えられる ・食事の全量摂取は困難な様子であるため、間食や付加栄養剤の使用を提案することが必要 ・水分で咽頭残留が軽減するため、交互嚥下を指導することも必要

↓

歯科衛生診断

＃１　食事指導の必要性に関連した食事摂取量の減少
＃２　咽頭残留に関連した誤嚥・窒息のリスク

	＃1　食事指導の必要性に関連した食事摂取量の減少	＃2　咽頭残留に関連した誤嚥・窒息のリスク
長期目標	摂取カロリーが安定する（6か月）	誤嚥・窒息のリスクが軽減する（2か月）
短期目標	食事の摂取量が増える（1か月）	代償的な経口摂取方法を習得する（1か月）
計画立案・介入	E-P： ・食事の形態は軟らかいまま、一口大にして提供することを家族へ指導する ・3食で不足する栄養に対して付加栄養剤の使用を提案する O-P：食事の摂取量、摂取カロリー、体重	E-P： ・家族に食事の調理方法等を指導する ・食物が咽頭に残留すること、水分摂取で残留量が軽減することを説明し、食事の際にも交互に摂取するよう指導する O-P：食事摂取量
歯科衛生評価（4週間後）	・一口大で提供されるようになり、咀嚼回数が軽減することで摂取量が増加した。不足カロリーの分を間食代わりに高カロリー栄養剤を摂取することで補い、1kg体重増加を認めた。 ↓ 部分達成＝食事摂取量は増加したが、継続的な対応ができるようにケアプラン修正	・指導内容に基づいて調理されている。食事中は家族の見守りのもと、食事と水分を交互に摂取できている。 ↓ 目標達成＝継続的に実施できるようにケアプラン修正

（渡邉理沙）

文献

1）全国歯科衛生士教育協議会 監：歯科衛生学シリーズ 高齢者歯科学．医歯薬出版，2023.

6 高齢者への健康教育

1 PDCA サイクル

PDCA サイクル

PDCA サイクルとは、Plan（計画）、Do（実施）、Check（評価）、Action（改善）の頭文字を取ったもので、業務の質を高める手法のことである[1)]。PDCA という流れを継続的に繰り返すことで、品質や成果を向上することができるとされている（図 19）。近年、特定健診や後期高齢者健診、診療報酬明細書（レセプト）等の電子化が進み、国保データベース（KDB）システムが整備されたことから、市町村の保健事業においては、これらのデータを活用し、PDCA サイクルに沿った事業を展開することが求められている。

国保データベース（KDB）システム

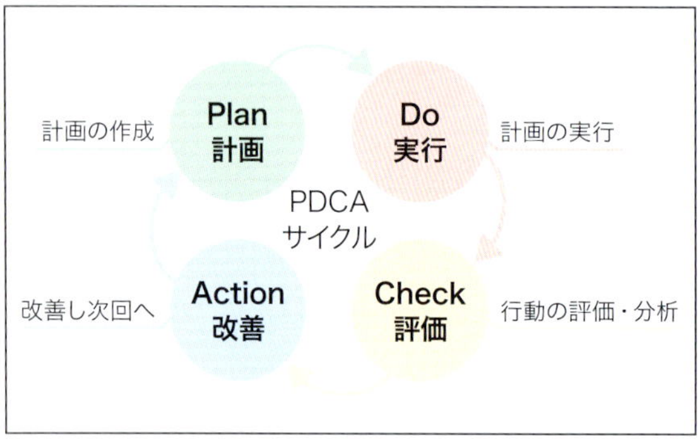

図 19　PDCA サイクル

1）評価の考え方[2)]

PDCA サイクルに沿った保健事業の展開では、事業の評価を行うことが前提となる。保健指導の評価においては、対象を「個人」「集団」「事業」の３つの側面から評価していく。「個人」を対象とした評価では、検査データや生活習慣の改善状況を評価することで保健指導の質を高めることができる。「集団」を対象とした場合、個人に対する保健指導の成果を集約して評価することで、保健指導を受けた対象者全体の成果を確認することができる。「事業」を対象とした場合、費用対効果やプロジェクト自体の有効性を評価することで、見直しや改善、次年度の事業計画・立案につなげることができる。このように、それぞれの問題点を明確にしたうえで改善を図っていくことが重要である。なお、保健事業の評価では、「ストラクチャー（構造）」「プロセス（過程）」「アウトプット（事業実施量）」「アウトカム（結果）」の４つの観点から行うことが推奨されている（表４）。

表4　保健事業の評価の4つの観点

評価	内容	例
ストラクチャー（構造）評価	保健事業を実施するための仕組みや体制を評価する	人員体制（職種、人数、資質等）、予算、施設・設備の状況、他機関との連携体制、社会資源の活用状況
プロセス（過程）評価	事業の目的や目標の達成に向けた過程（手順）や活動状況を評価する	情報の収集、アセスメント、問題の分析、目標の設定、方法、保健指導実施者の態度、記録状況
アウトプット（事業実施量）評価	事業の目的・目標のために実施する取り組みの結果を評価する	健診受診率、実施回数、参加者数
アウトカム（結果）評価	事業の目的・目標の達成度や成果の数値目標を評価する	健診結果の変化、回復率、有病者割合、死亡率、要介護認定率、医療費の変化

2）地域口腔保健活動におけるPDCAサイクルの回し方

高齢者の介護予防やフレイル予防に関する事業において、歯科衛生士は地域住民を対象に健康教育を実施する。効果的に事業を進めるためには、まず地域データを活用して現状を把握し、課題を抽出する必要がある。そのうえで、得られた結果をもとに目標（Plan）を設定する。次の実践（Do）では、**ハイリスクアプローチ**や**ポピュレーションアプローチ**を実施し、保健行動への変容を促す。そして、事業の効果を確認するための評価（Check）では、4つの評価（表4）を用いて行い、改善点などを抽出する。最後に、評価結果をもとに事業の見直し、改善（Action）を加えたものを、次の計画（Plan）に反映することで、PDCAサイクルを機能させ、より効果的・効率的な事業の実施が可能となる。

ハイリスクアプローチ
ポピュレーションアプローチ

地域のデータを活用しながらPDCAサイクルを展開する方法の例を図20に示す。

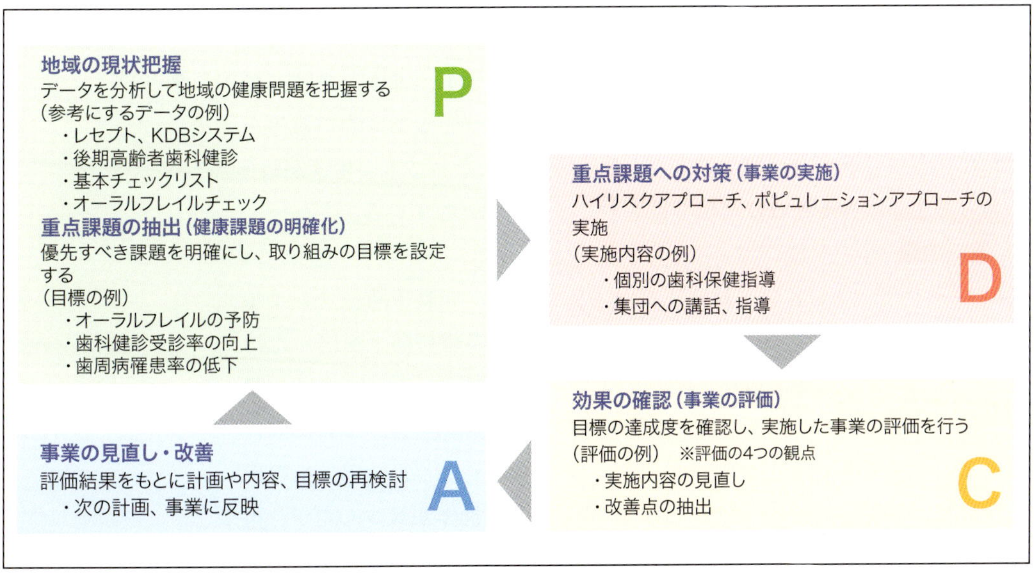

図20　PDCAサイクルを意識した地域口腔保健活動の展開例

2 地域支援事業

地域支援事業

地域支援事業は、高齢者が要介護（要支援）状態になることを予防するとともに、要介護状態になった場合でも、可能な限り地域で自立した日常生活を営むことができるよう支援することを目的に、2006（平成 18）年に介護保険法に基づき創設された[3]。実施主体は市町村であり、多様化したサービスや事業が展開されている。地域支援事業は大きく分けて、「介護予防・日常生活支援総合事業（以下、総合事業）」「包括的支援事業」「任意事業」の３つの事業がある（図 21）。ここでは、総合事業のうち一般介護予防事業について概説する。

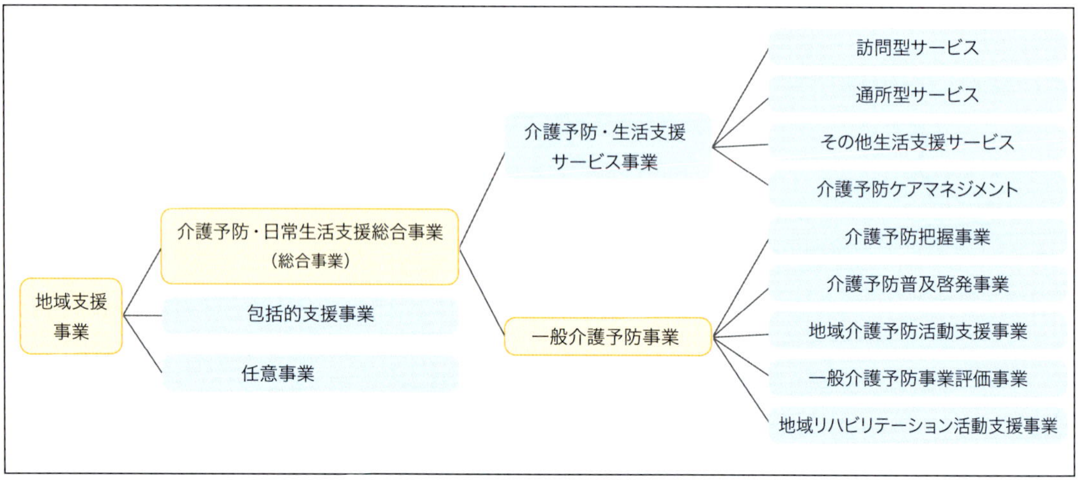

図 21　地域支援事業

1）一般介護予防事業

通いの場

一般介護予防事業は、高齢者が年齢や健康状態にかかわらず参加できる**住民主体の通いの場**（以下、**通いの場**）を充実させ、人と人とのつながりを通じて地域づくりを推進するとともに、地域においてリハビリテーション専門職等を活かした自立支援に資する取組を推進し、要介護状態になっても、生きがい・役割をもって生活できる地域の実現を目指すことを目的としている。

（1）通いの場

通いの場では、高齢者など地域住民が主体となり、介護予防やフレイル予防を目的とした活動を月１回以上行う。心身機能の維持向上を図るだけでなく、住民同士の交流を通じて社会とのつながりを深める場でもある（図 22）。通いの場では、体操（運動）や趣味活動など、地域のニーズに応じたさまざまな活動が行われている（図 23）。新型コロナウイルス感染症の影響を受けて、2020（令和 2）年度は通いの場の数や参加率が減少したが、再び増加傾向にある（図 24）。厚生労働省は、2025（令和 7）年度までに参加率を 8%とすることを目標としている[4,5]。

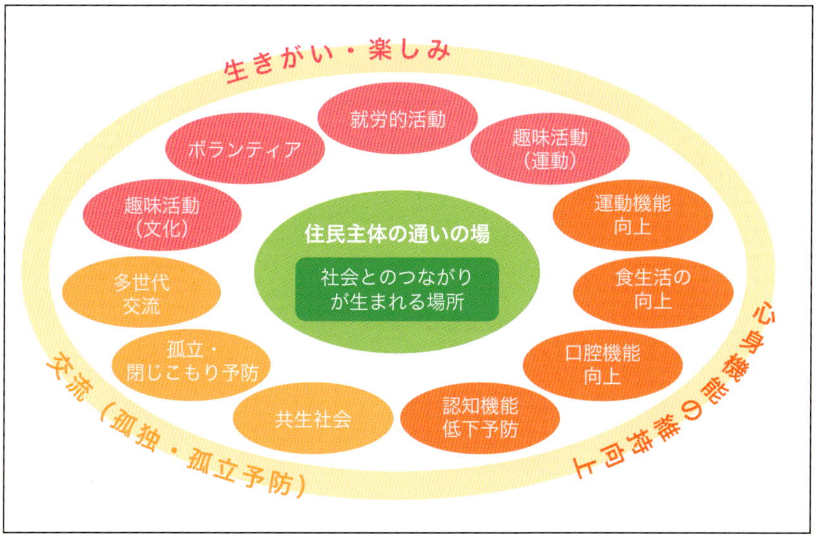

図 22　通いの場の概念図（文献 4 より改変引用）

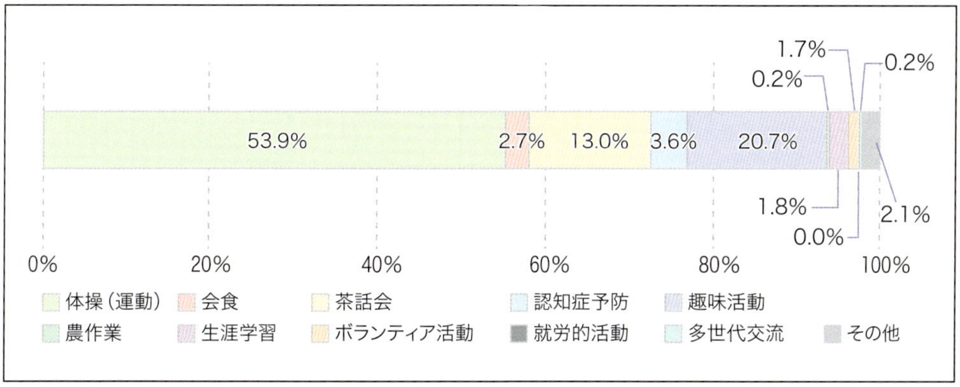

図 23　主な活動内容別通いの場の箇所数（令和 4 年度）（文献 5 より引用）

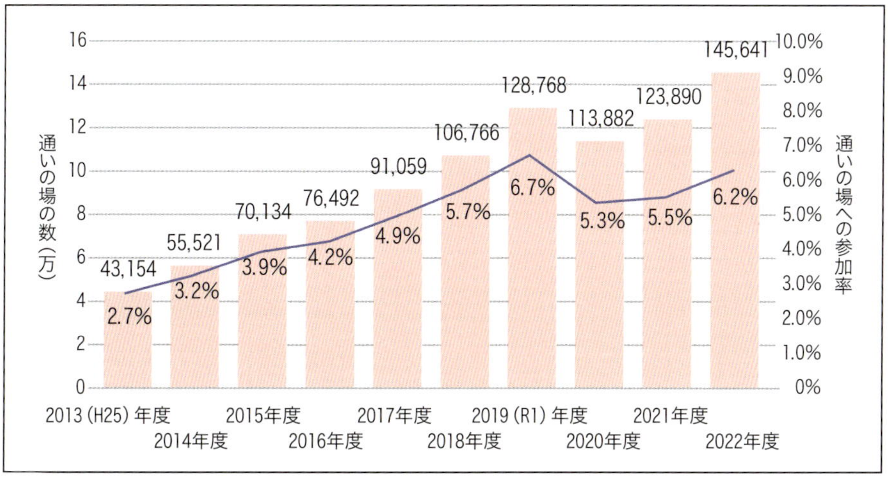

図 24　通いの場の全体数と参加率の推移（文献 6、7 より作成）

（2）通いの場への参加効果と歯科衛生士の役割

通いの場への継続的な参加は、高齢者の身体・認知・心理面の維持・向上に加え、社会的交流を通じて介護予防に効果があることが報告されている[8)]。そのため、通いの場の機能強化や継続支援を目的に、専門職の介入が行われている。歯科衛生士は、口腔体操の指導、健康教育や健康相談を行い、口腔機能低下のおそれがある高齢者を早期に発見し、必要に応じて歯科医療機関への受診推奨などを通じてオーラルフレイルの予防に携わっている[9)]。

また、2020（令和2）年度より、市町村では、介護保険の地域支援事業と国民健康保険の保健事業を一体的に実施する取り組み「高齢者の保健事業と介護予防の一体的な実施[10)]」が開始された（図25）。歯科衛生士は、地域を担当する医療専門職（保健師、管理栄養士、歯科衛生士、理学療法士、作業療法士、言語聴覚士等）として位置付けられ、市町村への配置が明記されている。この一体的実施では、高齢者に対する個別的支援（ハイリスクアプローチ）と通いの場等への積極的な関与（ポピュレーションアプローチ）が求められている（表5）。

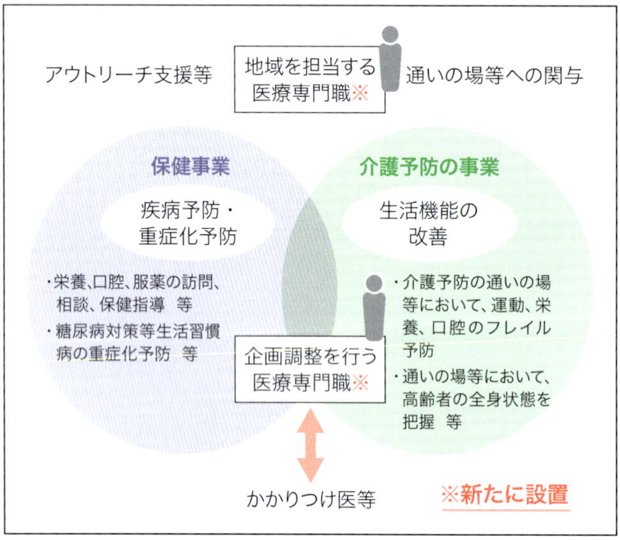

図25　高齢者の保健事業と介護予防の一体的な実施のイメージ
（文献10より改変引用）

表5　通いの場でのハイリスクアプローチとポピュレーションアプローチ

	概説	期待される効果	通いの場での支援（例）
ハイリスクアプローチ	特定の疾患や健康問題を抱えるリスクが高い人に対し、行動変容を促すよう働きかけること	病気の早期発見、早期治療	・低栄養・口腔にかかわる個別相談・指導 ・生活習慣病等の重症化予防にかかわる相談・指導 ・（歯科）医療機関への受診勧奨、必要な介護サービスへの接続など
ポピュレーションアプローチ	特定のリスクの有無にかかわらず、広く集団全体に病気にならないように働きかけること	集団全体のリスク要因を低減し、健康を促進	・フレイル・オーラルフレイル予防の普及啓発 ・運動・栄養・口腔に関する健康教育、健康相談 ・健診や（歯科）医療機関の受診勧奨など

Column

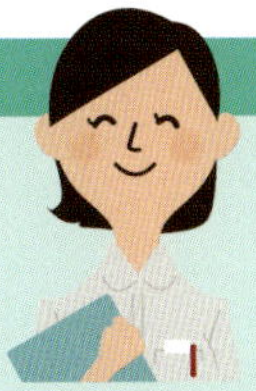

地域ケア会議への参加

地域ケア会議では、医療や介護のさまざまな専門職が集まり、個別の事例や地域の課題について専門知見を共有しながら、より良い支援方法を検討している。高齢者支援においては、**国際生活機能分類（ICF）**を活用し、「心身機能」、「活動」、「参加」へ働きかけることが重要である。歯科衛生士には、口腔機能の向上だけでなく、運動機能や栄養状態、日常生活動作に注目し、食べることを通して生活の質を高めるためのかかわりや助言が求められている。歯科衛生士が地域ケア会議に参加するメリットは、高齢者の自立支援や重度化防止について多職種からさまざまな意見を聞くことができること、**社会資源**の情報を得ることができ、幅広い知識を身につけられることなどが挙げられる。高齢者の生活に寄り添い、包括的なケアを提供するためにも、歯科衛生士の積極的な参加が期待されている。

（三好早苗）

地域ケア会議
国際生活機能分類（ICF）
社会資源

文献

1）Johnson, Corinne N.: The benefits of PDCA, Use this cycle for continual process Improvement, Quality Progress., 35: 120, 2002.
2）厚生労働省：標準的な健診・保健指導プログラム（令和6年度版）.〈https://www.mhlw.go.jp/stf/seisakunitsuite/bunya/0000194155_00004.html〉
3）厚生労働省：地域支援事業の実施について（平成18年6月9日）.〈https://www.mhlw.go.jp/web/t_doc?dataId=00tb6317&dataType=1&pageNo=1〉
4）厚生労働省：通いの場の課題解決に向けたマニュアル Ver.1.〈https://www.mhlw.go.jp/content/001244024.pdf〉
5）厚生労働省：令和4年度介護予防・日常生活支援総合事業（地域支援事業）の実施状況（令和4年度実施分）に関する調査結果（概要）.〈https://www.mhlw.go.jp/content/12300000/001214325.pdf〉
6）総務省：住民基本台帳に基づく人口、人口動態及び世帯数（令和4年）.
7）厚生労働省：介護予防・日常生活支援総合事業等（地域支援事業）の実施状況に関する調査結果（令和4年度）.
8）厚生労働科学研究成果データベース：PDCA サイクルに沿った介護予防の取組推進のための通いの場等の効果検証と評価の枠組み構築に関する研究 .〈https://mhlw-grants.niph.go.jp/system/files/report_pdf/202216003A-buntan3_0.pdf〉
9）日本歯科医師会：通いの場で活かすオーラルフレイル対応マニュアル～高齢者の保健事業と介護予防の一体的実施に向けて～ 2020年版.〈https://www.jda.or.jp/oral_frail/2020/pdf/2020-manual-04.pdf〉
10）厚生労働省：高齢者の保健事業と介護予防の一体的実施について（令和5年）.〈https://www.mhlw.go.jp/content/11907000/001130494.pdf〉

第7章　やってみよう

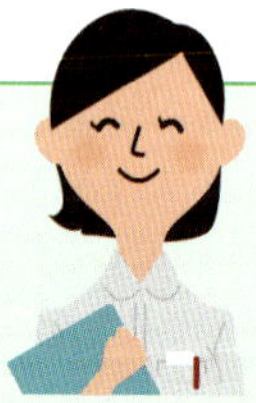

以下の問いに○×で答えてみよう（解答は巻末）

1．歯科衛生過程のアセスメントで得た対象者の主観的な情報は、Sデータとなる。
2．歯科衛生業務の記録は、SOAP形式で記載するとよい。
3．高齢者は難聴になっていることが多いため、大きな声で対応する。
4．高齢者の根面う蝕の進行予防には、フッ化物の応用が効果的である。
5．薬剤の副作用が口腔内に生じることがあるので、内服薬の確認が重要となる。
6．OF-5でセルフチェックする方法を指導することは、オーラルフレイル対策に有効である。
7．要介護者の口腔機能訓練は疲労させないよう配慮する。
8．気管挿管中の患者への口腔衛生管理では、カフ圧の確認を実施する。
9．化学療法治療中に、骨髄抑制により赤血球が最低値となる時期をナディアという。
10．地域口腔保健活動は、PDCAサイクルに基づき計画・実施していくことで効果が高まる。

索引

やってみようの解答

	問題の番号																					
章	1	2	3	4	5	6	7	8	9	10	11	12	13	14	15	16	17	18	19	20	21	22
1	○	○	○	○	×	○	×	○	×	○	○	○	○	○	×	×	○	×	○			
2	○	×	○	×	×	○	×	○	×	×	○	○	×	×	×	×	○					
3	○	×	×	○	○	○	×	○	○	○	○	×	○	×	○	×	○					
4	×	○	×	○	×	○	○	×	○													
5	○	×	×	○	○	○	×	○	×	○	○	○	×	○	×	○	○	×	○	○	×	○
6	×	×	×	○	×	×	○	×	○	○	○	○	○	○	○	×						
7	○	○	×	○	○	○	○	○	×	○												

この度は弊社の書籍をご購入いただき、誠にありがとうございました。
本書籍に掲載内容の更新や訂正があった際は、弊社ホームページにてお知らせいたします。下記のURLまたはQRコードをご利用ください。

https://www.nagasueshoten.co.jp/BOOKS/9784816014512

歯科衛生士講座　高齢者歯科学　第４版

ISBN 978-4-8160-1451-2

© 2012. 3. 14　第1版 第1刷
2014. 2. 28　第2版 第1刷
2017. 1. 17　第3版 第1刷
2020. 2. 18　第3版 第2刷
2024. 1. 18　第3版 第3刷
2025. 3. 6　第4版 第1刷

監　修　森戸光彦
編集主幹　羽村　章
発行者　永末英樹
印　刷　株式会社 サンエムカラー
製　本　新生製本 株式会社

発行所　株式会社　**永末書店**

〒602-8446　京都市上京区五辻通大宮西入五辻町 69-2
（本社）電話 075-415-7280　FAX 075-415-7290

永末書店 ホームページ　https://www.nagasueshoten.co.jp